精神科躯体问题处理手册
Handbook of Medicine in Psychiatry
第 2 版

原著　Peter Manu　Corey Karlin-Zysman

主译　王学义　于鲁璐

译者　（按姓氏笔画排序）

于鲁璐　王　冉　王　岚　王卓言　王学义

王育梅　户培华　孔兰兰　刘前莉　安翠霞

许银珠　李　娜　宋　美　赵晓川　高媛媛

北京大学医学出版社

JINGSHENKE QUTI WENTI CHULI SHOUCE（DI 2 BAN）

图书在版编目（CIP）数据

精神科躯体问题处理手册：第 2 版 /（美）彼得·曼努（Peter Manu），（美）科里·卡林–齐斯曼（Corey Karlin-Zysman）原著；王学义，于鲁璐主译 . —北京：北京大学医学出版社，2024.3
书名原文：Handbook of Medicine in Psychiatry，Second Edition
ISBN 978-7-5659-3086-7

Ⅰ.①精… Ⅱ.①彼… ②科… ③王… ④于… Ⅲ.①心身疾病－诊疗－手册 Ⅳ.① R749.92-62

中国国家版本馆 CIP 数据核字（2024）第 016291 号

北京市版权局著作权合同登记号：图字：01-2018-2301

精神科躯体问题处理手册（第 2 版）

主　　译：王学义　于鲁璐
出版发行：北京大学医学出版社
地　　址：（100191）北京市海淀区学院路 38 号　北京大学医学部院内
电　　话：发行部 010-82802230；图书采购 010-82802495
网　　址：http://www.pumpress.com.cn
E-mail：booksale@bjmu.edu.cn
印　　刷：北京瑞达方舟印务有限公司
经　　销：新华书店
策划编辑：董采萱
责任编辑：袁朝阳　　责任校对：靳新强　　责任印制：李　啸
开　　本：889 mm×1194 mm　1/32　印张：13.375　字数：393 千字
版　　次：2024 年 3 月第 1 版　2024 年 3 月第 1 次印刷
书　　号：ISBN 978-7-5659-3086-7
定　　价：80.00 元
版权所有，违者必究
（凡属质量问题请与本社发行部联系退换）

原著者名单

Jessica Abramowitz, M.D.
Instructor of Medicine, Hofstra North Shore–LIJ School of Medicine; Fellow, Endocrinology, North Shore University Hospital–Long Island Jewish Medical Center Combined Program, New Hyde Park, New York

Herberth J. Balsells, D.O.
Chief Resident, Combined Internal Medicine and Emergency Medicine Residency Program, Long Island Jewish Medical Center, New Hyde Park, New York

Sandy Balwan, M.D., FACP
Assistant Professor of Medicine, Hofstra North Shore–LIJ School of Medicine; Associate Chair, North Shore–LIJ Department of Medicine, Long Island Jewish Medical Center, New Hyde Park, New York

Christopher Barsi, M.D.
Resident, Emergency Medicine, Long Island Jewish Medical Center, New Hyde Park, New York

Suresh Basnet, M.D.
Fellow, Critical Care Medicine, Geisinger Medical Center, Danville, Pennsylvania

Saquib Chaudhri, M.D.
Resident, Internal Medicine, North Shore University Hospital–Long Island Jewish Medical Center Combined Program, New Hyde Park, New York

Jessica Cohen, M.D.
Assistant Professor of Medicine, Hofstra North Shore–LIJ School of Medicine; Attending Physician, Division of Hospital Medicine, North Shore–LIJ Department of Medicine, North Shore University Hospital, Manhasset, New York

3

Manjula Dhayalan, M.D.
Assistant Professor of Medicine, Hofstra North Shore–LIJ School of Medicine; Attending Physician, Division of Hospital Medicine, North Shore–LIJ Department of Medicine, Long Island Jewish Medical Center, New Hyde Park, New York

Haskel Fleishaker, M.D.
Resident, Psychiatry, The Zucker Hillside Hospital, Glen Oaks, New York

Karen Friedman, M.D.
Assistant Professor of Medicine, Hofstra North Shore–LIJ School of Medicine; Residency Program Site Director, North Shore–LIJ Internal Medicine Residency Program; Attending Physician, Division of Hospital Medicine, North Shore–LIJ Department of Medicine, North Shore University Hospital, Manhasset, New York

James Gabriels, M.D.
Resident, Internal Medicine, North Shore University Hospital–Long Island Jewish Medical Center Combined Program, New Hyde Park, New York

Mark Goldin, M.D.
Assistant Professor of Medicine, Hofstra North Shore–LIJ School of Medicine; Attending Physician, Division of Hospital Medicine, North Shore–LIJ Department of Medicine, Long Island Jewish Medical Center, New Hyde Park, New York

Marc L. Gordon, M.D., FAAN
Professor of Neurology and Psychiatry, Hofstra North Shore–LIJ School of Medicine; Chief of Neurology, The Zucker Hillside Hospital, Glen Oaks, New York

Harly Greenberg, M.D.
Professor of Medicine, Hofstra North Shore–LIJ School of Medicine; Program Director, North Shore–LIJ Sleep Medicine Fellowship Program; Medical Director, North Shore–Long Island Jewish Sleep Disorders Center; Attending Physician, Division of Pulmonary, Critical Care and Sleep Medicine, North Shore–LIJ Department of Medicine, North Shore University Hospital, Manhasset, and Long Island Jewish Medical Center, New Hyde Park, New York

Benjamin Greenblatt, M.D., FACEP
Assistant Professor, Hofstra North Shore–LIJ School of Medicine; Associate Chair, Department of Emergency Medicine, Long Island Jewish Medical Center, New Hyde Park, New York

Eugene Grudnikoff, M.D.
Attending Physician, Psychiatry, South Oaks Hospital, Amityville, New York

Farheen Hasan, M.D.
Assistant Professor of Medicine, Hofstra North Shore–LIJ School of Medicine; Attending Physician, Division of Hospital Medicine, North Shore–LIJ Department of Medicine, Long Island Jewish Medical Center, New Hyde Park, New York

Zubair Hasan, M.D.
Resident, Internal Medicine, North Shore University Hospital–Long Island Jewish Medical Center Combined Program, New Hyde Park, New York

Chun Kit Hung, M.D.
Assistant Professor of Medicine, Hofstra North Shore–LIJ School of Medicine; Attending Physician, Division of Hospital Medicine, North Shore–LIJ Department of Medicine, Long Island Jewish Medical Center, New Hyde Park, New York

Sean T. Hwang, M.D.
Assistant Professor, Hofstra North Shore–LIJ School of Medicine; Attending Physician, Neurology, Great Neck, New York

Nayla Idriss, M.D.
Assistant Professor of Medicine, Hofstra North Shore–LIJ School of Medicine; Attending Physician, Division of Hospital Medicine, North Shore–LIJ Department of Medicine, Long Island Jewish Medical Center, New Hyde Park, New York

Patrick W. Joasil, M.D.
Assistant Professor of Medicine, Hofstra North Shore–LIJ School of Medicine; Attending Physician, Division of Hospital Medicine, North Shore–LIJ Department of Medicine, Long Island Jewish Medical Center, New Hyde Park, New York

Semie Kang, M.D.
Resident, Internal Medicine, North Shore University Hospital–Long Island Jewish Medical Center Combined Program, New Hyde Park, New York

Imran Karim, M.D.
Assistant Professor of Medicine, Hofstra North Shore–LIJ School of Medicine; Attending Physician, Division of Hospital Medicine, North Shore–LIJ Department of Medicine, Long Island Jewish Medical Center, New Hyde Park, New York

Corey Karlin-Zysman, M.D., FHM, FACP
Assistant Professor of Medicine, Hofstra North Shore–LIJ School of Medicine; Associate Chief, Division of Hospital Medicine, North Shore–LIJ Department of Medicine, Long Island Jewish Medical Center, New Hyde Park, New York

Kyle C. Katona, M.D.
Assistant Professor of Medicine, Hofstra North Shore–LIJ School of Medicine; Associate Program Director, North Shore–LIJ Internal Medicine Residency Program; Attending Physician, Division of Hospital Medicine, North Shore–LIJ Department of Medicine, North Shore University Hospital, Manhasset, New York

Saniya Kibria, M.D.
Resident, Psychiatry, The Zucker Hillside Hospital, Glen Oaks, New York

Omid Kohani, M.D., FACC
Attending Physician, Cardiovascular Diseases, Bayside, New York

Priya Krishnasamy, M.D.
Attending Physician, Department of Psychiatry, The Zucker Hillside Hospital, Glen Oaks, New York

Sean LaVine, M.D.
Assistant Professor of Medicine, Hofstra North Shore–LIJ School of Medicine; Attending Physician, Division of Hospital Medicine, North Shore–LIJ Department of Medicine, Long Island Jewish Medical Center, New Hyde Park, New York

Katherine S. Lerner, M.D.
Assistant Professor of Medicine, Hofstra North Shore–LIJ School of Medicine; Attending Physician, Division of Hospital Medicine, North Shore–LIJ Department of Medicine, Long Island Jewish Medical Center, New Hyde Park, New York

Sam Leung, M.D.
Fellow, Nephrology, North Shore University Hospital–Long Island Jewish Medical Center Combined Program, New Hyde Park, New York

Howard Levin, M.D.
Fellow, Child Psychiatry, The Zucker Hillside Hospital, Glen Oaks, New York

Frederick Limson, M.D.
Resident, Psychiatry, The Zucker Hillside Hospital, Glen Oaks, New York

Peter Manu, M.D.
Professor of Medicine, Hofstra North Shore–LIJ School of Medicine; Director of Medical Services, The Zucker Hillside Hospital, Glen Oaks, New York

Amy Mastrangelo, M.D.
Assistant Professor of Medicine, Hofstra North Shore–LIJ School of Medicine; Attending Physician, Division of Hospital Medicine, North Shore–LIJ Department of Medicine, Long Island Jewish Medical Center, New Hyde Park, New York

Joseph Mattana, M.D.
Chief, Division of Nephrology and Hypertension, Winthrop University Hospital, Mineola, New York

Alexandra E. McBride, M.D.
Attending Physician, Neurology, Mt. Kisco Medical Group, Mt. Kisco, New York

Jason Misher, M.D.
Resident, Internal Medicine, North Shore University Hospital–Long Island Jewish Medical Center Combined Program, New Hyde Park, New York

Michael Morgenstern, M.D
Attending Physician, Sleep Medicine and Neurology, Bayside, New York

Sassan Naderi, M.D.
Attending Physician, Emergency Medicine, New York, New York

Dilip Patel, M.D.
Director of Malignant Hematology, St. Francis Hospital, Roslyn, New York

Salonie Pereira, M.D.
Assistant Professor of Medicine, Hofstra North Shore–LIJ School of Medicine; Attending Physician, Division of Hospital Medicine, North Shore–LIJ Department of Medicine, Long Island Jewish Medical Center, New Hyde Park, New York

Susan Philipose, M.D.
Attending Physician, Department of Emergency Medicine, Long Island Jewish Medical Center, New Hyde Park, New York

Haley S. Poland, D.O.
Resident, Psychiatry, The Zucker Hillside Hospital, Glen Oaks, New York

Mityanand Ramnarine, M.D.
Assistant Professor of Medicine, Hofstra North Shore–LIJ School of Medicine; Attending Physician, Department of Emergency Medicine, Long Island Jewish Medical Center, New Hyde Park, New York

Rajasree Roy, M.D.
Attending Physician, Hematology-Oncology, St. Francis Hospital, Roslyn, New York

Annabella Salvador-Kelly, M.D., FACEP
Assistant Professor of Medicine, Hofstra North Shore–LIJ School of Medicine; Associate Chair, Department of Emergency Medicine, Long Island Jewish Medical Center, New Hyde Park, New York

Rifka Schulman, M.D.
Assistant Professor of Medicine, Hofstra North Shore–LIJ School of Medicine; Attending Physician, Division of Endocrinology, North Shore–LIJ Department of Medicine, Long Island Jewish Medical Center, New Hyde Park, New York

Hitesh H. Shah, M.D.
Associate Professor of Medicine, Hofstra North Shore–LIJ School of Medicine; Director, North Shore–LIJ Nephrology Fellowship Program; Attending Physician, Division of Nephrology, North Shore–LIJ Department of Medicine, North Shore University Hospital, Manhasset, and Long Island Jewish Medical Center, New Hyde Park, New York

Sairah Sharif, M.D.
Fellow, Nephrology, North Shore University Hospital–Long Island Jewish Medical Center Combined Program, New Hyde Park, New York

Manish Sheth, M.D.
Attending Physician, Hematology-Oncology, St. Francis Hospital, Roslyn, New York

David Y. Shih, M.D.
Chief Medical Officer and Attending Physician of CityMD, New York City/Long Island/Westchester, New York and New Jersey; Clinical Instructor and Medical Staff Member, Emergency Medicine New York-Presbyterian/Weill Cornell Medical Center, New York, New York

Matisyahu Shulman, M.D.
Resident, Psychiatry, The Zucker Hillside Hospital, Glen Oaks, New York

Liron Sinvani, M.D.
Assistant Professor of Medicine, Hofstra North Shore–LIJ School of Medicine; Attending Physician, Division of Hospital Medicine, North Shore–LIJ Department of Medicine, North Shore University Hospital, Manhasset, New York

Aren Skolnick, D.O.
Attending Physician, Division of Endocrinology, North Shore–LIJ Department of Medicine, Great Neck, New York

Lawrence G. Smith, M.D., MACP
Executive Vice President and Physician-in-Chief, North Shore–LIJ
Health System; Dean, Hofstra North Shore–LIJ School of Medicine,
Hempstead, New York

Louis R. Spiegel, M.D.
Fellow, Nephrology, North Shore University Hospital–Long Island Jew-
ish Medical Center Combined Program, New Hyde Park, New York

Raymond E. Suarez, M.D.
Medical Director of Senior Psychiatric Services, Genesis Behavioral
Health at Lakes Region General Hospital, Laconia, New Hampshire

Sara Wildstein, M.D.
Resident, Psychiatry, Icahn School of Medicine at Mount Sinai, New
York, New York

Gisele Wolf-Klein, M.D.
Professor of Clinical Medicine, Hofstra North Shore–LIJ School of Med-
icine; Program Director, North Shore–LIJ Geriatric Medicine Fellowship
Program; Attending Physician, Division of Geriatric Medicine, North
Shore–LIJ Department of Medicine, Long Island Jewish Medical Center,
New Hyde Park, New York

Deyun Yang, M.D., Ph.D.
Assistant Professor of Medicine, Hofstra North Shore–LIJ School of
Medicine; Associate Program Director, North Shore–LIJ Internal Medi-
cine Residency Program; Attending Physician, Division of Hospital
Medicine, North Shore–LIJ Department of Medicine, Long Island Jew-
ish Medical Center, New Hyde Park, New York

Jonathan Zilberstein, M.D.
Resident, Psychiatry, The Zucker Hillside Hospital, Glen Oaks, New York

利益披露

本书的以下贡献者表明了与商业支持者、商业产品制造商、商业服务提供商、非政府组织和（或）政府机构的经济利益或其他联系，如下所列：

Marc L. Gordon, M.D., FAAN—*Research support* (without direct compensation): Merck, Baxter, Genentech/Roche, and Lundbeck

David Y. Shih, M.D.—*Shareholder*: CityMD Urgent Care

本书的以下贡献者在提交手稿前一年表示没有竞争利益要披露：

Jessica Abramowitz, M.D.
Herberth J. Balsells, D.O.
Christopher Barsi, M.D.
Suresh Basnet, M.D.
Haskel Fleishaker, M.D.
James Gabriels, M.D.
Mark Goldin, M.D.
Benjamin Greenblatt, M.D., FACEP
Eugene Grudnikoff, M.D.
Zubair Hasan, M.D.
Chun Kit Hung, M.D.
Sean T. Hwang, M.D.
Semie Kang, M.D.
Imran Karim, M.D.
Corey Karlin-Zysman, M.D., FHM, FACP
Kyle C. Katona, M.D.
Katherine S. Lerner, M.D.
Sam Leung, M.D.
Howard Levin, M.D.
Frederick Limson, M.D.
Peter Manu, M.D.
Joseph Mattana, M.D.
Jason Misher, M.D.
Michael Morgenstern, M.D
Rajasree Roy, M.D.

Annabella Salvador-Kelly, M.D., FACEP
Rifka Schulman, M.D.
Matisyahu Shulman, M.D.
Raymond E. Suarez, M.D.
Sara Wildstein, M.D.
Deyun Yang, M.D., Ph.D.

译者前言

　　精神障碍和其他疾病一样，可能存在多种疾病共病，严重的躯体疾病常常导致精神障碍患者病情的复杂化。一方面，非精神科不愿意收治精神障碍患者，另一方面，精神科对于伴有严重躯体疾病的精神障碍患者的处理又常常感到棘手。作为一家三甲综合医院的精神卫生中心，我们也一直有同样的困惑和感受。究竟如何解决这类精神障碍患者的问题呢？ 2017 年，我们专门成立了精神躯体共患病房，建立了多学科联络会诊团队的综合诊疗模式，这一模式开创了国内先河，也得到了国内精神科领域很多专家的认可。

　　2009 年，我们翻译出版了《精神科躯体问题处理手册》（*Handbook of Medicine in Psychiatry*）第 1 版。该书一经问世，立刻得到了广大精神科医生的欢迎。如今，新版英文原著在第 1 版基础上加入了新的内容，考虑到知识更新和临床应用的迫切需求，我们决定重译此书。第 2 版延续了第 1 版按症状学分类的方法，从临床表现、鉴别诊断、风险分级和评估与处理等几个方面讲解，对临床诊疗工作具有非常强的实用性和指导性。不过，与第 1 版相比，新版未再按照症状学所涉及的系统进行分类，而是从常见的症状学与严重程度考量，对症状重新进行了归类。例如，将精神药物相关威胁生命的不良反应归纳为第五部分，强调了这些风险问题在临床中的重要性，提醒读者予以充分重视。此外，还增加了精神科患者医疗风险评估，并提出如何对患者进行整合性治疗。全书分为 7 个部分，共40 章：第一部分为猝死、心脏骤停与呼吸衰竭；第二部分为生命体征异常；第三部分为精神科常见的躯体症状；第四部分为代谢性急症；第五部分为精神药物威胁生命的不良反应；第六部分为伴急性行为紊乱的精神病患者的治疗；第七部分为精神科患者医疗风险评估。

正如 Peter Manu 博士所言，这是一本有助于对精神障碍合并躯体疾病患者进行整合诊治的工具书。书中强调的团队联盟医疗与照护模式，也正与我们目前精神科联络多学科诊疗的模式相契合。因此，这也是为精神科和各学科医生、研究生和医学生答疑的一本书。当精神障碍患者合并某些躯体症状或疾病，或器质性疾病患者伴发精神障碍时，本书可以指导我们全面评估患者的精神与脑和躯体疾病之间的关系，并对存在共病风险的个体进行及时合理的诊治，让患者充分获益并减少不良事件的发生。

最后，感谢河北医科大学第一医院精神卫生中心的精神科医生为本书的翻译和校对工作所做出的巨大努力。我们致力于认真准确地反映原书风貌，衷心希望能给读者带来一些启迪与帮助。如有不妥之处，敬请广大读者批评指正。

王学义　于鲁璐

原著序言

《精神科躯体问题处理手册》(第2版)为医生接诊复杂的患者提供了重要的医疗信息。这些患者患有严重的精神障碍并伴有复杂的躯体问题,无论从哪方面来说,都会对生活质量和寿命造成严重影响。这是很多精神科医生在日常医疗工作中经常面临的现实问题。Peter Manu 医生和 Corey Karlin-Zysman 医生则为我们解决了这些问题。

该类患者群体位于医疗成本金字塔的最顶端。严重躯体疾病和精神障碍共存,致使在卫生保健的预防阶段常常被忽视的一组人群产生了较高的卫生资源使用率。由于这些患者患有精神疾病,往往缺乏正常的社会支持系统,这也成为这类患者对复杂的医学治疗计划保持良好依从性的障碍。

严重的躯体问题常常使精神障碍的住院问题复杂化,而《精神科躯体问题处理手册》是唯一以全方位视角来解决这一问题的书籍。它可以帮助、指导精神科医生和内科医生快速有效地集中注意力,解决可能会影响弱势精神障碍患者诊疗过程中的医疗问题。本书呈现了一种绝佳的团队照护模式,既能满足患者的需求,也能满足卫生系统的要求。作者们撰写的每一章都经过深思熟虑,既涵盖了建设性而实用的建议,也有广泛的新近文献综述的支持。

本书的作者很多,其中大多来自霍夫斯特拉北岸 LIJ 医学院(Hofstra North Shore-LIJ School of Medicine)及其主要教学医院,以及致力于融合科学、临床诊断和人文主义的机构,我对他们为此而同心协力地工作感到骄傲和赞叹。

Lawrence G. Smith, M.D., MACP

Executive Vice President and Physician-in-Chief, North Shore-LIJ Health System;
Dean, Hofstra North Shore–LIJ School of Medicine, Hempstead, New York

原著前言

我供养着 6 个 "忠诚的男仆"
（他们教我所有想知道的），
他们的名字是 "什么" "为什么" "何时"
"怎样" "哪里" 和 "谁"。

Rudyard Kipling, *Just So Stories*, 1902

精神医学：我们需要知道什么？

贫穷、社会忽视、不合规的医疗服务、不健康的生活习惯以及精神疾病治疗的复杂化是严重精神病患者发病率和死亡率增加的重要因素。因此，医疗会诊的需求是巨大的。我所在的精神病医院进行的一项独立调查显示，1001 例连续住院的成年患者接受了3920 次首次会诊和随访咨询（Manu，2007）。

精神科住院医师培训的认证要求包括至少 4 个月的医学督导或儿科临床实践经历。在美国，这种培训通常在教学医院的内科病房进行，精神科住院医师会参与严重患者（包括很多终末期患者）的诊疗过程，例如失代偿性充血性心力衰竭、慢性阻塞性肺病、败血症、肝硬化和恶性肿瘤。在回到精神科病房后，这类知识可能很少使用，因为在独立的精神病医院，对威胁生命的问题和终末期疾病的处理已经超出了医护工作人员和后勤保障的能力范围。这些医院可以通过聘请顾问的方式来评估躯体问题和提供门诊服务，但是没有能力提供住院或外科服务。

对精神科住院患者来说，躯体疾病恶化可能会对其健康造成严重的负面影响。第一，如果疾病未得到快速诊断和治疗，可能导

17

致威胁生命的并发症；第二，导致行为干预中断，例如抗精神病药物停用或电休克治疗中断；第三，延长患者的住院时间，使得因精神疾病发作而造成的医疗费用显著增加，特别是当患者需要从封闭精神科病房转诊至综合医院时，因为后者需要有资质人员进行连续观测。

在精神病医院进行的会诊问题可涉及多种症状（跌倒、胸痛、腹痛、咳嗽、恶心、背痛、尿频）、体征（发热、高血压或低血压、水肿）或实验室检查异常（心电图变化、低血糖、高血糖、氮质血症、甲状腺激素水平升高、转氨酶增加、低钾血症、低钠血症、白细胞增多、中性粒细胞减少），其中痴呆患者的医疗服务使用率是最高的。

精神科住院患者中可能有高达 15% 的人需要在住院期间转诊至综合医院治疗新发或恶化的躯体疾病（Manu 等，2012a）。根据我们的经验，发热性疾病、急性神经系统变化和跌倒在转诊原因中占了近 50%。近年来，氮质血症（Manu 等，2014a）、贫血（Manu 等，2012a）、营养不良（Manu 等，2012a）和高龄（Manu 等，2013）也成为精神科中导致躯体疾病恶化的重要风险因素，这些问题都来自临床研究结果，但并未被整合到诊疗过程中。在众多的医学挑战中，精神障碍、发育异常或伴有行为紊乱的痴呆患者往往不能清晰地表达自己的躯体痛苦，有时甚至完全沉默不语。此外，在精神科医学评估时必须了解精神科治疗的严重并发症。

因此，我们应严格地诊断评估，以避免因主诉和病理症状之间弱相关造成遗漏错误。评估时应考虑躯体疾病、药物作用（不良反应、毒性和戒断反应）、认知损害（谵妄或痴呆）、感觉受损（失明、失聪、失语或体位平衡丧失）和环境不适应（隔离、感觉超载或丧失隐私权）。对患者的精神疾病来说，这些症状的归因仍然是排除性诊断。

本书无意取代关于内科学和急诊医疗实践的基础知识和临床指南的出版物或电子资源，我们主要是为了建立一个认知框架，即如何在不确定的情况下，在患者出现威胁生命的躯体问题或疾病恶化时，帮助精神科医生做出准确的决策。患者在随后的 24 小时有无死亡或致残的风险？这是我们试图在本书中对提到的症状、体征或实验室检查异常做出回答的主要问题。例如，当我们强调糖代谢问题时，我们关注的是低血糖，而不是糖尿病前期，虽然相对来说前者并不常见，而后者却可见于精神疾病患者中的一半人群（Manu 等，2012b）。我们尽量避免假设和推测，例如炎症在精神分裂症中的作用（Manu 等，2014b），这一点对临床实践并没有直接影响。

《精神科躯体问题处理手册》（第 2 版）的框架设置体现了精神科住院医师独立工作时面对的现实问题，每个章节的结构包括临床表现、鉴别诊断、严重的并发症或死亡风险分级，基于循证医学的管理方法也适用于精神科的治疗。正文部分经过全面更新并精简至 40 个章节，其中很多问题都纳入到了新的章节部分，即关注精神药物威胁生命的不良反应、代谢性急症和精神科患者医疗风险评估。

Peter Manu, M.D.

Corey Karlin-Zysman, M.D., FHM, FACP

■ 参考文献

Manu P: Medical consultation in psychiatry, in Cecil Medicine, 23rd Edition, Edited by Goldman L, Ausiello D. Philadelphia, PA, Saunders, 2007, pp 2912–2916

Manu P, Asif M, Khan S, et al: Risk factors for medical deterioration of psychiatric inpatients: opportunities for early recognition and prevention. Compr Psychiatry 53:968–974, 2012a

Manu P, Correll CU, van Winkel R, et al: Prediabetes in patients treated with antipsychotic drugs. J Clin Psychiatry 73:460–466, 2012b

Manu P, Grudnikoff E, Khan S, et al: Medical outcome of patients with dementia in a free-standing psychiatric hospital. J Geriatr Psychiatry Neurol 26:29–33, 2013

Manu P, Al-Dhaher Z, Khan S, et al: Elevated blood urea nitrogen and medical outcome of psychiatric inpatients. Psychiatr Q 85:111–120, 2014a

Manu P, Correll CU, Wampers M, et al: Markers of inflammation in schizophrenia: association vs. causation. World Psychiatry 13:189–192, 2014b

原著致谢

本书的顺利出版要归功于大量住院医师、专业研究员和全体员工的才华、奉献和辛勤的工作，他们来自长岛犹太医疗中心（新海德公园）（Long Island Jewish Medical Center，New Hyde Park）、北岸大学医院（曼哈斯特）（North Shore University Hospital，Manhasset）和祖克尔–希尔赛德医院（The Zucker Hillside Hospital，Glen Oaks），后者是纽约州亨普斯特德市霍夫斯特拉大学霍夫斯特拉北岸 LIJ 医学院（the Hofstra North Shore-LIJ School of Medicine，Hofstra University，Hempstead，New York）的主要教学单位。我们向所有人表示深深的感谢，感谢他们分享的知识、见解以及敏锐的洞察力。

我们感谢第 2 版中的新作者付出的热情，更要向上一版《精神科躯体问题处理手册》的编者 Ray Suarez 和 Barbara Barnett 表示感激。我们还要感谢 Steve Kamholz、Harry Steinberg 和 Kumar Alagappan 对本书第 1 版的重视，并将其优先推荐给长岛犹太医学中心内科和急诊的工作人员。Tom McGinn、John Kane、Joanne Gottridge 和 Blaine Greenwald 延续了这一传统，他们的领导为处于躯体疾病发作期的精神疾病患者提供了高质量的临床护理，这更激发作者对这本书付出学术上的努力。

我们怀着感激之情，感谢 Bob Hales、John McDuffie 和美国精神病学出版社（American Psychiatric Publishing）的编辑和制作团队，他们的耐心帮助我们阐明了目标，并使先后两版书的内容得以成形。特别感谢 Maria Lindgren 为提高本书的表达水平而付出的不懈努力，感谢 Mary Rolon 让我们在焦虑时平静下来，并保持冷静。编写本书需要付出凝聚力、注意力和充足的时间，感谢我们的家人对此给予了长期持续的理解，他们是 Lisa、Matthew、Michael、Kathryn、Daniel Manu、Warren、Elliott 和 Reese Zysman。

目　录

第一部分
猝死、心脏骤停与呼吸衰竭

第二部分
生命体征异常

第三部分
精神科常见的躯体症状

第四部分
代谢性急症

第五部分

精神药物威胁生命的不良反应

第六部分
伴急性行为紊乱的精神病患者的治疗

第七部分
精神科患者医疗风险评估

第一部分

猝死、心脏骤停与呼吸衰竭

第1章

猝　死

Peter Manu，M.D.

■ 临床表现

严重精神疾病患者的身体健康状况比较差，寿命也会缩短（Bushe 等，2010；Colton and Manderscheid，2006；Rasanen 等，2005）。自杀、意外事故和心血管疾病是这部分人群过早死亡、猝死或非预期死亡的主要原因（Bushe 等，2010；Coltonand Manderscheid，2006；Loas 等，2008；Manu 等，2011）。

美国进行了一项大规模流行病学调查，意在了解使用精神药物过程中的心源性猝死情况（Ray 等，2009）。研究者使用死亡证明书以及复杂的演算方法，先排除已知的非心源性猝死，再校正共病躯体疾病的因素后，发现服用精神药物的患者中，30 ～ 74 岁人群发生心源性猝死的风险增加。该研究比较了使用典型抗精神药物、非典型精神药物与未服用精神药物对照组的猝死发生率，这是一项大规模队列研究，所有研究对象来自美国田纳西州。根据死亡证明书，在随访的 1 042 159 人年中，其中 1870 人年猝死［1.79/（1000 人年）］，其中不包括非心源性死亡。校正人口统计学变量和躯体共病因素后，使用典型精神药物者发生心源性猝死的比值比为 1.99，而使用非典型精神药物者为 2.26。

这些研究揭示，剂量依赖性的非典型精神药物会对心肌细胞第三阶段的复极化产生抑制，可能出现尖端扭转型心律失常，进而导致心室颤动（室颤）及猝死（Ray 等，2009）。然而，美国精神病学会（American Psychiatric Association）对该研究有质疑，认为使用死亡证明书来回顾性分析死亡率，可能会高估精神药物服用者心源性猝死的发生率，而低估了心血管疾病的发生率（Lieberman 等，2012）。心律失常性猝死综合征的确诊方法也支持美国精神病学会的立场（Behr 等，2007），通常情况下，只有当无心脏疾病史，心脏病理学家在宏观上心脏解剖未发现引起死亡的病变，在微观上也未发现心脏显微镜检查的异常时，才能做出这一诊断。

　　明确突然的、非预期死亡的原因并非易事。如果去邻近医院急诊科途中，一个胸痛患者死亡前心电图显示缺血性改变，可明确考虑是急性冠脉事件。但是在很多情况下，即使进行了详细的解剖学及毒理学的评估，可能仍然无法解释死亡原因。

　　在死亡证明书中获取真实情况确实很难。多学科小组能掌握所有相关的信息，所以在分析死亡的根本原因方面更有优势。有一项研究对连续发生猝死的 100 例患者使用了这种分析方法，这些患者来自美国纽约的一个行为健康机构，包括一个有 230 张床位的急症住院部、门诊以及日间病房。排除因外伤、自杀、他杀和蓄意及意外药物过量死亡的患者，突发的、非预期的死亡患者按顺序进入研究，年龄为 19 ~ 74 岁，总样本量为 119 500 人年（Manu 等，2011）。

　　在 100 例死亡病例中，有 48 例能够明确死亡原因。急性冠脉事件是最常见的突发、非预期死亡的原因（占队列人群 15%），其次是噎食和阻塞性睡眠呼吸暂停综合征所致上呼吸道阻塞（5%）、肺栓塞（4%）和血栓性卒中（3%）。其他心血管原因包括：心功能衰竭（2%）、主动脉夹层（2%）、心肌炎（2%）和心脏震荡（1%）。死因不明者占队列人群的 52%（图 1-1）。死因明确组与死因未明确组在年龄、性别、精神疾病诊断和精神药物治疗方面无差异。最重要的是，两组人群中第一代精神药物（10.4% vs. 7.7%）和非典型精神药物（35.4% vs. 46.1%）的使用也无明显差异。在 2005—2009 年（5 年期间）猝死人数最多，有 54 人（其中 33 人

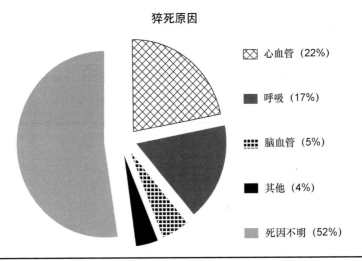

图 1-1　按不同器官系统分类的猝死原因分布

死因未明）。1984—1998 年（15 年期间）死亡人数为 13 人（5 人
死因未明）。2005—2009 年不明原因猝死率为 1.25/（1000 人年），
1984—1998 年为 0.07/（1000 人年）。

在死因未明的人群中，既往血脂异常的比例显著高于死因明确
的人群（36.5% vs. 14.6%，$P = 0.012$），差异有统计学意义。死因
未明的人群同时患有血脂异常和糖尿病的比例（19.2% vs. 2.1%，
$P = 0.006$）、同时患有血脂异常和高血压的比例（23.1% vs. 8.3%，
$P = 0.044$）显著升高，而且共病糖尿病更多（30.8% vs. 14.6%，
$P = 0.054$）。

■ 鉴别诊断

"自然"猝死是许多病理性过程的结局（表 1-1）。大多数非创
伤性的以及其他病因未明的猝死原因是室颤。这些心律失常性心脏
猝死与心脏结构异常（表 1-2）和功能异常（表 1-3）有关。尸检
结果证实，社区中突发性、非预期的死亡原因最常见于心血管疾
病。在英格兰的一项前瞻性队列研究中，研究者入组 692 例无心脏

表1-1　"自然"猝死原因

心律失常（"心源性猝死"）	代谢紊乱（酸中毒、高钙血症）
气道阻塞	休克（出血性、感染性、过敏性）
换气障碍（肺栓塞、非心源性肺水肿）	颅内出血
泵衰竭（心脏压塞、心源性休克、心源性肺水肿）	癫痫发作

表1-2　心脏结构异常导致猝死

冠状动脉疾病	二尖瓣脱垂
肥厚型心肌病	心肌炎
右心室心肌病	冠状动脉起源异常
扩张型心肌病	心肌桥接
主动脉瓣狭窄	

表1-3　心脏功能异常导致猝死

长 QT 综合征（先天性或获得性）	心脏震荡
Brugada 综合征	特发性室性心动过速
预激综合征	房室传导异常
儿茶酚胺能的多形性室性心动过速	

病史的猝死者，83 例由法医进行了解剖，发现 82.4% 的死因是冠状动脉粥样硬化性心脏病，其中一半以上人群有急性缺血性改变（Bowker 等，2003）。在爱尔兰，猝死患者中冠状动脉病变占 63%（Downes 等，2010），明尼苏达州为 80%（Adabag 等，2010）。匹兹堡、宾夕法尼亚州医院尸检结果与之类似，心律失常致死的病例中，62% 的患者冠状动脉狭窄超过 75%，53% 有心肌梗死的病理学表现（Nichols and Chew，2012）。

　　其他结构性心脏病变引起猝死不常见。扩张型心肌病是一种慢性心肌疾病，表现为左心室扩张及收缩功能受损，占心脏猝死的 7%。肥厚型心肌病（一种编码肌纤维蛋白的基因遗传病）和右心室心肌病（由于右心组织纤维脂肪重构所致）占总人群中心律失常性猝死的 4%。在少数因心律失常猝死的成年人中，尸检并没有发现心脏损害。其根本原因可能要追溯到心肌复极异常（先天性和获得性 QT 延长以及 Brugada 综合征）、房室预激综合征（W-P-W 综合征）、异常应激反应（儿茶酚胺能多形性室性心动过速）和特发性室性心动过速（Priori 等，2001）。

◼ 风险分级

在 21 世纪最初的 10 年里，精神疾病患者的猝死和非预期死亡率显著增加。临床数据回顾显示了将近一半患者的死因，其中，急性冠脉综合征最常见（Manu 等，2011）。在不明原因猝死的病例中，血脂异常以及血脂异常共病糖尿病或高血压的比例显著升高。血脂异常是冠心病事件（如心肌梗死、猝死）的主要风险因素（Correll 等，2008）。糖尿病会增加猝死的风险，这主要与其并发症影响冠状动脉粥样硬化的严重程度有关（大血管效应）。糖尿病微血管并发症如微蛋白尿和视网膜病变，同样与猝死高度相关（Siscovick 等，2010）。在动脉粥样硬化风险的社区研究中，经过平均随访 12.4 年，基线患糖尿病发生猝死的风险比值为 3.77，且与血压、血脂、感染、出血和肾功能疾病无关（Kucharska-Newton 等，2010）。血脂异常、糖尿病和动脉性高血压的共病，提示存在代谢综合征，这种多因素风险因素使得服用精神药物的患者在 10 年间，发生急性冠脉事件的风险成倍增加（Correll 等，2006）。

有研究通过溯源分析发现不明原因的精神病患者猝死可能与冠状动脉事件有关，而不是由于精神药物所致的 QT 间期延长导致尖端扭转型室性心动过速引起室颤（Manu 等，2011 年）；精神分裂症猝死患者的尸检结果也支持上述观点（Ifteni 等，2014）。该研究纳入了 1989—2013 年一所精神病教学医院的 7189 例精神分裂症住院患者，在住院期间 57 例（0.97%）猝死，其中 51 例（89.5%）接受了尸检（年龄 55.9±9.4 岁，男性占 56.9%）。

尸检结果表明，猝死最常见的原因为心血管疾病（62.8%），其中包括心肌梗死（52.9%）、肺炎（11.8%）、气道阻塞（7.8%）和心肌炎（5.9%），同一个患者可能不仅一个死因。51 例死亡病例中有 6 例（11.8%）未确定具体死因，其中 5 例发现心脏结构异常（3 例广泛性动脉硬化、1 例心肌纤维脂肪病变、1 例慢性心包炎）（Ifteni 等，2004）。这些研究证明，精神分裂症患者的猝死原因与社区人群（Adabag 等，2010；Bowker 等，2003；Downes 等，2010；Tavora 等，200）以及综合医院无严重精神疾病的住院患者没有区别（Heriot 等，2010；Nichols and Chew，2012），这些人群的猝死原因主要是冠状动脉疾病所致的心肌梗死。来自明尼阿波利斯市和明尼苏达州的包含 71 例 25 ～ 60 岁死亡病例的研究发现，致力于探索基因突变与 QT 间期延长综合征之间关系的基因检测方面的进展，也没有改变猝死的病因学等级（Adabag 等，2010）。在这些死亡病例中，27% 有急性冠脉损伤，34% 有无症状的心肌缺血，只有 7% 的人存在可能致病的离子通道基因突变。

■ 精神疾病患者猝死的预防

研究表明，通过针对冠状动脉性疾病的一级预防，以及针对心肌梗死的二级预防，严重精神疾病患者的猝死率可大幅度降低。Framingham 的心脏研究表明，这些措施是有效的。1950—1999 年，无精神疾病人群与冠状动脉性疾病有关的猝死风险降低了 49%，非猝死性死亡风险降低了 64%（Fox 等，2004）。这些风险的下降，不仅有赖于对精神科疾病患者的冠状动脉和糖尿病的风险因素早发现、早治疗，对精神分裂症患者提供高质量的医疗照料也同等重要。为了实现这些强调近 10 年的重要目标，我们必须发现并解决供给层面、患者层面和系统层面的阻碍和问题（De Hert 等，2011）。

精神药物引起的复极化异常，表现为心电图中 QT 间期明显延长（第 29 章 "QTc 延长与尖端扭转型室性心动过速" 中有详细描述），因此务必要考虑评估尖端扭转型室性心动过速，及其他心电图异常、电解质紊乱和心脏结构异常的风险（表 1-4）。

表 1-4 尖端扭转型室性心动过速的风险

心电图示：	高钾血症和低镁血症
QTc ＞ 500 ms	心脏结构异常（冠状动脉疾
T 波异常（T 波高尖，T 波交替），大 U 波	病、肥厚型心肌病）
每搏 QT 变异性	
QT 离散性增加：在 12 导联心电图中最长	
QT 间期与最短 QT 间期的差异＞ 100 ms	

  针对其他原因猝死的预防措施同样非常重要。住院过程中观察到吞咽困难和（或）发作性喘息或吸入性肺炎，可能与精神药物滴定过程中的抗多巴胺能和抗胆碱能作用有关。出现吞咽困难应立即调整饮食（浓汤和蜂蜜样流食），每一餐都要进行密切观察，直到能够完善钡餐食管造影以明确诊断。精神药物治疗也是深静脉血栓形成的风险因素，以下情况应预防性应用肝素或依诺肝素（包括肢体约束）：活动减少、既往发生过血栓栓塞性事件、恶性肿瘤史、肥胖、感染、年龄大于 60 岁。

■ 参考文献

Adabag AS, Peterson G, Apple FS, et al: Etiology of sudden death in the community: results of anatomical, metabolic, and genetic evaluation. Am Heart J 159(1):33–39, 2010

Behr ER, Casey A, Sheppard M, et al: Sudden arrhythmic death syndrome: a national survey of sudden unexplained cardiac death. Heart 93(5):601–605, 2007

Bowker TJ, Wood DA, Davies MJ, et al: Sudden, unexpected cardiac or unexplained death in England: a national survey. Q J Med 96:269–279, 2003

Bushe CJ, Taylor M, Haukka J: Mortality in schizophrenia: a measurable clinical endpoint. J Psychopharmacol 24(4):17–25, 2010

Colton CW, Manderscheid RW: Congruencies in increased mortality rates, years of potential life lost, and causes of death among public mental health clients in eight states. Prev Chronic Dis 3(2):A42, 2006

Correll CU, Frederickson AM, Kane JM, et al: Metabolic syndrome and risk of coronary heart disease in 367 patients treated with second-generation antipsychotic drugs. J Clin Psychiatry 60:575–583, 2006

Correll CU, Kane JM, Manu P: Identification of high-risk coronary heart disease patients receiving atypical antipsychotics: single low-density lipoprotein cholesterol threshold or complex national standard? J Clin Psychiatry 69:578–583, 2008

De Hert M, Cohen D, Bobes J, et al: Physical illness in patients with severe mental disorders, II: barriers to care, monitoring and treatment guidelines, plus recommendations at the system and individual level. World Psychiatry 10(2):138–151, 2011

Downes MR, Thorne J, Tengu-Khalid TN, et al: Profile of sudden death in an adult population (1999–2008). Ir Med J 103(6):183–184, 2010

Fox CS, Evans JC, Larson MG, et al: Temporal trends in coronary heart disease mortality and sudden cardiac death from 1950 to 1999: the Framingham Heart Study. Circulation 110(5):522–527, 2004

Heriot GS, Pitman AG, Gonzales M, et al: The four horsemen: clinicopathological correlation in 407 hospital autopsies. Intern Med J 40(9):626–632, 2010

Ifteni P, Correll CU, Burtea V, et al: Sudden unexpected death in schizophrenia: autopsy findings in psychiatric inpatients. Schizophr Res 155:72–76, 2014

Kucharska-Newton AM, Couper DJ, Pankow JS, et al: Diabetes and risk of sudden cardiac death, the Atherosclerosis Risk in Communities study. Acta Diabetol 47(suppl 1):161–168, 2010

Lieberman JA, Merrill D, Parameswaran S: APA Guidance on the Use of Antipsychotic Drugs and Sudden Cardiac Death. Albany, New York State Office of Mental Health, 2012

Loas G, Azi A, Noisette C, et al: Mortality among chronic schizophrenic patients: a prospective 14-year follow-up study of 150 schizophrenic patients. Encephale 34(1)54–60, 2008

Manu P, Kane JM, Correll CU: Sudden deaths in psychiatric patients. J Clin Psychiatry 72(7):936–941, 2011

Nichols L, Chew B: Causes of sudden unexpected death of adult hospital patients. J Hosp Med 7(9):706–708, 2012

Priori SG, Aliot E, Blomastrom-Lundqvist L, et al: Task Force on sudden cardiac death of the European Society of Cardiology. Eur Heart J 22:1374–1450, 2001

Rasanen S, Hakko H, Viilo K, et al: Avoidable mortality in long-stay psychiatric patients of Northern Finland. Nord J Psychiatry 59(2):103–108, 2005

Ray WA, Chung CP, Murray KT, et al: Atypical antipsychotic drugs and the risk of sudden cardiac death. N Engl J Med 360(3):225–235, 2009

Siscovick DS, Sotoodehnia N, Rea TD, et al: Type 2 diabetes mellitus and the risk of sudden cardiac arrest in the community. Rev Endocr Metab Disord 11:53–59, 2010

Tavora F, Crowder C, Kutys R, et al: Discrepancies in initial death certificate diagnoses in sudden unexpected out-of-hospital deaths: the role of cardiovascular autopsy. Cardiovasc Pathol 17(3):178–182, 2008

第 2 章

心脏骤停

Annabella Salvador-Kelly，M.D.，FACEP　　Susan Philipose，M.D.

■ 临床表现

心脏骤停前很少会有警示信号，如果有，可能为心悸、窒息感、胸痛、头晕或气短。患者可能表现为面色苍白、出汗或呼吸浅而异常。

美国心脏学会（The American Heart Association，AHA）将心脏骤停定义为既往有或无心脏疾病病史的患者心脏功能突然丧失。医护人员可能会遇到的情况是，患者已经没有反应或突然晕倒。在获得更好的心肺复苏措施前，要遵循基本的生命支持 AHA 指南（图2-1）。据报道，心脏骤停后立即接受心肺复苏（cardiompulmonary resuscitation，CPR）的患者存活率最高（Rea 等，2010）。早期识别、高质量的 CPR、早期除颤以及在专业性治疗中心接受治疗，对这些患者获得良好的预后至关重要（Nolan 等，2012）。

心脏骤停时，患者的心律失常导致脑和其他脏器的血流减少。正确连接自动体外除颤器（automated external defibrillator，AED）有助于医护人员识别心律，并在恰当的时候进行心脏除颤（表2-1）。

室性心动过速（ventricular tachycardia，VT）简称室速，是指源于心室的心动过速。由于心室收缩独立于心房，心房的排空与心

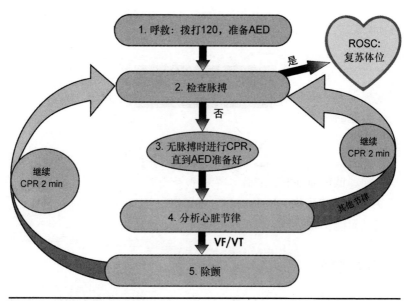

图 2-1　基本生命支持程序

注：AED，自动体外除颤器；CPR，心肺复苏；ROSC，恢复自主心率；VF/VT，室颤 / 室性心动过速。

来源：Adapted from Sinz et al. 2011

表 2-1　心脏骤停节律

心律	心率	除颤
室性心动过速	快	是
室颤	快 / 无法获取	是
室上性心动过速	快	否（可能复律）
心动过缓	慢	否（起搏器）
无脉性电活动	多变	否
心脏停搏	无	否

来源：Data from Sinz et al. 2011.

室充盈不一致，因此当心率大于 150 次 / 分时，心输出量会明显减少（Sinz 等，2011）。VT 通常起始于一系列室性期前收缩，其特征为心电图或 AED 显示心动过速、QRS 波群宽大畸形。VT 可以按照持续时间进行分类。非持续性 VT 持续时间小于 30 s，患者通常没有临床症状；而持续性 VT 持续时间长，可能导致无反应或心脏骤停（John 等，2012）。VT 还可以进一步分为单形性（节律规整起源于一点）或多形性（节律不规则和 QRS 波群多样性）。室性心动过速的一个特殊类型是"尖端扭转型"，其表现特点为 QRS 波群沿着心电图基线上下波动。任何使 QT 间期延长的状况都有可能导致尖端扭转型心律，包括 QT 间期延长综合征、电解质紊乱（低镁血症、低钾血症和低钙血症）以及某些药物（ⅠA 类抗心律失常药、一些精神药物、三环类抗抑郁药和一些抗生素）。室性心动过速时还可能出现心悸、头晕、意识模糊、焦虑、出虚汗、晕厥、气短、胸痛和癫痫发作。

心室颤动（ventricular fibrillation，VF）简称室颤，主要表现为高度紊乱不规则的心室收缩。这种无效的心肌收缩导致组织灌注减少、缺氧、血液循环停滞。如果不予治疗，室颤将迅速导致心脏骤停。这种心律失常通常发生在急性心肌缺血时，其危险因素包括冠心病、急性充血性心力衰竭、先天性心脏病、原发性心肌病、心脏瓣膜病、近期心脏外科手术史、电解质紊乱、心脏毒性药物过量。VF 也可发生在电击伤或心脏直接外伤（心脏震荡）的患者。

■ 鉴别诊断

当患者呼之不应、呼吸停止、测不到脉搏时，医生要考虑是否发生了心脏骤停。当然也可能是以下情况，包括气管阻塞、毒品或药物中毒、癫痫持续状态以及药物过量中毒。与其他人群相比，精神疾病患者发生心脏呼吸骤停的风险较高。这些患者服用精神药物会增加心脏病、心律失常、支气管收缩和呼吸抑制的风险（De Hert 等，2011）。了解患者的药物、环境、既往用药史可恰当地进行鉴别诊断，有助于为患者及时进行心肺复苏（Vanden Hoek 等，2010）。

有一些心脏骤停的原因是可逆的，包括冠状动脉血栓形成、肺动脉栓塞、心脏压塞、张力性气胸、毒素（toxins，Ts）以及血容量减少、缺氧、低钾血症或高钾血症、低体温、酸中毒（acidosis，Hs）（Sinz 等，2011 年）。

■ 风险分级

有突发心脏骤停风险的患者通常有冠心病、心脏瓣膜病、原发性心肌病、近期心脏外科手术史、先天性心脏病、晚期肾病、慢性肺病、肺栓塞或肿瘤病史。其他危险因素包括药物滥用（特别是可卡因类物质）以及正在服用抗心律失常药物。

患有严重精神疾病的患者更易伴发心血管疾病、呼吸道疾病，及其他各种各样的躯体疾病。导致上述风险增加的因素是医疗保健的可获得性不佳并且水平参差不齐、与精神疾病本身相关的行为以及精神药物的副作用。服用精神药物的患者出现代谢综合征的风险增加，因此，患糖尿病、冠心病和癌症的风险也增加（De Hert 等，2011）。最近一项尸检研究发现，精神分裂症患者突发心脏骤停是因为心血管结构、呼吸道或神经系统异常，通常继发于急性心肌梗死（Ifteni 等，2014）。精神药物和三环类抗抑郁药物均会导致心律失常，表现为 VF（室颤）、尖端扭转型室速或突发心源性猝死（Windfuhr 等，2010）。另外，当使用精神药物治疗的患者合并以下情况时，药物诱导的 QT 间期延长综合征风险增加，包括低钾血症、ECG 显示 T 波异常、丙型病毒性肝炎感染和 HIV 感染（Girardin 等，2013）。

■ 精神科评估与处理

处理心脏骤停患者应遵循基础生命支持（basic life support，BLS）程序，每一步都需要评估以及恰当地解决问题。BLS 强调对心脏骤停的早期识别并尽早进行 CPR 和除颤（图 2-1）。

对任何疑似心脏骤停的患者，第一步是评估患者有无反应。这可以在几秒钟内完成：轻拍患者，并询问"你还好吗"。抢救者应该观察患者胸廓的起伏情况，确定患者是否存在自主呼吸。如果无自主呼吸或呼吸异常，如喘息，提示抢救者要寻求帮助并进入 BLS 的下一个步骤。

根据治疗步骤，抢救者应该寻求帮助并准备进行 CPR，其他人帮忙拨打 120 和获取 AED。如果仅有一人在场，应该先拨打 120 和获取 AED。如果附近无 AED，抢救者应立即进行 CPR。在这个过程中，必须确保已通知紧急医疗服务系统（emergency medical service，EMS）并且对方正在赶来，因为患者需要更高级别的治疗。

评估循环的第一步是检查颈动脉搏动。在成年人和青少年中，检查脉搏时应该将两个手指放在颈动脉上（通常在下颌角下两横指气管旁），至少持续 5 ～ 10 s，这样既不会贸然启动 CPR，也避免花费过多时间去寻找已经不显现的脉搏。若在这 10 s 的触诊中没有感觉到脉搏搏动，就应立即进行 CPR，直至 AED 或 EMS 到达。如果患者有脉搏，但是仍没有意识和呼吸，应该进行呼吸支持。一次人工通气应持续 5 ～ 6 s，呼吸频率为每分钟 10 ～ 12 次。抢救者应每两分钟检查一次脉搏，如果患者脉搏消失，随时准备进行 CPR。

在 "2010 年美国心脏学会（AHA）心肺复苏术和心血管急救指南" 中（vanden Hoek 等，2010），AHA 增加了 5 个关键环节以确保高质量的 CPR：①尽可能使胸部按压时间间隔缩短；②给予足够的按压频率；③足够的按压深度；④避免按压倾斜；⑤避免过度通气（Meaney 等，2013；Nolan，2014）。传统的 ABC（气道、呼吸、循环）也修改为 CAB（循环、气道、呼吸）。指南强调 30 分钟不间断胸外按压，频率 100 ～ 120 次 / 分。不管患者年龄大小，均应先进行胸外按压。一些医疗工作者可能更熟悉传统指南，应该注意新版指南中胸外按压的重要性。事实上，如果抢救者对于呼吸支持方法不够熟练，可以进行高质量、不间断的胸外按压，直到有援助人员到达。如果停止胸外按压进行气道管理，可能对患者的神经系统预后以及生存带来负面影响（Henlin 等，2014）。

　　CPR 开始前，抢救者和患者应保持合适的体位（图 2-2）。让患者平躺于坚硬的平面上。如果患者躺在较软的物体表面（如床上），应轻轻地将患者移动到背板或地板上，使患者整个背部支撑牢固。如果有迹象表明心脏骤停的患者遭受过创伤，那么就要考虑到颈椎损伤的风险。为防止在 CPR 过程中进一步加重颈椎损伤，应将患者头部、颈部和躯干保持在一条直线上，不要进行任何牵引。抢救者应该在患者胸部上方，在剑突切迹下两指的位置，一只手的手掌交叉握住另一只手的手掌，保持肘关节垂直，用臀部作为支点，胸廓下压深度约 5 cm。最好的体位是：如果患者躺在地板上，抢救者可以跪在地上，如果患者躺在床上，抢救者应借助板凳的力量。

　　熟悉人工呼吸或面罩通气的抢救者应在 30 次胸外按压后进行 2 次人工通气。一旦人工通气完成，应立即进行胸外按压。为了确保通气有效，抢救者可以用压额抬颏法（图 2-3）；对于疑有颈椎损伤的患者，采用双手托下颌的手法，然后观察胸廓的起伏。

　　室颤以及脉搏消失的室速是电除颤最明确的指征。假如现场能提供 AED，应立即使用，同时尽量减少胸外按压的中断。按照 AED 规范操作，可以分析无脉搏患者的心律。这样做的目的是因为心脏骤停后的幸存患者最常见的心脏节律是室颤（Sasson 等，2010）。

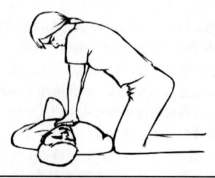

图 2-2　心肺复苏（CPR）最佳位置
来源：Illustration credit：Susan Philipose，M.D.

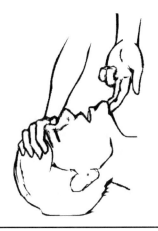

图 2-3　压额抬颏法

来源：Illustration credit：Susan Philipose，M.D.

　　AED 机器上通常有简单的操作说明，抢救者必须启动所有的步骤。第一步首先打开 AED，将涂有导电膏的垫片放在患者胸前（一个放在胸壁右上象限位置，另一个放在心尖部或者腋下平乳头处）。如果有两个抢救者，上述操作须在胸外按压的同时进行。然后抢救者选择"分析"心律。如查出室颤或室速，AED 便发出"电击指示"警报。

　　然后抢救者必须按下"充电"按钮（双相 AED 选择 200 J，单相选择 360 J）。一旦充电完成，所有人远离患者。如果有多个抢救者在场时，应大声说"数到 3 后我会除颤，1，我准备好了"（抢救者应检查自己是否接触患者或设备）；"2，你们准备好了"（除颤者确定其他人未接触患者）；"3，全部准备完毕"（除颤者再次确定所有人均未接触患者后进行放电除颤）。除颤者按下"放电"按钮后 AED 将会放电。完毕后应立即恢复 CPR，并在 2 分钟内重新评估患者。这些步骤应重复进行直至 AED 发出"无电击指示"，这时抢救者应检查患者的自主血液循环，并继续 CPR，如果提示除颤停止，则准备开始进一步的心脏支持治疗（Sinz 等，2011）。

■ 参考文献

De Hert M, Correll C, Bobes J, et al: Physical illness in patients with severe mental disorders, I: prevalence, impact of medications and disparities in healthcare. World Psychiatry 10(1):52–77, 2011

Girardin FR, Gex-Fabry M, Berney P, et al: Drug-induced long QT in adult psychiatric inpatients: the 5-year cross-sectional ECG Screening Outcome in Psychiatry Study. Am J Psychiatry 170(12):1468–1476, 2013

Henlin T, Michalek P, Tyll T, et al: Oxygenation, ventilation, and airway management in out-of hospital cardiac arrest: a review. Biomed Res Int 2014:1–11, 2014

Ifteni P, Correll CU, Burtea V, et al: Sudden unexpected death in schizophrenia: autopsy findings in psychiatric inpatients. Schizophr Res 155(1–3):72–76, 2014

John R, Tedrow U, Kaplan B, et al: Ventricular arrhythmias and sudden cardiac death. Lancet 380:1520–1529, 2012

Meaney PA, Bentley JB, Mancini ME, et al: Cardiopulmonary resuscitation quality: improving cardiac resuscitation outcomes both inside and outside the hospital: a consensus statement from the American Heart Association. Circulation 128:417–435, 2013

Nolan JP: High-quality cardiopulmonary resuscitation. Curr Opin Crit Care 20(3):227–233, 2014

Nolan JP, Soar J, Wenzel V, et al: Cardiopulmonary resuscitation and management of cardiac arrest. Nat Rev Cardiol 9:499–511, 2012

Rea R, Cook A, Stiell I, et al: Predicting after out-of-hospital cardiac arrest: role of the Utstein data elements. Ann Emerg Med 55(3):249–257, 2010

Sasson C, Rogers MAM, Dahl J, et al: Predictors of survival from out-of-hospital cardiac arrest: a systematic review and meta-analysis. Circ Cardiovasc Qual Outcomes 3:63–81, 2010

Sinz E, Navarro K Soderberg ES (eds): Advanced Cardiovascular Life Support: Provider Manual. Dallas, TX, American Heart Association, 2011

Vanden Hoek TL, Morrison LJ, Shuster M, et al: Part 12: cardiac arrest in special situations: 2010 American Heart Association guidelines for cardiopulmonary resuscitation and emergency cardiovascular care. Circulation 122 (suppl 3):S829–S861, 2010

Windfuhr K, Turnbull P, While D, et al: The incidence and associated risk factors for sudden unexplained death in psychiatric inpatients in England and Wales. J Psychopharmacol 25(11):1533–1542, 2010

第3章

呼吸衰竭

Jessica Cohen, M.D.   Liron Sinvani, M.D.

■ 临床表现

呼吸衰竭是指氧气进入血液或机体排出 CO_2 的任何一个过程受阻，从而导致呼吸困难或者气体交换障碍（Parshall 等，2012）。这两种类型的呼吸衰竭分别是氧合障碍，影响氧气吸入和运输以及通气障碍，影响 CO_2 呼出。气体交换障碍对机体的需氧器官会产生负面影响。呼吸衰竭可能急性起病，导致急性呼吸衰竭；也可能慢性起病，持续数月至数年，即为慢性呼吸衰竭。

呼吸衰竭通常是多种疾病进展中发生和致死的主要原因，可以很快进展为心脏停搏，需要紧急心肺复苏（CPR）和气管插管进行救治。因此，当怀疑有呼吸衰竭时，医生需要迅速判断病情，快速处置，采取恰当的、有针对性的进一步治疗措施。

虽然呼吸衰竭包含一系列客观指征（呼吸急促、辅助肌用力、氧饱和度下降），但呼吸困难是主观体验到的呼吸不畅。在大多数病例中，患者发展为呼吸衰竭时都会出现呼吸困难。呼吸困难是一种复杂的症状，受生理、心理、社会和环境等多种因素的相互影响（Parshall 等，2012）。但在数十年的研究中，呼吸困难的机制仍不清楚。血氧和二氧化碳的异常程度与呼吸困难主观感受并不完全一致。典型的例子是频繁出现重度呼吸困难的肺气肿患者，其血液中

19

的氧和二氧化碳水平是正常的。

呼吸困难是患者能感受的主观体验。与疼痛一样，只是个体的感受。尽管呼吸困难症状和呼吸衰竭的进展之间有明显的重叠部分，但两者也需要进行鉴别，如焦虑患者尽管没有呼吸衰竭的证据，但主诉呼吸困难，而一氧化碳中毒导致呼吸衰竭的患者可能并无呼吸短促。因此区分呼吸困难症状与呼吸衰竭的征象很有必要。

在静息状态下，正常成人的呼吸频率为 12 ～ 20 次 / 分。尽管呼吸是无意识的过程，但通过大脑皮质复杂的高级脑功能可以有一定程度的自发或有意识的控制，比如唱歌和讲话时。

■ 鉴别诊断

复杂的呼吸调节过程使其易受多方面的干扰。很显然，焦虑障碍和呼吸困难两者症状存在重叠，甚至焦虑成为肺部疾病的常见症状，而惊恐障碍的患者又频繁出现呼吸困难。对于精神因素诱发的呼吸困难，建议使用认知行为疗法以及药物（抗抑郁剂）治疗潜在的精神疾病。但是在任何情况下，都需要首先排除导致呼吸困难的器质性因素。

精神障碍

惊恐障碍 / 惊恐发作时通常伴有交感神经兴奋性增加。胸痛、濒死感、过度通气以及呼吸困难是最常见的症状。躯体检查可见明显的痛苦、心动过速、过度换气、大汗，但是没有呼吸衰竭的表现。

焦虑产生的心理模式是把潜在的感觉曲解为危险的状况。因此，一些导致慢性呼吸困难的疾病，比如慢性阻塞性肺疾病（chronic obstructive pulmonary disease，COPD），很容易发生焦虑。事实上，与一般人群相比，COPD 患者发生广泛性焦虑障碍和惊恐障碍的概率较高（Bratek 等，2014）。

心因性呼吸困难是一个不确切的概念，它指没有器质性病因的呼吸急促，该术语常用于声带功能障碍以及惊恐发作引起的呼吸困难。心因性呼吸困难患者通常是 20 ～ 40 岁的女性，大多在休息时发作。临床表现为深呼吸，但是没有呼吸急促，多与精神压力有关，通过分散注意力可以减轻症状。

过度换气综合征是与焦虑相关的心因性过度通气问题。与其他精神疾病如惊恐障碍在症状上有显著的重叠。每分通气量的增加导致呼吸性碱中毒和钙离子水平下降，从而出现呼吸急促、胸部不适、感觉异常、头晕、晕厥、心悸、肌肉痉挛、出汗以及四肢发冷等症状。

声带功能障碍，或称吸气时声带内收障碍，很少在呼气时发生，它越来越被人们认为是一种难治性哮喘的表现。它更常见于精神疾病患者和 30 ～ 50 岁的女性，但青少年的患病率也有增长的趋势。其症状包括哮鸣、喘鸣和呼吸急促。哮喘突然发作且治疗效果不佳的病例应怀疑本病。这些病例的哮鸣通常突然发作或终止，且可以通过分散注意力、喘气或发音来缓解。

强迫性叹息是一个临床诊断。患者主诉不能深呼吸，导致反复叹气。体检和诊断性检查均正常。治疗方法包括放松技术、认知疗法，及选择性 5-HT 再摄取抑制剂（selective serotonin reuptake inhibitors，SSRIs）治疗。

药物的不良反应

一些能透过血脑屏障的药物可能会影响呼吸系统，如阿片类、抗抑郁剂，及苯二氮䓬类药物可以抑制呼吸，而阿司匹林中毒可引起呼吸中枢激活，导致过度通气和呼吸性碱中毒。

神经阻滞剂会导致锥体外系反应，引起非自主性肌肉收缩（肌张力障碍），从而影响呼吸系统。精神药物导致的潜在的迟发并发症包括迟发性肌张力障碍和运动障碍，喉部肌肉受累后可导致发音困难和哮鸣。精神阻滞剂恶性综合征（neuroleptic malignant syndrome，NMS）和神经阻滞剂诱导的急性喉部肌张力障碍（neuroleptic-induced acute laryngeal dystonia，NALD）不常见，却是急性并发症。NMS 是一种威胁生命的急症，以自主神经功能障碍和全身表现为特征，导致吸气障碍和急性呼吸衰竭。一旦出现 NMS，需要迅速给予医疗处理，包括停止使用引发 NMS 的药物；给予支持性治疗如开放气道、通气、循环（ABC）；药物治疗选用丹曲洛林、溴隐亭或者金刚烷胺。

NALD 是中枢神经阻滞剂带来的锥体外系不良反应，这类药物包括止吐药吩噻嗪类和甲氧氯普胺（胃复安）。症状通常在使用这些药物后 7 天内出现，表现为构音困难、呼吸急促和哮鸣。NALD 发生的危险因素包括青年、男性、既往有急性肌张力障碍发作病史、近期使用可卡因、低血钙和脱水。治疗 NALD 的药物包括苯海拉明、抗胆碱能药、苯二氮䓬类药和巴比妥类药。虽然 NALD 比较罕见，但是当近期开始服用精神药物，或最近精神药物剂量增加的患者出现急性呼吸窘迫时，需要与本病进行鉴别。

神经疾病

脱髓鞘病变影响呼吸肌时会引起呼吸困难和呼吸衰竭，急性炎性脱髓鞘性多发性神经病（吉兰-巴雷综合征）是一个典型的例子。如果患者出现特发的或继发的单侧膈神经麻痹，伴有运动性呼吸困难，并且胸部 X 线片显示单侧膈肌升高，应该高度怀疑本病。

各种毒性药物（筒箭毒、士的宁）以及破伤风导致的**麻痹**，是神经肌肉性呼吸衰竭的典型案例，通过详细询问病史可能会找到病因。

影响脑干的**病理性结构**，如卒中或肿瘤会导致急性或亚急性呼吸困难。

上呼吸道梗阻

异物吸入和**血管性水肿**导致的上呼吸道梗阻可能是最危急的一种通气障碍，会引起窘迫性呼吸困难。通过简单的病史询问即可确诊（如蜜蜂叮咬导致血管性水肿、吸入异物）。在气管以上部位听到吸气性高调哮鸣音，是胸腔外气道不完全梗阻的典型症状。呼吸窘迫的早期处理包括保护气道，可能需要气管插管，并解决阻塞的原因。如果是异物吸入，则需要取出异物，如果可疑血管性水肿，应考虑快速给予肾上腺素、糖皮质激素和抗组胺药；病情稳定后要详细收集过敏史，并去除以及避免使用可能加重症状的药物［如血管紧张素转化酶抑制剂（ACEI）］。

下呼吸道梗阻

气胸是由于空气进入肺和胸壁之间的腔隙而导致的肺萎陷。可由外伤（如胸腔穿刺术后并发症）引起，也可以是自发性的（如年轻男性吸烟者或 COPD 患者肺大疱破裂）。体格检查可以发现气胸一侧呼吸音降低和叩诊回声增强，胸部 X 线片可以确诊。张力性气胸（多继发于外伤）伴随着胸膜内压越来越高，可迅速引起血流动力学衰竭和死亡，因此需要紧急抽吸以及胸腔置管。对于生命体征平稳的小气胸，通常只需吸氧支持，等待气胸自行吸收。

支气管痉挛是下呼吸道梗阻的另一个原因，会阻碍空气进入肺泡。喘鸣是气流通过气道时正常层流中断，产生涡流后出现的高调音乐样呼吸音。喘鸣音可能广泛存在或局限在一个肺段或一个肺叶。任何引起气道狭窄的病变或气道异物都可以导致气流的中断和喘鸣。喘鸣须与哮鸣音相鉴别，后者本质上是吸气性的梗阻，与上呼吸道有关，详见"上呼吸道梗阻"部分。

哮喘是由不同程度的气道阻塞、支气管的高反应性和气道炎症引起的一种复杂性疾病。临床表现为喘鸣发作、胸部紧迫感和咳嗽。其症状的严重程度应该通过症状出现的频率、刺激源、运动耐受性、夜间觉醒，及对抢救药物的需求来进行评估。病毒感染、天气变化（如寒冷或潮湿的空气）、过敏原或刺激物暴露（如烟草、吸烟或气味）以及运动都可能使病情恶化。如果患者的症状需要每周两次以上或每个月两晚以上的短效 β2 受体激动剂治疗，则被认为哮喘控制不佳，可能有频繁发作恶化的风险。

应当教育患者避免接触一些可控的危险因素，如烟草或过敏原。人们越来越能认识到肥胖与哮喘的关系，有证据显示这是一种慢性炎性反应。应该以患者为中心，建立治疗联盟，将体重作为一个可控因素积极进行管理（Mohanan 等，2014）。

哮喘导致死亡的危险因素包括原有疾病突然恶化，有气管插管史或因为哮喘入住重症监护病房，近期频繁住院，每个月应用两罐以上的短效 β2 受体激动剂，目前或近期使用过皮质类固醇激素，有躯体或精神疾病共病，有严重心理社会问题，社会经济状况低下和使用违禁药物；同时，还需要了解患者服用的基础药物和当前发作时使用的抢救药物。

有证据显示，伴有哮喘的精神疾病患者治疗难度较大，比如有哮喘的精神分裂症患者经常错过就诊的约定时间，药物治疗的依从性也不好。此外，有时很难确定精神疾病患者的喘鸣原因，混淆因素包括药物的副作用、药物过敏反应和患者基础精神疾病的表现。一些精神疾病如焦虑和惊恐发作的症状和体征，常与哮喘的症状与体征重叠。

慢性阻塞性肺疾病（COPD）是一种由慢性支气管炎或肺气肿引起的、以气流阻塞为特征的疾病，是导致支气管痉挛常见的主要发病因素。COPD 临床表现为运动耐受性差、呼吸困难、慢性咳嗽、喘鸣以及呼吸衰竭等。与哮喘患者相比，COPD 症状常发病较晚，患者吸烟较多，多起始于劳力性呼吸困难。共病精神障碍的 COPD 患者的身体状况更差，更难以主观描述呼吸困难，这提示我们除了提供标准的 COPD 照护外，更要关注潜在的精神疾病的诊疗。

呼吸道感染

病毒感染的表现各种各样，从上呼吸道感染的鼻塞、咳嗽，到下呼吸道感染（支气管炎）的发热、咳嗽、咳痰，及流感时的全身症状。有基础肺病的患者出现病毒感染时可能延长病程，而且病情复杂。例如，当合并呼吸道合胞病毒和间质肺炎病毒时，支气管炎也会出现继发于支气管痉挛的喘鸣。病毒性支气管炎不需要常规使用抗生素，如果合并细菌性肺炎则需要抗生素治疗。早期识别病毒感染（特别是流感病毒和呼吸道合胞病毒）、正确的隔离和预防措施对防止医院感染暴发必不可少。

肺炎的特征性表现是高热、咳痰、萎靡不振。深吸气时胸痛或不适加重是胸膜炎的体征。体格检查的典型表现为捻发音，实变体征如浊音、语颤和支气管羊鸣音等症状。有趣的是，精神药物的使用和患肺炎的风险升高有关（Fukuta and Muder，2013）。如果患者没有呼吸困难的症状（表 3-1），可以考虑在门诊治疗，根据致病菌选用抗生素治疗。社区获得性肺炎应选用覆盖肺炎链球菌和非典型病原菌的药物，而针对近期住过院或者住在精神科病房的患者，应当选用更广谱的抗生素，覆盖 MRSR 和铜绿假单胞菌。精神科常用的治疗肺炎的典型药物包括大环内酯类（阿奇霉素）和喹诺酮类（左氧氟沙星、莫西沙星），但需谨慎使用，因为这些药物可能导致 QT 间期延长（Abo-Salem 等，2014）。服用其他延长 QT 间期的药物，如精神药物时需要每天监测心电图。因为社区获得性肺炎而住院的患者，其心血管事件风险明显增加。新的证据强调，应该在住院期间尽早评估，目的是进一步完善心脏保护性干预措施（Aliberti and Ramirez，2014）。

吸入性肺炎通常累及下叶及右肺中段，多见于精神状态异常或痴呆患者。致病菌往往是口腔菌群，如革兰氏阴性菌和厌氧菌。针对可能出现吸入性肺炎的高风险患者（如高龄患者、精神状态异常、痴呆以及服用精神药物者），预防措施包括升高床头、谨慎喂食。

器质性病变

肺部肿块可能是肺部原发或继发性肿瘤。肺部恶性肿瘤通常

表 3-1　严重呼吸困难征象

血压下降	全身炎性反应综合征
缺氧（氧饱和度＜ 88%）	喘鸣
发绀	单侧呼吸音
呼吸急促（呼吸频率＞ 25 次 / 分）	使用辅助肌群（肋间收缩）
心动过速（心率＞ 100 次 / 分）	昏睡
心律失常	

是亚急性起病，肿瘤引起气道严重阻塞时会出现急性呼吸困难。其他症状还包括咯血、体重减轻，通常通过胸部 X 线片或 CT 可确诊。

间质性肺病包括一组异质性疾病，呈急性（隐源性机化性肺炎）、亚急性和慢性（特发性肺纤维化）演变。间质性肺病一般呈进展性，治疗困难，通常伴随焦虑、抑郁障碍。

液体梗阻

充血性心力衰竭常会引起呼吸困难，一般情况下，患者平躺时加重（端坐呼吸）。然而，几乎所有类型的呼吸衰竭都会出现端坐呼吸。充血性心力衰竭的病因包括冠状动脉疾病、高血压性或糖尿病性心脏病、心肌病、心脏瓣膜病、心肌炎、甲状腺疾病和药物反应（如氯氮平所致心肌炎）。一个长期代偿良好的充血性心力衰竭患者，如果出现进行性呼吸急促加重，应积极查找诱发因素，如水 / 盐负荷过量、药物治疗依从性差、高血压危象或急性冠脉综合征。临床医生可通过超声心动图检查评估左心室功能和室壁运动异常。

血管阻塞

肺栓塞是院内发病和死亡的重要原因。作为一种威胁生命的疾病，当患者出现呼吸困难时，必须考虑到肺栓塞。其发生的危险因素包括深静脉血栓病史、肿瘤、制动（受限制或卧床不起的患者）、吸烟、肥胖、充血性心力衰竭和遗传因素。对于有深静脉血栓风险的患者，一些预防措施的重要性再怎么强调也不为过，如使用普通或低分子肝素，或使用间歇性加压装置。肺栓塞的基本症状表现为突发的气短、胸痛、咯血，严重的病例可出现血压低、晕厥或突然猝死。心电图可以正常，或出现心动过速、完全或不完全右束支传导阻滞、心房颤动、心房扑动、右心房扩大或出现右心压力增高所致 S1Q3T3 图形。通常肺部听诊没有什么发现，而怀疑为肺栓塞的患者，可以通过通气灌注扫描或 X 线断层扫描血管造影术来确诊。血清 D- 二聚体水平（一种纤维蛋白降解的产物）增高是诊断血栓形成的一个敏感指标，但是特异性不高。

氧输送障碍

一氧化碳中毒的表现可以很轻微——头痛、肌痛、眩晕、神经心理功能障碍（如记忆受损、语言 / 注意力障碍、步态不稳、周围神经病变），也可能很严重，可导致昏迷和死亡。一氧化碳与血红蛋白的亲和力比氧更强，会取代氧从而导致缺氧。暴露于一氧化碳可能出于偶然（家中的供暖设施）或者故意（企图自杀）。处置方法包括脱离该环境和高压氧舱治疗。

贫血可由于失血过多（结肠肿瘤）、红细胞生成减少（骨髓增生异常综合征）或者红细胞破坏增多（溶血）引起。不管何种原因，机体血液减少就会导致重要器官供氧不足。此外，贫血也会增加心血管系统的负担。为了维持外周组织供氧，心输出量显著增加，导致高排量心力衰竭，出现活动或休息时呼吸困难。治疗应该主要针对病因，红细胞计数急性下降或者贫血症状明显者需要输血。

心律失常如快速心房颤动和急性冠脉综合征会影响心输出量，进而因供氧不足出现呼吸困难症状。总体来说，治疗策略是在处理异常节律时注意控制速率，同时把急性冠脉综合征分层处理（分为稳定型和不稳定型心绞痛），急性心肌梗死时需要立即升级处置。

■ 风险分级

呼吸困难是一个复杂的症状，受到生理、心理、社会和环境等多种因素的相互影响。呼吸衰竭可以迅速进展到呼吸、心脏骤停，需要紧急 CPR 和气管插管，所以应及时评估患者，提供初步的治疗，明确可能的鉴别诊断，并根据需要提高护理级别，以上这些都至关重要。如果出现以下体征：血压过低、缺氧、发绀、呼吸急促、心动过速、心律失常、全身炎性反应综合征、喘鸣、单侧呼吸音、使用辅助肌群呼吸和精神状态异常，标志着即将发生急性呼吸衰竭，需要立刻升级护理。

确定呼吸困难的程度和识别不稳定患者的体征是非常重要的。医生必须及时评估患者，明确可能的鉴别诊断，基于可能的诊断进行初步治疗，根据需要升级护理。表 3-1 列举了呼吸困难的患者需要紧急处理呼吸衰竭的临床体征和不稳定状况。

■ 精神科评估与处理

在所有涉及急性呼吸困难的病例中，医生需要第一时间识别患者究竟是病重（需要立即关注）还是稳定（需要观察）。建立稳定性的第一步：评估患者的 ABC—气道是否开放、呼吸模式如何、是否使用辅助呼吸机。监测生命体征，包括脉搏血氧仪，识别异常征象，预测可能发生的呼吸衰竭（表 3-2）。患者出现缺氧时应当先吸氧治疗，再识别和处理基础病因（表 3-3）。

在精神科确定是否需要立即请急诊协助插管时（图 3-1），医生应当考虑是否存在以下问题：气道保护失败（惊厥、神志异常）、吸氧效果差（低氧饱和度）、通气障碍（心力衰竭、COPD）或者有预期插管的需求（如患者没有预期好转，在治疗完全起效之前极

表 3-2　低氧血症征象

发绀	心动过速
四肢湿冷	意识混乱
呼吸急促	激越

表 3-3　吸氧方式

吸氧方式	吸氧比例
鼻导管	25% ～ 40%
面罩	35% ～ 50%
非重复呼吸面罩	65% ～ 90%

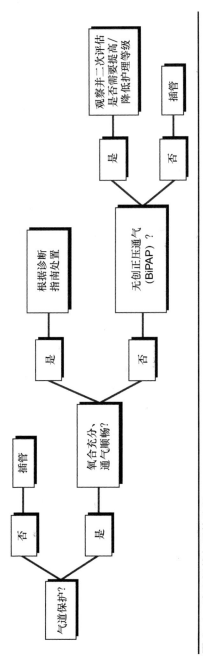

图 3-1 决定插管与否的流程

BiPAP, 双水平气道正压通气

度疲劳）。

在急性呼吸困难的病例中，获取导致急性呼吸困难的完整病史和仔细评估发病前的心肺功能，有助于更好地识别基础疾病过程（表3-4）。总的来说，三个最有用的初步诊断性检查是胸部X线、心电图和动脉血气分析，这些检查能快速评估发病率高、需要紧急处理的疾病（图3-2）。

表3-4　呼吸衰竭：症状/体征，可疑诊断，首选检查和首要处置

症状/体征	可疑诊断	首选检查	首要处置并升级护理
面部肿胀、喘鸣、流涎	血管性水肿		吸氧 肾上腺素（肾上腺素笔） 苯海拉明（iv/po） 激素（iv/po）
胸膜炎引起的胸痛，单侧呼吸音	气胸	CXR	吸氧 空气抽吸 胸腔引流管
咳嗽、哮鸣音、辅助呼吸肌参与呼吸	急性哮喘，COPD急性加重	CXR ABG 呼气峰流速	吸氧 支气管扩张药 抗胆碱能药 激素 抗生素（COPD） 镁剂（哮喘） BiPAP
咳嗽，发热，捻发音/语颤增强	肺炎	CXR CBC 血培养	吸氧 抗生素
端坐呼吸，阵发性夜间呼吸困难，水肿，颈静脉怒张，啰音，哮鸣音	充血性心力衰竭	CXR BNP ECG	吸氧 利尿药（呋塞米 iv/po） 吗啡 硝酸酯类 体位（升高床头） BiPAP

表 3-4　呼吸衰竭：症状 / 体征，可疑诊断，首选检查和首要处置（续表）

症状 / 体征	可疑诊断	首选检查	首要处置并升级护理
胸膜炎性胸痛，哮鸣音，下肢水肿	肺栓塞	CTA（肾功能正常者） V/Q 低危者 D- 二聚体测定	吸氧 抗凝
胸痛，呼吸急促，左臂 / 颈部疼痛，心悸	急性冠脉综合征，心律失常	ECG 肌钙蛋白	吸氧 阿司匹林 吗啡 速率控制

注：ABG，血气分析；BiPAP，双水平气道正压通气；BNP，脑利尿钠肽；CBC，全血细胞计数；COPD，慢性阻塞性肺疾病；CTA，CT 血管造影；CXR，胸部 X 线片；ECG，心电图；iv/po，静脉注射 / 口服；V/Q，通气 / 灌注扫描

　　仔细观察支气管痉挛的临床表现可能有利于初步评估和治疗哮喘或 COPD 患者。首先，观察并评估患者的呼吸频率及费力程度、警觉水平、检查过程中的说话能力。当气道逐渐变窄时，患者会通过加快呼吸频率来试图维持每分通气量。此时患者会逐渐出现焦虑或激越、讲话困难，感到不能呼吸。当呼吸逐渐费力时，使用辅助肌呼吸（锁骨上、肋间、剑突下凹陷）开始变得明显。最后，当患者疲劳后，不能维持每分通气量，出现胸腹部矛盾呼吸。呼吸衰竭进一步发展，出现二氧化碳潴留，血氧下降。如果患者出现讲话不能，昏睡或意识混乱，或出现胸腹部矛盾呼吸，说明即将出现呼吸衰竭，需要立即呼吸支持治疗。随着患者呼吸气体减少，喘鸣的响度也下降。哮喘患者如果呼吸困难，喘鸣声消失，也提示将出现呼吸衰竭，需要紧急处理，包括呼吸支持治疗。

　　对哮喘或 COPD 恶化患者，要重视治疗药物的副作用和药物间的交互作用。特别是用于改善气道炎症的激素类药物，会使精神状况恶化，导致失眠。支气管扩张药会导致血清中的钾离子转运到细胞内，从而引起血钾水平下降，加重药物作用。常用抗生素可能会延长 QT 间期（QT 间期也可能受到其他抗精神病药物的影响）。

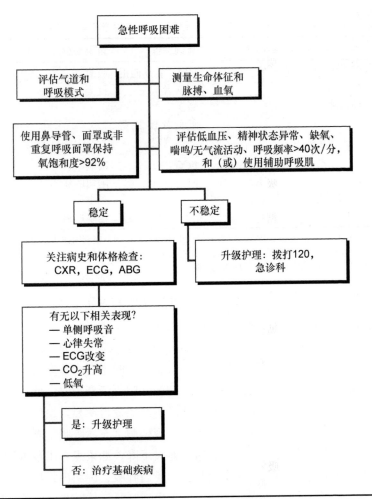

图 3-2　急性呼吸困难处置流程
ABG，血气分析；CO_2，二氧化碳；CXR，胸部 X 线片；ECG，心电图

　　器质性疾病如 COPD、肺癌、心力衰竭患者的慢性呼吸困难往往需要治疗。治疗原则包括关注基础疾病和支持性（对症）治疗（表 3-5）。辅助吸氧可以有效提高生活质量，降低心血管疾病发病率，改善抑郁、认知功能，提高运动耐量，降低住院频率。如果患者休息或者走动情况下氧饱和度 ≤ 88%，需要给予辅助吸氧。

表 3-5　哮喘及 COPD 急性加重的治疗原则

诊断	治疗
哮喘加重	吸氧
	保持氧饱和度高于 90% ～ 92%
	判断是否需要呼吸支持，插管或机械通气
	吸入 β2 受体激动剂
	引起肌松和支气管扩张
	雾化吸入沙丁胺醇，或者第 1 个小时每 15 ～ 20 min 用定量的吸入器喷 4 ～ 8 次
	吸入抗胆碱能药（异丙托溴铵）
	促进支气管扩张
	糖皮质激素
	减少哮喘炎症
	早期应用激素能降低住院率和复发频次
	镁剂（静脉用）
COPD 急性加重	吸入 β2 受体激动剂
	吸入抗胆碱能药
	糖皮质激素
	短期（5 天）和长期使用激素无差别
	对于急性发作期需要全面激素用药及抗生素治疗的严重 COPD 患者，推荐吸入性糖皮质激素
	抗生素
	系统性广谱抗生素，要覆盖典型致病菌（包括肺炎链球菌和流感嗜血杆菌）和非典型致病菌（包括肺炎支原体和卡他莫拉菌）
	吸氧
	低流量，保证氧饱和度高于 90%
	无创正压通气
	戒烟

■ 参考文献

Abo-Salem E, Fowler JC, Attari M, et al: Antibiotic induced cardiac arrhythmias. Cardiovasc Ther 32(1):19–25, 2014

Aliberti S, Ramirez JA: Cardiac diseases complicating community-acquired pneumonia. Curr Opin Infect Dis 27(3):295–301, 2014

Bratek A, Zawada K, Beil-Gawełczyk J, et al: Depressiveness, symptoms of anxiety and cognitive dysfunctions in patients with asthma and chronic obstructive pulmonary disease (COPD): possible associations with inflammation markers: a pilot study. J Neural Transm 2014 [Epub ahead of print]

Fukuta Y, Muder RR: Infections in psychiatric facilities, with an emphasis on outbreaks. Infect Control Hosp Epidemiol 34(1):80–88, 2013

Mohanan S, Tapp H, McWilliams A, et al: Obesity and asthma: pathophysiology and implications for diagnosis and management in primary care. Exp Biol Med (Maywood) 2014 [Epub ahead of print]

Parshall MB, Schwartzstein RM, Adams L, et al: American Thoracic Society Committee on Dyspnea: an official American Thoracic Society statement: update on the mechanisms, assessment, and management of dyspnea. Am J Respir Crit Care Med 185(4):435–452, 2012

第二部分

生命体征异常

第4章

发　热

Katherine S. Lerner，M.D.　　David Y. Shih，M.D.　　Peter Manu，M.D.

■ 临床表现

发热是指疾病导致的身体核心温度暂时高于正常体温范围。正常体温会在一天内波动，下丘脑体温调节中枢可通过促进肌肉和肝的代谢活动及皮肤、肺散热来平衡热生成过多，从而维持体温稳定（Jardine，2007；Platt and Vicario，2009）。

中暑是指核心体温异常升高，是继发于机体处于极端环境时发生的热调节机制障碍（Jardine，2007；Platt and Vicario，2009）。

高热是指核心体温高于 106.7 °F（41.5℃）。这是一种紧急的医疗情况，多由脑出血引起。其他可能的原因包括严重的败血症、神经阻滞剂恶性综合征（neuroleptic malignant syndrome，NMS）、药源性反应、5-羟色胺综合征和甲状腺危象（Jardine，2007；Platt and Vicario，2009）。

原因不明的发热（fever of unknown origin，FUO）是指多次测量患者的体温超过 100.9 °F（38.3℃），持续 3 周以上，经过 1 周的检查不能明确诊断。通常经过仔细的观察分析后，FUO 常见的原因是感染、恶性肿瘤和炎性疾病。

■ 鉴别诊断

常见的发热原因有感染、非感染性炎性疾病、肿瘤、药源性发热、内分泌疾病、人为疾病和中暑（表 4-1）。最常见的由**感染**

表 4-1　常见发热原因

感染	**药源性发热、副作用和毒性**
细菌性（如肺炎、泌尿系感染 / 肾盂肾炎、上呼吸道感染、蜂窝组织炎、脑膜炎、心内膜炎）	抗生素
	抗心律失常药
	降压药
需要手术的情况（如阑尾炎、胆囊炎、憩室炎）	抗惊厥药
	抗胆碱类药，三环类抗抑郁药
脓肿（如肝脓肿、胆囊脓肿、脾脓肿，肾周脓肿、骨盆脓肿）	精神药物，锂盐
	水杨酸盐
肉芽肿（如真菌感染、结核、非典型分枝杆菌感染）	拟交感神经药（可卡因、苯利定、苯丙胺）
病毒性（如普通感冒、艾滋病、巨细胞病毒感染，传染性单核细胞增多症、肝炎）	甲状腺素
	乙醇
	镇痛药
立克次体（如 Q 热、洛杉矶斑疹热）	**内分泌疾病**
寄生虫（如肠外阿米巴病、疟疾、弓形虫病）	嗜铬细胞瘤
	甲状腺危象
衣原体、莱姆病	急性肾上腺皮质功能不全
	痛风
非感染性炎性疾病	**人工疾病**
胶原血管病（如风湿热、系统性红斑狼疮、类风湿关节炎、Stills 病、血管炎）	摄入毒性物质
	温度计使用不当
粒细胞疾病（如结节病、克罗恩、肉芽肿性肝炎）	**体温过高**
	恶性综合征
组织损伤（如肺栓塞、深静脉血栓、镰状细胞贫血、溶血性贫血）	恶性高热
	中暑
肿瘤	**其他原因**
淋巴瘤 / 白血病（如霍奇金与非霍奇金淋巴瘤、急性白血病、骨髓增生异常综合征）	家族性地中海热
	血肿
	输血反应
癌（如肾癌、胰腺癌、肝癌、胃肠道癌、肺癌，尤指转移性癌）	移植排斥反应
中枢神经系统肿瘤	

来源：Adapted from Berkowitz 2000 and Dinarello and Gelfand 2005.

导致发热的因素是肺部感染、急性上呼吸道疾病、蜂窝组织炎、泌尿系感染和浅表脓肿。一般情况下，肺部感染和上呼吸道感染的患者有发热病史、咳痰、呼吸短促。治疗上应根据疾病的严重程度、合并症以及疑似致病微生物（细菌或病毒）而采取相应治疗措施。

腹腔内感染可能需要外科手术，如阑尾炎、胆囊炎、憩室炎，如果患者有发热、腹部疼痛、恶心、呕吐、腹泻和（或）肝功能检查结果异常，应该怀疑腹腔内感染。这些患者除了要做腹部超声、计算机断层扫描（CT）或肝胆亚氨基二乙酸扫描等检查外，可能还需要在急诊科进行外科会诊。

当患者出现精神状态改变、发热、颈强直、畏光、头痛和皮疹时应立即怀疑是否为脑膜炎。这些患者需要立即隔离，静脉给予广谱抗生素并进行腰椎穿刺检查。脑膜炎常见致病微生物为**肺炎链球菌、流感嗜血杆菌、脑膜炎奈瑟菌**和病毒。**单核细胞增多性李斯特菌**和**耐药肺炎链球菌**同样需要抗生素治疗。高度怀疑脑膜炎的患者，即使不能及时进行腰椎穿刺，也不要延误治疗。

如果患者有发热、寒战、心动过速和充血性心力衰竭症状（呼吸困难、泡沫样痰和胸痛），可能提示为心内膜炎。近期口腔治疗是常见诱因。体格检查会发现新的心脏杂音、视网膜出血（Roths 斑）、手指或脚趾结节（Osler 结节），以及手掌和脚掌的斑块（Janeways 损害）。这些患者需要在急诊科进行评估，包括每隔一段时间做多次血培养、静脉输注抗菌药物和超声检查。常见的致病微生物为草绿色链球菌、金黄色葡萄球菌、粪肠球菌和各种真菌。此外，心内膜炎也可以是 FUO 的原因，因为患者可以出现无症状性间歇性发热。因此，应该进行同样的病情评估和检查，如果患者血流动力学稳定且无症状，也可以在门诊进行检查。

败血症是指疑有感染的患者同时具备以下症状中至少 3 项：发热、低血压、心动过速、呼吸困难和全血细胞计数显示白细胞增多。处理原则包括静脉注射生理盐水、退热、静脉输注抗生素，请相关科室会诊以及可能需要做其他一些检查。这些患者需要在设备完善的综合医院急诊科进行紧急评估和治疗。

对于**非感染性炎性疾病**的发热病例，医生必须首先考虑血栓或栓塞的可能性，这种情况占不明原因发热的 6%。深静脉血栓形成和肺栓塞均可能导致低热。胶原性血管疾病，如红斑狼疮和类风湿关节炎等也会引起低热，伴或不伴其他感染症状。颞动脉炎可以表现为没有临床症状的发热，或者可能有颞部压痛，红细胞沉降率显著增快（＞ 50 mm/h）。由于失明是颞动脉炎的一个潜在并发症，因此在糖皮质激素治疗前，应该积极进行动脉组织活检，同时，为了减少失明的风险，对高度疑似患者应尽快进行治疗，而不应一味等待活检结果。

恶性肿瘤经常出现发热，尤其是造血系统肿瘤或肝转移癌。肿瘤发热与肿瘤坏死、炎症、肿瘤细胞自身产热增加有关。目前公认的致热因子是白介素 -1（IL-1）和肿瘤坏死因子 -α（TNF-α）。淋巴瘤是最常见的与 FUO 相关的肿瘤（Cunha 等，2005）。

中性粒细胞减少和发热的患者应该紧急治疗，同时积极查找病因。由于存在 24 ～ 48 小时内的死亡风险，这类患者应该隔离治疗，并且在留取血培养和尿培养标本后立即给予广谱抗生素治疗。对于病情有可能急剧恶化的患者，急诊科应该进行住院评估。

药物热是指在无其他可能引起发热的情况下，由应用的药物引起的发热反应。抗生素常常会引起药源性发热，常见于 β 内酰胺类和磺胺类药物。抗病毒药、抗真菌药、抗寄生虫药、利尿药、抗癫痫药、抗心律失常药、镇静药、降压药、止痛药以及其他药物都可以引起发热（Cunha，2001）（表 4-2）。区分药物热与发热其他原因的核心特征是：当药物停用后发热症状消失。药物热患者的症状通常不太典型，往往难以察觉。药物热是一种排除性诊断，通常将无法解释的发热作为疑似患者。药物热患者的体温通常高于 38.9℃，其严重程度呈波动性，体温可在低热到极度高热并伴有窦性心动过缓之间变化。除非应用退热药物，大多数患者通常不会出现寒战。如果发热是非预期的，尤其是出现在患者临床症状改善

表 4-2　与药源性发热有关的药物

抗生素类	降压药或抗心律失常药	镇痛药
青霉素类	β 受体阻滞剂	非类固醇类的抗炎药
磺胺类	钙离子通道阻断剂	麻醉药（如哌替啶）
头孢菌素类	利尿药	催眠药
呋喃妥因	血管紧张素转化酶抑	
异烟肼和其他抗结核药	制剂	**化疗药**
奎尼丁	硝苯地平	门冬酰胺酶
两性霉素 B	肼苯达嗪	博来霉素
硫唑嘌呤	普鲁卡因	
氨基糖苷类	阿托品	**其他**
克林霉素		肝素
氯霉素	**抗癫痫药 / 精神药物**	碘化物
利奈唑胺	巴比妥类	别嘌醇
大环内酯类	甲基多巴	丙硫氧嘧啶
四环素类	苯妥英钠	
万古霉素		

来源：Adapted from Berkowitz 2000 and Cunha 2001.

时，应考虑鉴别有无药物热。如果停用致热药物后患者体温正常即可明确诊断为药物热。使用可能致热的药物后再次出现发热，就可夯实药物热的诊断。但再次使用该药风险很大，应尽量避免。血清转氨酶暂时性升高和外周血涂片嗜酸性粒细胞增高，提示药物热可能。其他表现还有皮疹、溶血或骨髓抑制。有些患者可能出现血清病样综合征，发热的同时伴有皮疹、淋巴结肿大、关节炎、水肿；也有患者表现为红斑狼疮样综合征，以发热、关节痛、抗核抗体试验阳性为特点。但是，只有当停用可疑致热药物后，患者体温下降或症状在短时间内缓解方可诊断为药物热。药物热患者在停药 48 ～ 72 h 内体温可恢复正常。

多种药物以及违禁药品过量使用时可以导致发热。这些毒性作用通常继发于肌肉活动增强、代谢加快、体温调节和散热功能受损（Delaney，2001）（表 4-3），可能为 NMS、恶性高热和横纹肌溶解症。药物引起的发热是精神类药物常见的副作用，如三

表4-3　药物热的机制与引发高热的药物

增强肌肉活性	增加代谢率
苯丙胺	水杨酸盐
抗精神病药物，锂盐（与NMS相关）	甲状腺素
可卡因	**体温调节受损**
三氟己烷，司可林（与恶性高热相关）	乙醇
麦角酸二乙酰胺（LSD）	吩噻嗪类药
单胺氧化酶抑制剂	**散热受损**
苯环己哌啶（PCP）	抗组胺药
三环类抗抑郁药	吩噻嗪类药
	三环类抗抑郁药

来源：Adapted from Delaney 2001.

环类抗抑郁药物、单胺氧化酶抑制剂以及兴奋剂，包括可卡因、苯丙胺、苯环己哌啶（PCP）和麦角酸二乙酰胺（LSD）。

人为发热通常由操纵体温计所致，包括把体温计置于温度很高的环境，或换一个体温计。制造假性发热的患者可能在测量口腔温度前饮用热饮料或将温度计放在高温的地方。另外，有人会服用致热剂（多数情况下都含有细菌悬液）。这种行为多出于继发性获益。人工发热通常见于女性，大约50%发生在卫生保健领域（Taylor and Hyler，1993）。人工发热的患者看上去是健康的，服用解热药无效，实验室检查结果正常。

发热相关疾病（高热综合征）的进展如下：热痉挛、热衰竭，然后是热中风。这些情况通常发生在湿热环境下，常见于服用多种药物（β受体阻滞剂、利尿药、精神药物、吩噻嗪类药、抗胆碱类药物）的老年和肥胖患者，或过量饮酒的患者。长时间、过度锻炼和穿紧身衣物，或者穿过多的衣服均可能导致发热相关疾病。发热相关疾病的任何阶段都很紧急，如若不及时处理，患者有死亡的风险（Dinarello and Gelfand，2005）。

发热相关疾病发病时表现为大量出汗，继而出现疲劳、干渴及肌肉的痉挛。热衰竭起始阶段通常为头痛、眩晕和虚弱，以及恶心、呕吐。患者的皮肤变得湿冷，尿液颜色变深。随着疾病进展到热中风阶段，患者会出现意识模糊、行为紊乱，体温通常高于40℃。此外，还有皮肤干燥、发热和变红，呼吸浅快，脉搏微弱而快速。这时候患者可能有汗，也可能由于极度脱水不能排汗而表现为无汗。如果此时未予治疗，患者病情会进一步恶化，出现癫痫、意识不清，甚至死亡。紧急处理包括将患者移动到温度较低的区域，松开患者的紧身衣物，用湿冷毛巾降低患者体温，并转诊至急诊科进一步治疗（Jardine，2007；Platt and Vicario，2009）。

神经阻滞剂恶性综合征（neuroleptic malignant syndrome，NMS）是由于使用精神药物所致的一种特殊的、威胁生命的综合征。临床上以肌肉强直、高热、精神状态改变和自主神经功能失调为特征（Straun 等，2007）。NMS 的自主神经功能失调表现为心动过速、血压不稳定、出汗、血管收缩和皮肤苍白。运动功能障碍包括震颤、肌阵挛、肌张力障碍、运动障碍、吞咽困难和构音不清。精神状态从激越到木僵直至昏迷（Delaney，2001；Dinarello and Gelfand，2005）。目前还没有确定哪一种精神药物最有可能导致NMS。NMS 常见的因素包括激越、脱水、约束、躯体耗竭和已有中枢神经系统多巴胺活性或受体功能异常。

关于**恶性高热**的早期识别和及时处理对患者的生存至关重要。恶性高热通常和使用吸入麻醉剂或琥珀酰胆碱有关。导致恶性高热的级联事件是迅速发生的，可发生在麻醉过程中或麻醉后不久（Glahn 等，2010）。早期迹象是二氧化碳水平异常升高，耗氧量增加，混合性代谢酸中毒和呼吸性酸中毒、流汗、皮肤花斑、心动过速、肌肉痉挛和肌肉僵硬，及中枢体温快速升高。这些征象在恶性高热与 NMS 都可以出现，有时很难鉴别。

■ 风险分级

在高热的评估中，对一些高危患者要格外谨慎，包括高龄、糖尿病、免疫缺陷、妊娠女性或手术恢复期患者。老年患者和免疫缺陷患者往往症状不典型，缺乏定位症状和体征，对这些患者至少要进行血液检查、拍 X 线片、尿液分析和腰椎穿刺。中性粒细胞减少、糖尿病或免疫缺陷的患者感染后病情常进展迅速，有较高的发病率和死亡率。对这类患者必须及早评估并启动经验性治疗。

■ 精神科的评估与处理

发热的评估和治疗指南见图 4-1。由于精神药物可导致恶性综

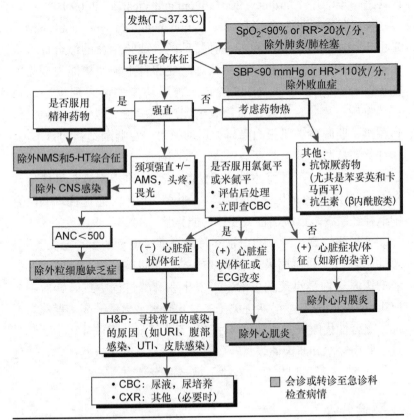

图 4-1　精神病患者急性发热处理方法

AMS，精神状态改变；ANC，中性粒细胞绝对值；CBC，全血细胞计数；CNS，中枢神经系统；CXR，胸部 X 线片；HR，心率；NMS，神经阻滞剂恶性综合征；RR，呼吸频率；SBP，收缩压；SpO₂，血氧饱和度；T，温度；URI，上呼吸道感染；UTI，泌尿系统感染

合征，以及精神科药物引起发热、粒细胞减少和心肌炎的可能性，因此，精神科的处理步骤可能有所不同。大部分发热患者可以通过病史和体格检查确定病因。询问病史内容主要包括：旅行史、社会职业、用药史和社交史。发热时间和类型也能提供更多的线索。根据患者的年龄和共病因素确定患者严重疾病的风险性也很重要。医生必须获得患者的直肠温度、血压、心率、呼吸频率、血氧饱和度等相关数据，必须进行手指针刺实验和全面的体格检查。如果生命体征不稳定，应转到急诊科。基本的实验室检查包括全血细胞计数（分类）、尿液分析、肝功能、血培养、尿培养等。如果患者有头痛、假性脑膜炎症状或无法解释的神经衰弱，应考虑腰椎穿刺。如果怀疑肺炎，应进行胸部X线检查。怀疑阑尾炎、憩室炎或腹内脓肿应进行CT扫描。怀疑胆囊炎应选择超声波和肝胆管造影扫描检查。如果患者病情平稳，这些检查可以在门诊完成。

　　在急诊科留观还是住院治疗取决于患者疾病的危急程度。体温高于40℃的患者，必须在急诊科进行评估和治疗。菌血症或败血症患者则需住院治疗。一般情况下，高龄、免疫力低下和有共病的患者需要住院治疗。门诊治疗无效的患者也需住院治疗。应给患者退热药以控制体温；确诊为细菌感染或高度怀疑细菌感染时给予抗生素治疗；对于免疫缺陷、脑膜炎或败血症患者必须给予广谱抗生素治疗。

　　在大部分情况下，当给予诊断性治疗以确定病因时，退热药不会对疾病本身产生影响，但患者服用后主观上会感觉舒适。对于体温超过40℃的患者，快速退热是很必要的。心肌供血不足和有癫痫发作倾向的患者、妊娠期妇女可能需要快速退热药治疗，因为体温过高会增加并发症和（或）不良结局发生的风险。

■ 参考文献

Berkowitz D: Fever, in Emergency Medicine: A Comprehensive Study Guide, 5th Edition. Edited by Tintinalli JE, Kelen GD, Stapczynski JS. New York, McGraw-Hill, 2000, pp 731–734

Cunha BA: Antibiotic side effects. Med Clin North Am 85:149–185, 2001

Cunha BA, Mohan S, Parchuri S: Fever of unknown origin: chronic lymphatic leukemia versus lymphoma (Richter's transformation). Heart Lung 34(6):437–441, 2005

Delaney KA: Focused physical examination/toxidromes, in Clinical Toxicology. Edited by Ford MD, Delaney KA, Ling LJ, et al. Philadelphia, PA, WB Saunders, 2001, pp 236–243

Dinarello C, Gelfand J: Fever and hyperthermia, in Harrison's Principles of Internal Medicine, 16th Edition. Edited by Kasper D, Braunwald E, Fauci AS, et al. New York, McGraw-Hill, 2005, pp 104–108

Glahn KPE, Ellis FR, Halsall PJ, et al: Recognizing and managing a malignant hyperthermia crisis: guidelines from the European Malignant Hyperthermia Group. Br J Anesth 105(4):417–420, 2010

Jardine DS: Heat illness and heat stroke. Pediatr Rev 28:249–258, 2007

Platt M, Vicario S: Heat illness, in Rosen's Emergency Medicine: Concepts and Clinical Practice, 7th Edition. Edited by Marx J, Hockberger R, Walls R. Maryland Heights, MO, Mosby, 2009, pp 1882–1892

Straun JR, Keck PE Jr, Caroff SN: Neuroleptic malignant syndrome. Am J Psychiatry 164:870–876, 2007

Taylor S, Hyler SE: Update on factitious disorders. Int J Psychiatry Med 23:81–94, 1993

第 5 章

高 血 压

Sean LaVine，M.D.

■ 临床表现

高血压是初级保健医生、其他医疗工作者包括精神科医生最常遇到的慢性躯体疾病。据估计，全世界发达国家和发展中国家大约有 1/3 的成年人患高血压。随着人口老龄化和肥胖率的上升，高血压的患病率也在逐年上升。鉴于高血压与心血管疾病、卒中以及肾病之间有明确的关联性，这种情况是很令人担忧的。

高血压常常在体检时偶然被发现，除非是长期控制不好或血压急剧升高，患者一般没有症状。血压极度升高的患者会出现各种症状，如头疼、视觉改变、局灶性病变、精神状态改变、恶心、呕吐、胸痛和气短。如果伴有终末器官（大脑、心脏或肾）损害，则提示高血压急症，需要立刻进行会诊。

■ 鉴别诊断

焦虑或疼痛可引起暂时性血压升高。拟交感神经药物过量可引起血压显著升高，如苯丙胺、可卡因、抗胆碱能类药物、咖啡因、茶碱、尼古丁、三环类抗抑郁药、口服避孕药、盐酸苯环己哌啶、苯丙氨醇和安眠酮。糖皮质激素过量也与高血压有关。高血压还可见于乙醇和镇静催眠药戒断期。很多含有酪胺的食物和药物会使服用单胺氧化酶抑制剂的患者出现高血压危象。此外，高血压也是5-羟色胺综合征和恶性综合征的症状之一。

突然停用降压药如 α_2-受体激动剂可乐定可导致儿茶酚胺水平升高，$16 \sim 48$ h 后出现血压反弹性升高；突然停用 β-肾上腺素能受体阻断剂亦可能导致高血压（Mehta 和 Lopez，1987）。

某些肿瘤，如嗜铬细胞瘤可分泌儿茶酚胺，可能导致高血压危象。嗜铬细胞瘤患者通常表现为突发性高血压、心动过速、心悸、出汗、心神不安和恐惧。高血压还可能是激素水平失衡的表现，如甲状腺功能亢进。

高血压是妊娠常见的并发症。妊娠高血压可引起多种产科并发症，如先兆子痫、子痫、胎盘早剥、早产和低出生体重儿。

■ 风险分级

关于高血压的诊断和治疗有许多指南，其中大多数将高血压定义为收缩压 140 mmHg 以上和（或）收缩压 90 mmHg 以上。只有当这些指标在多种场合下均高于正常值时，才可诊断高血压。

高血压可进一步分级（表5-1）。正常血压水平（血压正常）是收缩压低于 120 mmHg，舒张压低于 80 mmHg。正常高值血压定义为收缩压范围 $120 \sim 139$ mmHg，舒张压范围 $80 \sim 89$ mmHg；高血压 1 级定义为收缩压范围 $140 \sim 159$ mmHg，舒张压范围 $90 \sim 99$ mmHg；高血压 2 级定义为收缩压 160 mmHg 以上和（或）舒张压 100 mmHg 以上。

表5-1　高血压分级

	收缩压（mmHg）	舒张压（mmHg）
血压正常	< 120	< 80
正常高值血压	$120 \sim 139$	$80 \sim 89$
高血压 1 级	$140 \sim 159$	$90 \sim 99$
高血压 2 级	$\geqslant 160$	$\geqslant 100$

显著的血压升高（一般 ≥ 180/110 mmHg）定义为高血压急症或高血压危重症。这两种情况需要紧急评估并选择特异性治疗方案，这将在下文"精神科评估与处理"中讨论。

高血压危重症（有时也被称为**高血压危象**）是一种潜在的危及生命的疾病，其定义为血压升高并伴有终末器官损害（Price 和 Kasner，2014）。这种终末器官损害可以发生在肾、心脏或脑血管系统。终末器官损害的体征和症状包括尿量减少、血尿、蛋白尿、视网膜出血和渗出，头痛、精神状态改变、局灶性神经损伤、恶心、呕吐、胸痛和气短。这些患者需要就近转入医院急诊科，因为他们很可能需要通过静脉给药，在 2 ～ 4 h 内将平均动脉血压降低约 25%。

高血压急症定义为显著血压升高不伴有终末器官损害，但发生在既往有终末器官共病的患者，如卒中、短暂性缺血发作、冠心病、主动脉瘤或肾功能不全（Kessler 和 Joudeh，2010）。这些患者可以在精神科病房请内科会诊来处理，在 24 ～ 48 h 内将血压较好地控制下来。

绝大多数血压升高的患者都是**原发性高血压**（primary hypertension），此前被称为特发性高血压（essential hypertension）。原发性高血压的准确病因不详，但一般认为与遗传和环境因素有关。遗传因素可能与肾-血管紧张素-醛固酮系统高活性有关。环境因素包括肥胖和高盐摄入量。

继发性高血压（secondary hypertension）占高血压病例的少数，在这些病例中高血压的病因明确，有时是可以治疗的，如肾动脉硬化、睡眠呼吸暂停、醛固酮分泌异常、嗜铬细胞瘤和慢性肾病都是可能的原因。

■ 精神科评估与处理

精神科处理高血压的正确方式是首先全面评估生命体征和终末器官损害。对于血压在 140/90 mmHg 以上、调整生活方式后仍然偏高或高血压 2 级患者，一般应采取药物治疗。控制高血压的目标是血压不超过 140/90 mmHg。如果排除了高血压危重症，高血压急症一般可在门诊口服抗高血压药物治疗。高血压危重症患者必须转到内科病房，立即静脉注射抗高血压药物。

我们需要询问患者高血压、卒中、冠心病、心力衰竭、慢性肾病、外周动脉疾病、糖尿病和睡眠呼吸暂停等病史，因为这些共病可影响治疗的选择。此外，还要询问患者的高血压家族史和用药情况（服药依从性），因为有些药物如非甾体抗炎药、一些抗抑郁药、口服避孕药、治疗偏头痛的药、感冒药（伪麻黄碱）可以升高血压。还要询问中草药和软毒品的使用情况。

躯体检查时应进行全面评估，特别是生命体征和终末器官损害的评估，包括测量双臂血压、评估心衰体征（下肢水肿、颈静脉扩张、肺部听诊啰音）和神经系统检查。

初始的实验室检查包括血清尿素氮和肌酐（评估肾功能）、电解质（高血钾可能提示肾病，低血压和高钠血症可能提示醛固酮分泌过多）。

高血压治疗的目标是将血压降到 140/90 mmHg 以下，当然也可以追求更严格的目标。年轻患者或有糖尿病、肾病或冠心病的患者可能希望设置更低目标，不过更严格控制高血压的证据并不充分，所以一般不超过 140/90 mmHg 的目标就是可以接受的（Weber 等，2014）。

非药物治疗通常可作为一线治疗，特别是轻度高血压。调整生活方式不仅对治疗高血压来说很重要，还有助于控制其他心血管疾病的危险因素。减轻体重、锻炼、低盐饮食、戒烟和限制饮酒都可以降低血压。

如果患者血压在 140/90 mmHg 以上，调整生活方式后仍然偏高，一般应该选择药物治疗。高血压 2 级患者（≥ 160/100 mmHg）至少需要一种药物治疗。药物治疗的选择取决于各种因素，包括患者的种族、年龄和共病情况（James 等，2014）（表 5-2）。

高血压急症或危重症的患者需要专业化的治疗计划，一般包括立即请内科会诊评估、快速转至能够进行静脉药物治疗的病房，这

表 5-2　高血压的药物治疗

药物分类	最适用于高血压和下列情况	避免用于	不良反应
血管紧张素转换酶抑制剂	糖尿病 冠心病 心力衰竭 慢性肾病	妊娠 肾血管性疾病	咳嗽 血管性水肿 高钾血症
血管紧张素受体抑制剂	糖尿病 冠心病 心力衰竭 慢性肾病	妊娠 肾血管性疾病	咳嗽 血管性水肿 高钾血症
钙离子通道拮抗剂	非裔美国人 老年人	失代偿性心力衰竭	便秘 下肢远端水肿
噻嗪类利尿药	非裔美国人 老年人	痛风	低钠血症
β 受体阻断剂	心绞痛	失代偿性心力衰竭	疲劳
α 受体阻断剂	房颤 良性前列腺增生	哮喘	便秘 反跳性高血压

对高血压危重症的患者来说至关重要。对于高血压急症患者，内科会诊可能会建议加大当前口服降压药剂量和（或）在原有治疗方案上加一种新药。对于未服用降压药的高血压急症患者，会诊可能建议服用拉贝洛尔（一种 α 和 β 肾上腺素能受体阻断剂），起始剂量为 200 ～ 400 mg；或卡托普利（一种快速起效的血管紧张素转换酶抑制剂），起始剂量为 6.25 ～ 25 mg；也可以使用可乐定，根据用法在 6 h 内将剂量控制在 0.8 mg。

■ 参考文献

James PA, Oparil S, Carter BL, et al: 2014 Evidence-based guideline for the management of high blood pressure in adults: report from the panel members appointed to the eighth Joint National Committee (JNC 8). JAMA 311(5):507–520, 2014

Kessler CS, Joudeh Y: Evaluation and treatment of severe asymptomatic hypertension. Am Fam Physician 81(4):470–476, 2010

Mehta JL, Lopez LM: Rebound hypertension following abrupt cessation of clonidine and metoprolol. Treatment with labetalol. Arch Intern Med 147:389–390, 1987

Price RS, Kasner SE: Hypertension and hypertensive encephalopathy. Handb Clin Neurol 119:161–167, 2014

Weber MA, Schiffrin EL, White WB, et al: Clinical practice guidelines for the management of hypertension in the community. J Clin Hypertens 16:14–26, 2014

第6章

低血压和直立性低血压

Salonie Pereira，M.D.

■ 临床表现

　　成人低血压是指收缩压＜ 90 mmHg，平均动脉压＜ 60 mmHg，血压下降超出个人基线值 40 mmHg，或上述任意血压参数的组合。血压测量时必须考虑到患者的年龄、当前临床症状和基线生理状况。如在血压偏低的患者，所谓"正常"血压实际上也比较危险，基本上属于高血压；而在年轻、消瘦的女性常规体检时测量出血压为 85/60 mmHg 很可能就是正常的基线水平。

　　低血压本身并不是任何特定疾病的病理表现，急性重症疾病如休克和慢性稳态情况下均可出现低血压。

　　血压是重要的生命体征，必须测量准确。标准血压应在肘窝的肱动脉处测量。注意选择适合患者的袖带大小，以确保准确地将袖带置于肱动脉处。血压测量常常是自动化袖带记录，袖带错位可能导致读数假性偏低。如果未能识别，则会导致错误的治疗。决定临床治疗的低血压都应该手工测量确认。

　　低血压的症状包括头晕、眩晕、视物模糊、意识模糊、恶心、震颤或乏力。这些症状在患者从卧位或坐位变化为站位时最为突出。

　　直立性低血压（orthostatic hypotension，OH）由美国自主神经

协会共识委员会（Consensus Committee of the American Autonomic Society）和美国神经科学院（American Academy of Neurology）定义为：站立3分钟内收缩压下降20 mmHg以上或舒张压下降10 mmHg以上。同时测量心率也很重要，因为没有足够的代偿性心率加快是神经源性OH的特征，这是一种由中枢或外周神经系统疾病导致的自主神经功能衰竭引起的OH。另一方面，严重的心动过速（每分钟＞150次）提示脱水、高渗透性高钠血症或其他一过性疾病而不是神经源性OH。

与年轻患者相比，虚弱的老年患者，特别是痴呆患者更容易出现OH，跌倒后也容易受到更严重的外伤，包括髋骨骨折和硬膜下血肿。OH的典型症状是站立后几秒钟内出现头晕或眩晕，同时伴有视觉变暗、视物模糊和视野狭窄，及后颈部和肩膀钝痛（呈衣架状分布）（Shibao等，2013）。

痴呆患者可能没有典型的症状，他们的主诉很模糊，如疲劳或其他非特异性不适。一般来说躺下或坐下症状会缓解（Bengtsson-Lindberg等，2014）。

■ 鉴别诊断

正常血压是外周血管阻力和心脏输出之间平衡的结果，也就是每搏输出量和心率共同作用的结果。无论每搏输出量还是心率下降，或是血容量不足、外周血管阻力下降，都会导致低血压（表6-1）。

严重的失血或由严重呕吐、烧伤、肾病、利尿剂过量使用或胰腺炎等造成的体液丢失均可导致低血压。出血性低血压可由消化道出血、大咯血、腹膜后或腹腔内出血、骨折或异位妊娠所致，其中任何一种问题都足以引起低血压和休克。

低血容量性休克患者的心搏出量减少，心率和全身血管张力会代偿性增加，导致心动过速、颈静脉萎陷、四肢湿冷和少尿。

继发于心肺原因的低血压通常是由影响心肌收缩性的疾病所

表6-1 危及生命的低血压原因

血容量减少	心肺原因	灌注不足	内分泌原因	其他原因
腹泻	急性心肌梗死	败血症	肾上腺皮质功能减退	电解质紊乱
呕吐	充血性心力衰竭	全身性过敏反应	甲状腺疾病	酸碱失衡
烧伤	心瓣膜病	神经源性药物	糖尿病	低体温
出血	心包填塞	中毒	尿崩症	高热
第三间隙	原发性心肌病	中毒性休克综合征	嗜铬细胞瘤	进食障碍
胰腺炎	心律失常			饮酒
肾病	肺栓塞			
	张力性气胸			

致。最常见的原因是急性心肌梗死和心律失常。不常见的原因包括心肌病、瓣膜病、心力衰竭、心肌炎、大面积肺栓塞和心脏传导病变。心源性休克患者的临床表现往往与低血容量性休克患者相似。与低血容量性休克相比，心源性休克通常表现为颈静脉扩张和肺水肿（Rivers 等，2000）。

感染性休克是指足够的液体复苏情况下出现脓毒症伴低血压。最可能的原因包括尿路感染、肺炎、蜂窝织炎和菌血症；不常见的原因有心内膜炎、骨髓炎、脓毒性关节炎和中毒性休克综合征。

过敏反应是一种急性发作、有潜在致命性的全身过敏反应，通常由昆虫叮咬、食物或药物诱发。过敏性休克患者表现为低血压、面部、舌头和嘴唇肿胀，荨麻疹，瘙痒，皮肤潮红，声音嘶哑、喘息或喘鸣。

神经源性低血压可能有多种临床表现，从体位性低血压、血管迷走性晕厥，到脊髓休克患者的直立性低血压。自主神经不稳定或损伤可能是特发性的，或由于脊髓损伤、慢性糖尿病或多发性硬化所致。

内分泌源性低血压可能与甲状腺功能减退、肾上腺功能衰竭、醛固酮增多症、假性醛固酮减少症、嗜铬细胞瘤、神经内分泌肿瘤或糖尿病性神经系统异常有关。低血压的代谢原因包括严重的酸中毒或碱中毒以及电解质紊乱，如低钾血症、高钾血症和严重的低血糖。

与药物有关的低血压可能与使用抗高血压药，如利尿剂、α 受体阻断剂和 β 受体阻断剂、钙离子通道拮抗剂和大多数抗精神病药物，包括镇静剂、阿片类药物、三环类抗抑郁药、单胺氧化酶抑制剂、神经阻滞剂、抗惊厥药、抗胆碱能药物和锂盐（Engstrom 和 Aminoff，1997）有关。环境暴露包括低温和高温、毒物以及某些植物和草药的摄入也可能导致低血压。

OH 的病因（图 6-1）与没有体位改变的低血压状态有许多共同特征。一个基本理论认为，OH 是抗精神病药物在自主神经系统最常见的不良反应，因为它们与中枢和外周的许多受体相互作用（表 6-2）。据报道，服用抗精神病药物治疗的患者中有高达 75%的人会出现低血压，但大多数是暂时性的（Stanniland 和 Taylor，2000），在联合使用抗精神病药物的患者中可能更常见。在非典型抗精神病药物中，氯氮平的 OH 风险是最高的，因为一般认为 α_1 肾上腺素能阻断效应是主要因素；OH 往往发生在治疗早期，特别

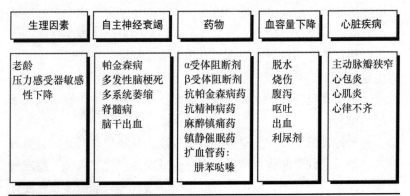

图 6-1   直立性低血压的病因

来源：Data from Gupta and Lipsitz 2007.

表 6-2　导致直立性低血压的精神科药物

抗精神病药	非典型：氯氮平、奥氮平、喹硫平、利培酮 典型：氯丙嗪、硫利达嗪
抗抑郁药	三环类：丙米嗪、阿米替林、去甲阿米替林 单胺氧化酶抑制剂：苯乙肼、异唑肼、苯环丙胺 5-羟色胺-去甲肾上腺素再摄取抑制剂（如文拉法辛）；5-羟色胺再摄取抑制剂较少见 曲唑酮 锂盐
抗帕金森药	左旋多巴、多巴胺激动剂如溴隐亭、麦角乙脲、硫丙麦角林、普拉克索

是过快加量的时候，但通常是能耐受的（Fitzsimons 等，2005）。在经典抗精神病药物中，低效价药物的风险最高；硫利达嗪与体位性低血压有较大的关系（Mackin，2008）。有关抗抑郁药的数据表明，第三代三环类抗抑郁药（如丙咪嗪和阿米替林）比第二代三环类药物（如去甲阿米替林）导致体位性低血压的趋势更明显（O'Brien 和 Oyebode，2003）。

■ 风险分级

评估低血压患者，第一步是评估休克的症状和体征，如精神状态改变、四肢湿冷或心动过速。低血压且有休克征象的患者应立即转到急诊科治疗。

对非急症的低血压患者也必须进行全面评估。理想的状态是明确患者的基线血压和整体临床状况。如果表现为胸痛、心悸和呼吸困难，提示可能是心肺原因；恶心、呕吐、腹泻、腹痛、呕血和黑便则可能提示胃肠道病因；发烧、咳嗽或排尿困难可能提示感染病因。此外，必须评估过敏反应的可能性以及育龄妇女的妊娠情况。精神科筛查需要评估药物过量的可能性。

病史采集后必须进行全面的体格检查。重复手动测量血压，袖带大小应合适，最好双臂测量。左右臂间血压差异大于 10 ～ 20 mmHg

提示主动脉夹层可能。全身营养、体液平衡状况和精神状况也需要评估。如果有脱水体征，如眼眶凹陷、双颞消瘦和皮肤黏膜潮湿，应引起重视。

有无颈静脉扩张是提示血容量状态的一个早期线索。低血压患者出现颈静脉扩张是较严重的情况，可见于心包填塞、缩窄性心包炎和张力性气胸等情况。心脏检查发现心动过速、血流杂音或心音低沉提示心包积液。哮鸣音可能提示过敏反应。

腹部检查可见肠鸣音异常、杂音、腹水，触及包块、膨隆、肌紧张或压痛，以上均提示存在病理改变，如胰腺炎、第三间隙或腹腔内出血。还可出现肢端湿冷、毛细血管再充盈不良或外周血管搏动减弱。

OH 患者应首先评估并排除表 6-1 列出的危及生命的低血压病因。排除这些原因后，应考虑与药物和神经系统疾病相关的病因。我们必须获得详细的药物使用史，因为 OH 可由某些药物诱发或恶化，如 β- 受体阻断剂、利尿剂、血管扩张剂、多巴胺受体激动剂、静脉扩张剂或三环类抗抑郁药（Lanier 和 Mote，2011）。评估共病对明确 OH 可能的急症病因很重要，如脱水造成的血容量丢失、严重呕吐或腹泻以及失血。看似良性的感染，如尿路感染，也可以使 OH 急剧恶化，这主要与去适应作用有关（如自主反射损害的患者即便短期卧床也可能出现）。此外，男性尿潴留、严重便秘、出汗减少和勃起功能障碍提示 OH 的神经系统病因，但这些症状在老年人中很常见，且没有特异性。

■ 精神科评估与处理

医生对所有低血压患者都应该快速评估。在评估过程中，每隔 5 ～ 10 min 重复测量一次血压，同时积极寻找组织低灌注和休克的迹象以及低血压的原因（图 6-2）。

低血压伴有休克表现的患者应立即转到急诊科，如果有条件，先进行心律记录或完善心电图检查，全面查体并监测重要生命体征，包括血氧饱和度、测手指末梢血糖。如果氧饱和度水平较低

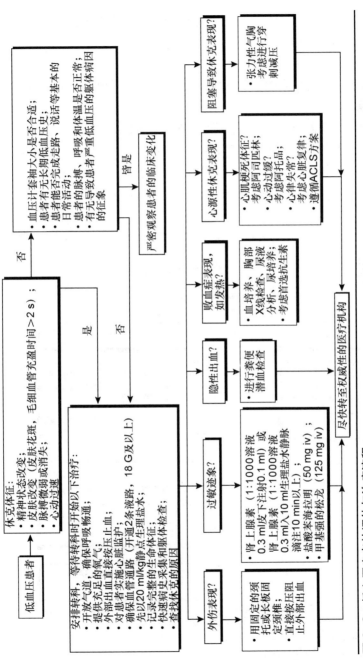

图6-2　低血压患者的评估与治疗流程

ACLS，高级心脏生命支持；iv，静脉注射

来源：Adapted from Manu P, Suarez RE, and Barnett BJ (eds)：*Handbook of Medicine in Psychiatry*. Washington, DC, American Psychiatric Publishing, 2006, p. 45. Used with permission. Copyright © 2006 American Psychiatric Publishing.

（患者室内呼吸时低于92%），则应给予鼻导管或面罩吸氧。如果不能通过脉搏氧测定血氧含量，也应及时吸氧。

出现休克症状的患者应该置于仰卧位，以确保脑灌注；有外伤的患者应使用稳固的颈圈固定其颈椎，有外部出血时应直接按压止血。

低血压而没有休克或灌注不足表现的患者的处理有所不同。评估低血压稳定患者的初始步骤包括药物治疗、目前躯体问题的回顾，及仔细的病史和体格检查，评估表6-1中列出的可能原因。如果不能确定低血压的病因，或低血压是由疾病进展引起的（如胃肠道出血），那么患者应该转至急诊科进一步治疗。

OH治疗的目标（图6-3）是提高患者的立位血压，而不是同

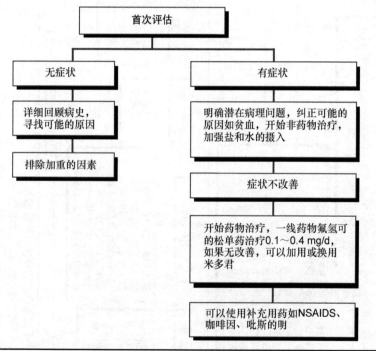

图6-3 急诊科直立性低血压患者的评估与治疗流程

NSAIDS，非甾体抗炎药

来源：Adapted from Shibao et al. 2013.

时升高卧位血压，特别是要减轻直立性症状，延长患者保持站立的
时间，改善日常活动能力。应该对患者开展关于直立性低血压应激
源和预警症状的健康教育，来帮助他们通过简单的生活方式改变，
学会应对和控制直立性应激源。

　　一旦识别 OH 的原因就要开始治疗，如果病情允许，可减药或
停药，或评估如脱水等可能导致或加剧低血压的疾病。

　　如果怀疑神经系统病因，或已除外非神经系统原因，可以采取
非药物干预处理 OH（表 6-3）。首先，应鼓励患者增加钠和液体的
摄入量，目的是增加血容量；其次，应鼓励患者锻炼和坚持运动。
某些体位如交叉腿和下蹲，可以暂时缓解 OH 症状。

　　对抗直立性低血压的药物包括氟氢可的松（一种合成盐皮质激
素），起始剂量为 $0.1 \sim 0.4$ mg/d，米多君（一种 α_1 受体激动剂）
剂量为 $5 \sim 10$ mg，3 次 / 天。其他有效的药物包括贫血患者使用
促红细胞生成素、咖啡因和抗利尿激素类似物去氨加压素。

　　由于存在严重体位性低血压的潜在可能性，联合使用精神药物
（尤其是氯丙嗪、氯氮平或喹硫平）和抗高血压药物如 α_1 肾上腺
素能拮抗剂（如多沙唑嗪）、钙离子通道拮抗剂、血管紧张素转换
酶抑制剂（如卡托普利）、血管紧张素 Ⅱ 受体拮抗剂（如洛沙坦）
或血管扩张剂（如硝普钠）时要谨慎。体位性低血压也是抗精神病

表 6-3　直立性低血压的药物治疗

米多君：α_1 受体激动剂，$5 \sim 10$ mg，3 次 / 天；心脏病、脑血管病、外周
　　血管病、甲状腺功能亢进和尿潴留禁用。

氟氢可的松：盐皮质激素，$0.1 \sim 0.4$ mg，1 次 / 天；对年轻患者和糖尿病
　　或神经源性体位性低血压有效；老年人耐受性差；充血性心力衰竭或慢
　　性肾病禁用。

红细胞生成素

吡斯的明 60 mg，3 次 / 天

为避免餐后低血压可给予奥曲肽

非甾体类抗炎药：布洛芬、吲哚美辛

药物与 β 受体阻断剂或利尿剂同时服用时的风险之一。同时，服用三环类抗抑郁药或单胺氧化酶抑制剂与外周降压受体激动剂时，可能同样会出现低血压效应（O'Brien 和 Oyebode，2003）。

■ 参考文献

Bengtsson-Lindberg M, Larsson V, Minthon L, et al: Lack of orthostatic hypotension in dementia patients with orthostatic hypotension. Clin Auton Res 2014 [Epub ahead of print]

The Consensus Committee of the American Autonomic Society and the American Academy of Neurology: Consensus statement on the definition of orthostatic hypotension, pure autonomic failure, and multiple system atrophy. Neurology 46(5):1470, 1996

Engstrom JW, Aminoff MJ: Evaluation and treatment of orthostatic hypotension. Am Fam Physician 56:1378–1384, 1997

Fitzsimons J, Berk M, Lambert T, et al: A review of clozapine safety. Expert Opin Drug Saf 4:731–744, 2005

Gupta V, Lipsitz LA: Orthostatic hypotension in the elderly: diagnosis and treatment. Am J Med 120:841–847, 2007

Lanier J, Mote M: Evaluation and management of orthostatic hypotension. Am Fam Physician 84(5):527–536, 2011

Mackin P: Cardiac side effects of psychiatric drugs. Hum Psychopharmacol 23(suppl 1):3–14, 2008

O'Brien P, Oyebode F: Psychotropic medication and the heart. Adv Psychiatr Treat 9:414–442, 2003

Rivers E, Rady MY, Bilkovski R: Approach to the patient in shock, in Medicine: A Comprehensive Study Guide, 5th Edition. Edited by Tintinalli JE, Kelen GD, Stapczynski JS. New York, McGraw-Hill, 2000, pp 215–222

Shibao C, Lipsitz AL, Biaggioni I: Evaluation and treatment of orthostatic hypotension. J Clin Hypertens 15(3):147–153, 2013

Stanniland C, Taylor D: Tolerability of atypical antipsychotics. Drug Saf 22(3):195–214, 2000

第7章

心率异常

Jason Misher, M.D.　　Mark Goldin, M.D.　　Imran Karim, M.D.

心动过速

■ 临床表现

正常心率定义为心室率 60～100 次 / 分。心率在全天内波动很常见。心动过速定义为心室率高于 100 次 / 分。在本节中，我们将复习心动过速的各种病因、机制、相关症状和可能的治疗选择。

正常的心脏从位于右心房的窦房结（SA）开始电传导。电脉冲传播到房室结（AV），在那里沿着希氏束向下传导至室间隔。然后脉冲通过浦肯野纤维向右心室和左心室传播，同时引起两个心室收缩。了解这条通路有助于明确心动过速是起源于室上性，还是心室本身。

当患者首次出现心动过速时，首先做 12 导联心电图（ECG）。心电图 QRS 波群代表心室去极化。正常传导心脏搏动其 QRS 宽度 < 120 ms。宽大 QRS（> 120 ms）表明心室需要更长时间的去极化且可能不同步。

■ 鉴别诊断

窄 QRS 波群心动过速

窦性心动过速

最常见的窄 QRS 波群心动过速是窦性心动过速，定义为节律规则，每个 QRS 波群之前都有一个 P 波（图 7-1）。在 I 和 II 导联 P 波朝上，而 aVR 导联 P 波向下。

窦性心动过速的原因包括但不限于运动或劳累、疼痛、感染、发热、焦虑、缺氧、贫血和脱水。窦性心动过速的治疗通常需要治疗根本的原因。窦性心动过速不一定是危险的节律，在血流动力学稳定的患者往往不需要干预（Colucci 等，2010）。

房性心动过速

P 波形态学异常窄的 QRS 波群心动过速（I 或 II 导联 P 波不朝上并且 aVR 导联 P 波不朝下）可能是房性心动过速。房性心动过速与窦性心动过速相似，只是心房传导起源于其他部位而不是窦房结。其中一个例子是多源性房性心动过速，此时每个 QRS 前都有一个形态各异的 P 波。多源性房性心动过速常见于慢性阻塞性肺病或肺动脉高压等所致的右心房肥大。

心房颤动

心房颤动（图 7-2）是由心房中的微小折返电路引起的，导致心

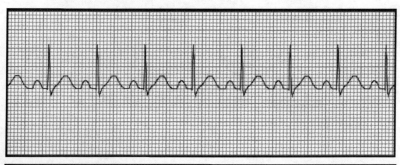

图 7-1　窦性心动过速

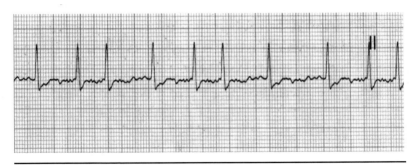

图 7-2　心房颤动

房收缩紊乱，间断传导信号触发心室收缩。当心室率超过 110 次 / 分时，则定义为快速心室反应的心房颤动。心房颤动与许多潜在的疾病有关，包括甲亢、缺血性或瓣膜性心脏病、酒精中毒、肺栓塞和充血性心力衰竭。如果心率超过 110 次 / 分，应考虑采用药物或非药物降低心率。由于控制心率的药物种类繁多，同时要预防血栓，应由专家为心房颤动患者提供咨询和治疗的共识决策（Seaburg 等，2014）。

心房扑动

　　心房扑动和心房颤动一样，是一种间断触发心室收缩的快速心房节律。典型的心房扑动心电图呈锯齿样。此时节律是由心室传导的频率定义，如每 4 个扑动波有一个 QRS 波群则称为“心房扑动伴 4∶1 传导”（图 7-3）。如果每个 QRS 波群之间的扑动波不同，则称为“心房扑动伴不等比传导”。

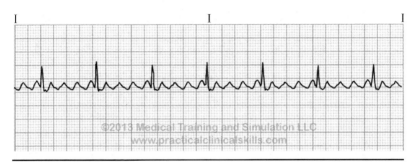

图 7-3　心房扑动伴 4∶1 传导

来源：From http://www.practicalclinicalskills.com/. Used with permission.

房室折返性心动过速

许多折返节律可导致持续性心动过速，这些节律的机制超出了本章的范围。最常见的折返性心动过速类型包括预激综合征（Wolff-Parkinson-White syndrome）和房室结折返性心动过速，即折返回路位于房室结内。折返性心动过速类似于窦性心动过速，在心电图上表现为节律整齐，但缺乏特征性 P 波。

宽 QRS 波群心动过速

QRS 波群大于 120 ms 的心动过速被认为是宽波群心动过速。宽 QRS 波群心动过速通常起源于心室内，不过室上性心动过速伴差异性传导是个例外（Alzand 和 Drijns，2011）。例如，心房颤动伴有束支阻滞被视为不规则的宽 QRS 波群心动过速。这个节律（图7-4）明显不同于室性心动过速整齐而宽大的 QRS 波群（图 7-5）。

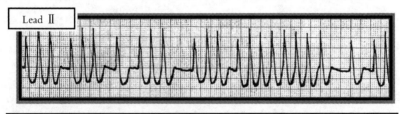

图 7-4　快速心房颤动伴差异性传导

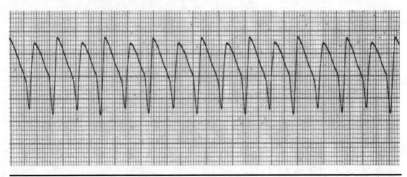

图 7-5　单形性室性心动过速

室性心动过速可以是单形性，即所有的 QRS 波群形态完全相同，也可以是多形性，即每次搏动 QRS 波群的形态都有所不同。最常见的多形性室性心动过速之一是尖端扭转型室性心动过速，它是由 QT 间期延长引起的多形性室性心动过速。

心动过速可直接由某些精神药物引起，如抗胆碱能药、经典抗精神病药、单胺氧化酶抑制剂和三环类抗抑郁药（TCAs）。一些非典型抗精神病药，特别是氯氮平，也会引起窦性心动过速。很多拟交感神经药如苯丙胺或可卡因也可引起窦性心动过速。

■ 风险分级

心动过速患者是否送往急诊科取决于相关症状、生命体征和体检结果。胸痛、呼吸困难或精神状态改变的患者必须进行紧急评估，低血压、呼吸急促、低氧血症或休克迹象（四肢湿冷、皮肤花斑、尿量减少或意识不清）也需快速评估。无脉搏性心动过速是心肺复苏和高级心脏生命支持（ACLS）方案的直接指征。如果患者出现血流动力学不稳定的迹象，则立即考虑进行直流电复律（Field 等，2010）。

■ 精神科评估与处理

窄 QRS 波群心动过速往往使用药物治疗有效。心房颤动或心房扑动伴有快速心室反应的患者，β - 受体阻断剂（如美托洛尔）或钙离子通道拮抗剂（如地尔硫草）是一线药物。如果这些药物效果不理想，也可以使用地高辛或胺碘酮等药物。房室折返性心动过速的患者采用迷走神经操作法（如颈动脉按摩或瓦尔萨尔瓦手法，即"咽鼓管充气检查法"）或腺苷治疗，效果较好。宽 QRS 波群型心动过速的稳定患者可用胺碘酮或其他抗心律失常药物如利多卡因、普鲁卡因胺或索他洛尔治疗。如果考虑患者有尖端扭转型室性心动过速，则需要由受过训练的急诊内科医生进行静脉输注硫酸镁（Zipes 等，2006）。

心动过缓

■ 临床表现

心动过缓被定义为心率在 60 次 / 分以下。虽然心动过缓有时是正常现象，但它也可以提示潜在的心脏传导问题。无论是稳定患者还是不稳定患者，心电图均有助于明确心动过缓的病因。

■ 鉴别诊断

窦性心动过缓

窦性心动过缓定义为每个 QRS 波群都有一个 P 波，PR 间期规则（图 7-6）。这往往属于正常结果，尤其是年轻或经常运动者。在睡眠过程中，患者心率下降到 40 次 / 分以下很常见。年轻、健康无症状的窦性心动过缓患者，通常不需要进一步干预或治疗，但窦性心动过缓往往是一种病理过程。

窦性心动过缓的**内部原因**通常反映窦房结本身的病理过程。窦性心动过缓最常见的内在原因之一是缺血性心脏病，特别是右冠状动脉疾病，因为该血管供应窦房结的血流。窦性心动过缓也可以是病态窦房结综合征的表现，即窦房结功能失去了心脏起搏的内在功能，不能调节心率以满足身体的生理需求。病态窦房结综合征也可表现为窦性心动过速。

任何类型的结构性心脏病，包括心肌病，都可影响窦房结并引

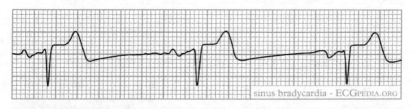

图 7-6　窦性心动过缓

来源：From http://en.ecgpedia.org/wiki/Main_Page. Used with permission.

起窦性心动过缓。此外，浸润性和炎性心脏疾病，如心脏结节病、淀粉样变性、心肌炎或心包炎，可损害窦房结固有的起搏频率；感染性疾病如风湿热和莱姆病，可能会影响心脏传导系统，导致窦性心动过缓。

　　窦性心动过缓两个最常见的**外部原因**是迷走神经介导的过程和药物作用。颈动脉窦受到任何刺激均可增加迷走神经张力而引起心动过缓，这包括颈动脉按摩（作为治疗心动过速的手段）、衣领过紧或热水浴的蒸汽。诱发迷走神经张力的其他方法包括咳嗽、瓦尔萨尔瓦手法和呕吐，也可能引起窦性心动过缓。药物如 β - 受体阻断剂、钙通道阻断剂、地高辛或抗心律失常药物通常会引起窦性心动过缓；诸如锂盐、吩噻嗪类药物和阿米替林等精神药物也会引起窦性心动过缓。其他外部原因还包括甲状腺功能减退、长期缺氧、高钾血症和脑出血。

房室传导阻滞

　　心动过缓也常见于房室传导阻滞患者。房室传导阻滞共有 3 种类型，每种类型对应于传导系统内的不同部位。

一度房室传导阻滞

　　正常 PR 间期为 120 ～ 200 ms，PR 间期反映了心房和心室收缩之间的房室结内部传导的内在延迟。延迟增加大于 200 ms 被定义为一度房室传导阻滞（图 7-7）。

　　一度房室传导阻滞通常是良性表现，一般不需要进一步检查或

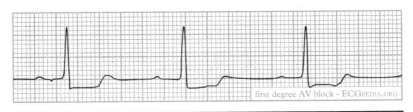

图 7-7　一度房室传导阻滞
来源：From http://en.ecgpedia.org/wiki/Main_Page. Used with permission.

治疗。值得注意的是，最近的一些证据表明，一度房室传导阻滞可能随着时间的推移，加重发展至高度房室传导阻滞（Cheng 等，2009 ）。

二度房室传导阻滞

二度房室传导阻滞分为 I 型和 II 型传导阻滞。二度 I 型房室传导阻滞定义为 PR 间期进行性延长，随后伴有一次心室漏搏（图7-8 ）。如同一度房室传导阻滞，二度 I 型房室传导阻滞通常反映了房室结内的内在延迟。因为二度 I 型传导阻滞很少进展至更高级别的传导阻滞，所以无症状的患者不需进一步处理。

二度 II 型房室传导阻滞定义为 PR 间期正常，但每隔几个正常传导的心脏搏动出现一个心室漏搏，伴有一次 P 波未传导（图7-9 ）。与二度 I 型传导阻滞不同的是，二度 II 型传导阻滞在漏搏之前 PR 间期保持一致。二度 II 型房室传导阻滞通常位于房室结远端，所以很大程度上有进展为三度或完全性房室传导阻滞的风险。

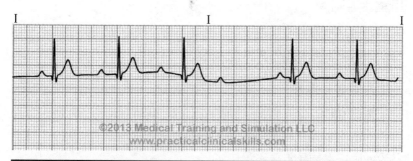

图 7-8   二度 I 型房室传导阻滞
来源：From http://www.practicalclinicalskills.com/. Used with permission.

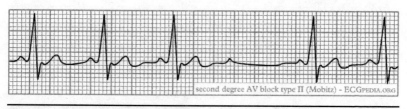

图 7-9   二度 II 型房室传导阻滞
来源：From http://en.ecgpedia.org/wiki/Main_Page. Used with permission.

因此，二度 II 型传导阻滞较为紧迫。二度 I 型传导阻滞可能反映的是短暂或偶发性问题，但二度 II 型传导阻滞通常代表更持久的问题。因此，二度 II 型传导阻滞患者是植入起搏器的适应证人群。需要注意的是，如果房室搏动下行传导的漏传率为 2 : 1，则不易鉴别是二度 I 型还是 II 型传导阻滞，因为每秒钟都有一次搏动漏传，所以不大可能探查到 PR 间期的进行性延长。

三度房室传导阻滞（完全性心脏传导阻滞）

房室传导阻滞最严重的类型是三度房室传导阻滞或完全性心脏传导阻滞，这时心房和心室收缩完全分离，房室传导阻滞发生。心电图显示 P 波以固定比率、规则的间隔出现，QRS 波群以不同比率、规则的间隔出现。完全性心脏传导阻滞患者常出现眩晕、疲劳、头晕或晕厥。这是心脏搏动未传导引起长时间停顿或心率缓慢的结果，由于缺乏窦房结的交感神经支配，心脏搏动不能在代谢需求增加时而适当增加。完全心脏传导阻滞通常考虑为危重症，需要到心血管内科进行监测。

完全性心脏传导阻滞最常见的原因是冠状动脉缺血，特别是传导系统。其他原因包括传导系统的纤维化、心脏重构（cardiac remodeling）、某些药物（如 β - 受体阻断剂、钙离子通道拮抗剂和地高辛）、浸润性心脏病；莱姆病晚期以及医源性因素，如心脏消融或心脏外科手术。虽然三度房室传导阻滞可能在急性缺血时短暂出现，但在临床实践中，患者基本上都需要安装永久起搏器（Epstein 等，2008）。

逸搏心律

如果窦房结像完全性心脏传导阻滞一样无法传导搏动至心室，那必须有另一个位点作为心脏起搏点，这被称为逸搏心律。它经常发生在房室交界处或心室内。房室交界区的固有节律为 40 ～ 60 次 / 分，而心室固有节律通常为 30 ～ 45 次 / 分（图 7-10）。值得注意的是，房室结和心室对交感神经驱动不能很好地应答，因此，当需要提高

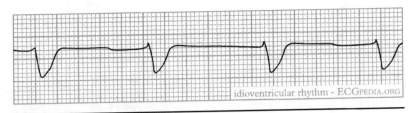

图 7-10　二度 Ⅱ 型房室传导阻滞
来源：From http://en.ecgpedia.org/wiki/Main_Page. Used with permission.

心率以满足代谢增加的需求时，房室连接或心室起搏点往往不能代偿，从而导致患者出现头晕眼花、晕厥，甚至血流动力学不稳定。

■ 风险分级

当患者出现心动过缓时，首先是评估症状。无症状的心动过缓患者不需要立即干预。在轻度眩晕、晕厥或无应答的患者中，根据 ACLS 心动过缓治疗方案，首选阿托品以刺激心率增加（Sinz 和 Navarro，2011）。如果使用了阿托品仍然持续心动过缓，患者可能需要经皮或静脉安装起搏器。如果没有起搏器，静脉输注肾上腺素或多巴胺也有助于提高心率。从长远来看，放置永久起搏器往往很有必要。

■ 精神科评估与处理

选择性 5- 羟色胺再摄取抑制剂已被证实可导致心动过缓，但有时也会被推荐用于有潜在心脏疾病的患者。在抗精神病药物中，最值得注意的是氯氮平可显著降低心率变异性。其他抗胆碱能药物和 TCAs 也可有类似的作用。TCAs 实际上可引起特定类型的心脏传导阻滞，特别是在一些有潜在传导疾病的患者中。这是由于它能通过干扰钠通道而使得 QRS 波群第二部分延长。同样，TCA 过量时可能出现很多心脏症状，包括心动过缓、完全性心脏传导阻滞、室性心动过速或束支传导阻滞。因此，在评估心动过缓患者时，获得整个用药的清单非常重要。

■ 参考文献

Alzand BS, Crijns HJ: Diagnostic criteria of broad QRS complex tachycardia: decades of evolution. Europace 13(4):465–472, 2011

Cheng S, Keyes MJ, Larson MG, et al: Long-term outcomes in individuals with prolonged PR interval or first-degree atrioventricular block. JAMA 301(24):2571–2577, 2009

Colucci RA, Silver MJ, Shubrook J: Common types of supraventricular tachycardia: diagnosis and management. Am Fam Physician 82(8):942–952, 2010

Epstein AE, DiMarco JP, Ellenbogen KA, et al: ACC/AHA/HRS 2008 guidelines for device-based therapy of cardiac rhythm abnormalities: a report of the American College of Cardiology/American Heart Association Task Force on Practice Guidelines (Writing Committee to Revise the ACC/AHA/NASPE 2002 Guideline Update for Implantation of Cardiac Pacemakers and Antiarrhythmia Devices): developed in collaboration with the American Association for Thoracic Surgery and Society of Thoracic Surgeons. Circulation 117(21):e350–e408, 2008

Field JM, Hazinski MF, Sayre MR, et al: Part 1: executive summary: 2010 American Heart Association Guidelines for Cardiopulmonary Resuscitation and Emergency Cardiovascular Care. Circulation 122(18 Suppl 3):S640–656, 2010

Seaburg L, Hess EP, Coylewright M, et al: Shared decision making in atrial fibrillation: where we are and where we should be going. Circulation 129:704–710, 2014

Sinz E, Navarro K: Advanced Cardiovascular Life Support Provider Manual. Dallas, TX, American Heart Association, 2011

Zipes DP, Camm AJ, Borggrefe M, et al: ACC/AHA/ESC 2006 Guidelines for Management of Patients With Ventricular Arrhythmias and the Prevention of Sudden Cardiac Death: a report of the American College of Cardiology/American Heart Association Task Force and the European Society of Cardiology Committee for Practice Guidelines (Writing Committee to Develop Guidelines for Management of Patients With Ventricular Arrhythmias and the Prevention of Sudden Cardiac Death): developed in collaboration with the European Heart Rhythm Association and the Heart Rhythm Society. Circulation 114(10):e385–e484, 2006

第三部分

精神科常见的躯体症状

第 8 章

跌倒和头部外伤

Suresh Basnet，M.D.   Gisele Wolf-Klein，M.D.

跌　倒

■ 临床表现

无论是在社区还是医院或公共卫生环境，跌倒都是老年人群中常见且严重的公共卫生问题。住院是老年人跌倒的一个特殊危险因素，其主要原因包括合并躯体疾病、使用多种药物和不熟悉环境（Dykes 等，2009）。精神科住院患者的跌倒率（平均每天每 10 000 名患者中有 53.9 次跌倒）高于急症病房（平均每天每 10 000 名患者中有 30.9 次跌倒）（Campbell，1991）。

■ 风险分级

人们开发了很多临床预测工具，帮助临床医生识别有跌倒风险的患者（如 Morse 跌倒评估量表，STRATIFY 工具；Matarese 等，2014）；然而，这些临床预测规则不应单独用于预测跌倒的风险。全面的跌倒筛查和评估需要整合病史（既往跌倒史、药物整合治疗以及其他相关危险因素史）、躯体检查（评估步态、平衡性、灵活性、神经系统功能）、功能评估（日常活动能力、感知觉功能、跌倒相关恐惧）和环境评估（居家安全性）。与跌倒最为密切相关的危险因素见表 8-1。

急性谵妄是医院环境中跌倒和跌倒相关伤害的主要危险因素，尤其是有潜在精神疾病的患者，如痴呆和认知障碍患者（Inouye，2006）。我们应该积极寻找并处理所有可能导致谵妄的躯体原因，以防止任何严重的跌倒和伤害。谵妄主要的躯体原因是感染（尿路感染、肺炎、皮肤感染）、电解质紊乱、缺氧、疼痛、便秘、尿潴留、低血糖、药物和结构性脑损伤。此外，在住院患者中发生谵妄的一些特定因素还包括保护性约束、留置导尿管和抗精神病药物如氟哌啶醇的使用。

■ 精神科评估与处理

跌倒前

由于老年住院患者跌倒和受伤存在较高的患病率，所有患者都应该常规询问既往跌倒史。众所周知，老年人不愿意自发报告跌倒情况，尤其是在没有受伤的情况下，因为他们认为跌倒是衰老和身体功能持续下降的表现。

评估时应注意下列两个问题：

1. 你去年跌倒过吗？
2. 你是否有时感到走路不稳？

表 8-1　与跌倒最密切相关的危险因素

老年	使用辅助行走设备
既往跌倒史	视力障碍
认知损害	眩晕
抑郁	服用多种药物
日常生活能力损害	使用精神科药物
大小便失禁	关节炎
下肢无力或其他残疾	卒中史
步态或平衡受损	

　　一项系统综述和荟萃分析对养老院和住院老年人跌倒的危险因素进行的全面和量化研究表明，跌倒与既往跌倒史密切相关（Deandrea 等，2013）。如果这两个问题的回答是肯定的，医生应立即启动预防跌倒的方案，并对患者进行诊断性评估，随后进行临床干预以纠正原发躯体问题。在处理过程中，要时刻与患者、家属和初始照料者（如家庭保健助理）进行开放性的交流，这至关重要。图 8-1 包括评估患者的原则并确定其跌倒的可能性。

　　此外，必须讨论患者对跌倒的恐惧，因为这种恐惧会导致患者减少活动，丧失独立性。

跌倒后

　　对发生跌倒的患者进行评估时，医生应该首先确定患者是否受伤，询问患者有无疼痛并尝试定位疼痛位置。重要的是医生要谨记老年患者不像年轻人那样能清楚地辨别和表达疼痛症状，有的老年人可能发生髋骨骨折后还在行走。医生需要观察并描述事件发生的环境，必须记录事件发生时使用物理约束和装置的情况（如老年座椅、安全带、床头报警器）。不过，使用跌倒预防工具和一对一监护的潜在获益研究结果互有冲突。一项近期的大型文献综述（Lang，2014）并没有发现一对一监护对减少跌倒有益，反而增加了护理成本和医护人员的负担。

　　遇到任何跌倒的患者都应该测量生命体征，包括脉搏、血压、呼吸频率和意识水平；同时要进行全面的体格检查，观察臂或腿部的异常体位，特别是注意腿部外旋和缩短现象，这有助于髋部骨折的临床诊断。此外，还应进行全面的皮肤检查，以确认有无瘀斑或擦伤。轻柔地测试双侧手臂和腿部运动范围可能会发现提示受伤的不适症状。

　　发生跌倒后对既往用药情况的评估也很重要，特别是患者使用任何形式的抗凝药物时。如果服用抗凝药物，跌倒后精神状态发生改变提示需要做脑影像学检查，以进一步评估。出现任何一种情况，应立即将患者转移到最近的急诊科。所有的患者必须联系指定

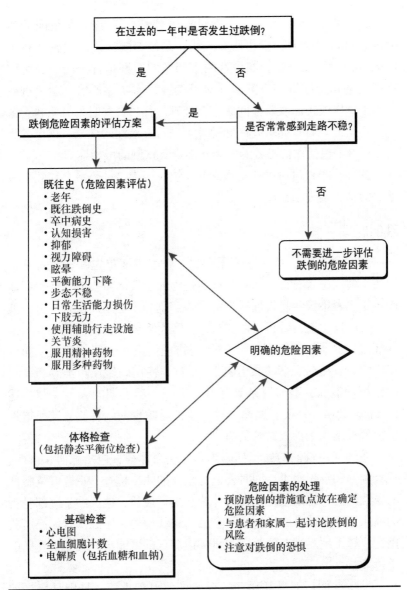

图 8-1　跌倒前：评估跌倒危险因素的流程

来源：Reprinted from Manu P，Suarez RE，and Barnett BJ（eds）：Handbook of Medicine in Psychiatry. Washington，DC，American Psychiatric Publishing，2006，p. 150. Used with permission. Copyright © 2006 American Psychiatric Publishing.

的家属代表，回顾当时情况并讨论恰当的治疗计划。图 8-2 展示了
跌倒患者的评估和处理方法。

　　如果跌倒后患者的生命体征不稳定，应保持其体位不变，直到
急诊医疗人员到达。如果患者没有出现任何损伤，初始治疗应包括
启动多学科对跌倒的干预流程。

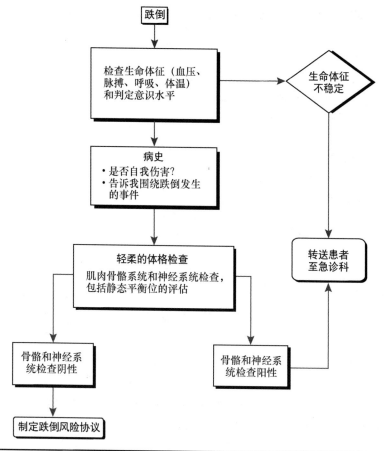

图 8-2　跌倒后：跌倒患者的评估与治疗流程

来源：Reprinted from Manu P，Suarez RE，and Barnett BJ（eds）：Handbook of Medicine in Psychiatry. Washington，DC，American Psychiatric Publishing，2006，p. 151. Used with permission. Copyright © 2006 American Psychiatric Publishing.

在明确跌倒的主要原因后，临床干预包括调整药物、物理治疗和作业疗法，以及提供辅助装置来帮助行走和确保安全性。在跌倒后数天内需要每天重新评估患者，以确保跌倒后无迟发性后果。因为瘀斑可能在 48 h 后才在皮肤表面显现。

跌倒后的实验室检查包括甲状腺功能、尿分析、倾斜试验，24 h 动态心电图、超声心动图和对可疑部位进行 CT 扫描、磁共振成像或影像学评估。根据患者的需求，请下列科室进行会诊：神经科、心血管科、眼科、传染科、内科和康复科、耳鼻咽喉科。

无论是哪种情况，医生都要完成一份跌倒的事件报告，包括日期和时间、体检结果、与家属接触的日期和时间，及联合多学科团队制定的预防再次跌倒的措施。

头部外伤

■ 临床表现

在美国，根据国家卫生统计中心的最新研究，2010 年 65 岁以上人群中有 21 649 人跌倒死亡，5402 人跌倒相关死亡；48.7% 的跌倒死亡累及头部外伤（Stevens 和 Rudd，2014）。精神病医院或病房遇到的大多数头部外伤患者属于轻度，通常是由跌倒引起的。轻度头部外伤可出现短暂性头痛、轻度意识障碍和情绪变化。这些症状可以持续数小时到数周，但通常不会造成永久性伤害，保守治疗即可，在大多数情况下随时间推移而改善［老年人跌倒预防小组（panel on prevention of falls in older persons）、美国老年医学会和英国老年医学协会 2011（American Geriatrics Society and British Geriatrics Society 2011）；Van Dellen 等，2003］。

■ 鉴别诊断

处理头部外伤患者时，医生不能只关注外伤本身，也要了解外伤的原因。患者主诉和事件目击者以及全面的体格检查有助于缩小鉴别诊断范围。在评估和处理患者的头部外伤后，随后要考虑的问题是：

- 患者有无新的局灶性神经系统症状，如单侧肢体无力、言语障碍或流涎，这可能提示脑血管事件或颅内出血？
- 患者最近是否服用了新的导致嗜睡、轻度头痛、体位性低血压或意识朦胧的药物？
- 患者有无癫痫发作或大小便失禁？患者有无癫痫发作病史？

在急性情况中，颅内损伤是重点关注的问题，特别是颅内出血最为严重，出血可导致邻近组织损伤，也可产生水肿。如果出血严重，会导致颅内压增高和脑组织膨出，有可能导致昏迷和死亡。**硬膜下血肿**比硬膜外血肿更常见，它是由连接大脑皮质至静脉窦的桥静脉撕裂引起。硬膜下血肿症状通常是邻近脑组织损伤的结果，或由颅内压升高引起。患者可能有头痛、呕吐、精神状态改变和视乳头水肿。硬膜外血肿通常是由颞骨骨折引起的，同时伴有脑膜中动脉撕裂。患者通常有意识丧失，随后是清醒期，接着是进行性精神状态改变。

根据格拉斯哥昏迷量表（Glasgow coma scale，GCS；图 8-3）的创伤评分，临床上可将头部外伤分为三个严重等级。重度头部外伤定义为 GCS 评分低于 9 分，中度头部外伤为 GCS 9 ～ 12 分，轻度头部外伤为 GCS 13 ～ 15 分。

■ 风险分级

头颅 CT 扫描已成为医院筛查颅脑外伤患者颅内损伤的常规检查。但人们也对轻微头部外伤者进行不必要的 CT 扫描提出了关注，因为这样会导致医疗成本增加和不必要的辐射暴露。创伤后 2 h 内 GCS 评分低于 15 分的患者，CT 扫描阳性风险增加（Holmes 等，1997；Stiell 等，2001）。一项文献综述提示，凝血障碍（该疾病可能由使用华法林、慢性肝衰竭和肾透析导致）是慢性硬膜下血

反应	评分
睁眼反应	
无睁眼	1
疼痛刺激睁眼	2
语言刺激睁眼	3
自发睁眼	4
言语反应	
不能发音	1
只能发音	2
只能说出不适当的单词	3
定向力障碍	4
定向力准确	5
运动反应	
无反应	1
伸展/去大脑僵直状态	2
弯曲/去皮质状态	3
屈曲反应	4
定位反应	5
执行指令	6

图 8-3 格拉斯哥昏迷量表

本量表的总分通常用于评估昏迷和意识损害的严重程度（轻度＝ 13 ～ 15 分；中度＝ 9 ～ 12 分；重度＝ 3 ～ 8 分），患者分数＜ 8 分为昏迷状态。

来源：Reprinted from Manu P，Suarez RE，and Barnett BJ（eds）：Handbook of Medicine in Psychiatry. Washington，DC，American Psychiatric Publishing，2006，p. 154. Used with permission. Copyright © 2006 American Psychiatric Publishing.

肿的危险因素（Chen 和 Levy，2000）。

　　文献讨论了围创伤事件期间出现意识丧失或遗忘的意义。为了有助于标准化头部外伤的管理，Stiell 等（2001）确定下列危险因素可能会增加 CT 扫描的阳性结果：

- 可疑骨折
- 颅底骨折征象

- 呕吐超过两次
- 2 小时内 GCS 得分未达到 15 分
- 65 岁以上

　　关于哪些轻度头部外伤患者应进行头颅 CT 扫描仍有些争议，但对精神疾病患者我们应该提高警惕。许多患者由于自身疾病的因素，已有精神状态的可疑性变化或 GCS 分数较低，这可能造成准确评估存在困难。在很少见的情况下，硬膜下血肿的表现类似精神病症状或使精神症状加重。如果患者本来就有精神疾病，则会被忽视或被误以为是既往精神疾病加重。众所周知，硬膜下血肿的表现可类似痴呆、心境症状，甚至出现精神病的症状（Black，1984，1985；Ishikawa 等，2002；Marik 等，2002）。

■ 精神科评估与处理

　　在评估头部外伤患者之前，医生首先必须明确该患者是否在病区得到安全处理，或是否需要包括头颅 CT（除外颅内损伤）在内的较为全面的评估。年龄大于 65 岁的患者如果具有"风险分级"中列出的危险因素，必须进行 CT 扫描以排除隐匿性出血（Stiell 等，2001）。接受透析治疗的慢性肝衰竭或肾衰竭患者凝血功能受损，可能增加颅内出血的风险。许多药物如血小板抑制剂、华法林和新一代口服抗凝药物，也易导致颅内出血。

　　围创伤事件期间出现意识丧失或遗忘的患者也有较高颅内出血风险，应进行头颅 CT 扫描（Stein 和 Ross，1992）。医生应明确患者的精神状态是否有变化，并评估其 GCS 分数。对于一些精神病患者，可能很难确定其有无精神状态改变，甚至可能很难计算 GCS 评分。痴呆或言语思维紊乱的患者可能很难获得准确性评估。医生应谨慎行事，询问患者是否存在颅内压升高或脑损伤的任何症状，如恶心呕吐、严重头痛、眩晕、嗜睡、视物模糊或复视。这些症状可能是颅内损伤的指征，如果患者有这些症状需要做头颅 CT 检查（Falimirki 等，2003）。

深入的躯体检查包括全面的神经系统检查，这是非常必要的。医生应寻找需要进一步评估的局灶性或单侧神经缺损，寻找锁骨上的任何外伤或颅骨骨折的征象，如乳突后瘀斑（Battle 征）、眶周瘀血（熊猫眼）、脑脊液鼻漏、脑脊液耳漏或鼓室出血。这些体征中出现任何一个现象均提示颅内损伤风险增加，需要在急诊科评估并完善头颅 CT 扫描（Falimirski 等，2003；Haydel 等，2000；Stiell 等，2001）。急性硬膜下血肿可出现在头部外伤后 72 h，伴有颅内压增高、精神状态改变或精神疾病恶化等症状和体征。医生应该敏锐地觉察近期头部外伤患者的任何精神状态变化，即使患者的初始 CT 扫描是阴性结果。必要时应重复扫描。

■ 参考文献

Black DW: Mental changes resulting from subdural hematoma. Br J Psychiatry 145:200–203, 1984

Black DW: Subdural hematoma. a retrospective study of the "great neurologic imitator." Postgrad Med 78:107–111, 1985

Campbell AJ: Drug treatment as a cause of falls in old age: a review of offending agents. Drugs Aging 1:289–302, 1991

Chen JC, Levy ML: Causes, epidemiology, and risk factors of chronic subdural hematoma. Neurosurg Clin N Am 11:399–406, 2000

Deandrea S, Bravi F, Turati F, et al: Risk factors for falls in older people in nursing homes and hospitals: a systematic review and meta-analysis. Arch Gerontol Geriatr 56(3):407–415, 2013

Dykes PC, Carroll DL, Hurley AC, et al: Why do patients in acute care hospitals fall? Can falls be prevented? J Nurs Adm 39(6):299–304, 2009

Falimirski ME, Gonzalez R, Rodriguez A, et al: The need for head computed tomography in patients sustaining loss of consciousness after mild head injury. J Trauma 55:1–6, 2003

Haydel MJ, Preston CA, Mills TJ, et al: Indications for computed tomography in patients with minor injury. N Engl J Med 343:100–105, 2000

Holmes JF, Baier ME, Derlet RW: Failure of the Miller criteria to predict significant injury in patients with a Glasgow Coma Scale score of 14 after minor head trauma. Acad Emerg Med 4:788–792, 1997

Inouye SK: Delirium in older persons. N Engl J Med 354(11):1157–1165, 2006

Ishikawa E, Yanaka K, Sugimoto K, et al: Reversible dementia in patients with chronic subdural hematomas. J Neurosurg 96:680–683, 2002

Lang CE: Do sitters prevent falls? A review of the literature. J Gerontol Nurs 40(5):24–33, 2014

Marik PE, Varon J, Trask T: Management of head trauma. Chest 122:699–711,

2002

Matarese M, Ivziku D, Bartolozzi F, et al: Systematic review of fall risk screening tools for older patients in acute hospitals. J Adv Nurs Oct 7, 2014 [Epub ahead of print]

Panel on Prevention of Falls in Older Persons, American Geriatrics Society and British Geriatrics Society: Summary of the updated American Geriatrics Society/British Geriatrics Society clinical practice guideline for prevention of falls in older persons. J Am Geriatr Soc 59:148–157, 2011.

Stein SC, Ross SE: Mild head injury: a plea for routine early CT scanning. J Trauma 3:11–13, 1992

Stevens JA, Rudd RA: Circumstances and contributing causes of fall deaths among persons aged 65 and older: United States, 2010. J Am Geriatr Soc 62:470–475, 2014

Stiell IG, Wells GA, Vandemheen K, et al: The Canadian CT Head Rule for patients with minor head injury. Lancet 357:1391–1396, 2001

Van Dellen JR, Becker DP, Bradley WG, et al: Trauma of the nervous system, in Neurology in Clinical Practice. Edited by Bradley WG, Daroff RB, Fenichel GM, et al. Newton, MA, Butterworth-Heinemann, 2003, pp 861–892

第 9 章

阻塞性睡眠呼吸暂停

Harly Greenberg, M.D.   Michael Morgenstern, M.D.

■ 临床表现

阻塞性睡眠呼吸暂停（obstructive sleep apnea，OSA）是一种常见的疾病，是由于睡眠期间反复发作部分或完全性上呼吸道阻塞所致。阻塞性睡眠呼吸暂停低通气综合征（obstructive sleep apnea-hypopnea syndrome，OSAHS）在临床上定义为 OSA 引起的额外功能损害。OSA 的症状一般包括白天嗜睡、大声打鼾、他人目睹患者呼吸中断以及有睡眠期间喘息或窒息的主诉（Epstein 等，2009）。有些患者可能还主诉口干或头痛。值得注意的是，并非每个患者都会出现所有的症状。

阻塞性呼吸暂停和梗阻性呼吸减弱会诱导皮质觉醒，导致睡眠呈片段性，干扰夜间不同睡眠期的正常进展，从而降低睡眠质量。这些睡眠障碍导致日间过度困倦（excessive daytime somnolence，EDS），这一症状的严重程度表现各异，轻者只会轻微困倦，在不活动时偶尔伴有不自主的睡眠发作，严重者可在谈话、吃饭或驾驶机动车等活动时明显睡眠发作。后者尤其危险，因为在未治疗的 OSA 患者中，发生机动车事故的风险增高达 7 倍（Young 等，1997）。除了会导致 EDS，OSAHS 还可引起日间功能和整体生活质量下降，常伴有警觉性降低、注意力不集中、执行功能和短期记忆损害（Epstein 等，2009）。此外，心境障碍如抑郁症和易激惹也与 OSA 有关（Kamphuis 等，2013）。OSAHS 被认为是心脑血管疾病的独立危险因素，也是葡萄糖耐受不良和 2 型糖尿病的独立危险因素（Morgenstern 等，2014）。

据保守估计，OSAHS 伴有显著临床意义的 EDS 影响 5% 的成年人（Panossian 和 Daley，2013）。不过，对 OSAHS 患病率的估计也反映了肥胖日益严重，表明在 30 ～ 70 岁的成年人中，大约有 13% 的男性和 6% 的女性患有中到重度 OSA（Peppard 等，2013）。在有特定共病如高血压、糖尿病和肥胖，及某些精神疾病患者如抑郁症、双相障碍和精神分裂症的人群中，OSAHS 的患病率可能更高。代谢不良反应，特别是体重增加，以及非典型抗精神病药物也可能造成 OSA 的进展（Abad 和 GueimeNault，2005）。由于 OSA 有多种不良后果，在精神科患者中识别这种可治疗性的睡眠障碍就显得非常重要。

■ 鉴别诊断

OSAHS 的鉴别诊断包括其他睡眠相关的呼吸障碍，以及引起 EDS 的非呼吸性睡眠障碍。

睡眠相关呼吸障碍的一个最重要的鉴别诊断是**肥胖低通气综合征**（obesity hypoventilation syndrome，OHS）。虽然大多数 OHS 患者伴有严重的 OSA，但 OHS 关键的鉴别特征是日间高碳酸血症。血清碳酸氢盐水平高于 27 mEq/L 是高碳酸血症的一个线索，此时需要进一步评估，包括肺功能测试与动脉血气分析。在体重指数较高（BMI 高于 35 ～ 40 kg/m^2）、呼吸困难、下肢水肿和清醒期间血氧饱和度低于 90% 的患者中更多见 OHS。如果不能识别和治疗，夜间低通气会导致白天低通气，这可能发展为高碳酸血症性呼吸衰竭。OHS 患者在服用有抑制呼吸特性的药物时尤其危险。与 BMI 相近但没有通气不足的患者相比，OHS 患者心血管并发症、住院率和死亡率更高（风险比 4.0）（Nowbar 等，2004）。

在多数情况下，持续气道正压通气（continuous positive airway pressure，CPAP）可治疗 OSA，改善高碳酸血症；也有一些案例提示，无创夜间通气支持与双水平气道正压可用于治疗睡眠相关通气不足。正确识别并治疗 OHS 可减少或消除与这种疾病相关的高发病率和死亡率。

另一个需要考虑的鉴别诊断是**重叠综合征**，即 OSA 合并慢性阻塞性肺病（chronic obstructive pulmonary disease，COPD）。这种共病状态与夜间低氧血症的严重程度相关，特别是在快动眼睡眠（REM）时期。其严重程度也高于单纯的 OSA 患者。除了治疗 OSA 外，可能还需要夜间吸氧或无创通气治疗。

另一种明显的睡眠呼吸紊乱形式是**中枢睡眠呼吸暂停**（CSA），在这种情况中，呼吸暂停是由于呼吸努力停顿而不是上呼吸道阻塞造成的。这种疾病可见于接受慢性阿片类药物治疗的患者以及充血性心力衰竭的患者。CSA 也可能与 Cheyne-Stokes 呼吸（CSR）有关，CSA-CSR 联合常见于严重充血性心力衰竭患者。尽管 OSA 和 CSA 都会导致睡眠障碍，但后者与失眠的相关性更大，患者常主诉入睡及睡眠维持困难。传统的 OSA 治疗方法如 CPAP，对 CSA 和 CSA-CSR 无效。患者可能需要夜间无创通气支持，无论是自发定时模式下的双水平气道正压，还是较新的气道正压模式，如适应性伺服通气。

神经肌肉疾病的患者（如肌营养不良、重症肌无力或肌萎缩侧索硬化症）或胸壁异常（如脊柱侧凸）也可能存在夜间睡眠障碍。夜间通气不足和低氧血症较常见，在 REM 睡眠期更为严重。由此产生的夜间高碳酸血症可导致患者晨起头痛。具有抑制呼吸特性的药物在这类人群中使用时问题更严重。夜间无创或有创通气治疗是必需的。

OSA 常常和哮喘共病，可能是因为这两种疾病具有共同的危险因素，如肥胖、胃食管反流和鼻炎，不过这些问题在发病机制上也有某些相关性。OSA 导致的系统性炎症和上呼吸道阻塞对自主活动的影响，以及其他因素都可能与哮喘病理生理学有关。因此，不治疗 OSA 可能对哮喘控制产生不良影响（Prasad 等，2014）。此外，值得注意的是，高达 2/3 的哮喘患者可能出现夜间哮喘加重，从而导致睡眠中断，无法再次入睡。

■ 风险分级

肥胖是 OSA 的重要危险因素，尤其是向心性肥胖（颈围增加，男性＞ 43.2 cm，女性＞ 40.6 cm；腰围增加）。不过，有 40% 的 OSA 患者并没有 BMI 增加，而是有上呼吸道或颅颌面解剖特征异常，使其容易在睡眠过程中出现气道塌陷。普通人群流行病学研究表明，随着年龄的增长，OSA 的患病率增加，男性高于女性［（2 ～ 4）∶1］；绝经后女性 OSA 发病率增加。高血压、糖尿病、代谢综合征、脑卒中、充血性心力衰竭、心房颤动、肺动脉高压和多囊卵巢综合征患者的 OSA 患病率也较高。饮酒（尤其是睡前饮酒）也与 OSA 加重有关，这可能是由于乙醇抑制了上气道括约肌肌肉活动（Panossian 和 Daley，2013）。

在睡眠过程中严重打鼾伴有喘息或窒息，可能会被他人发现呼吸中断，并主诉睡眠后精神状态无法恢复或白天困倦，这些表现都会使医生怀疑患者为 OSA。患者可能无法觉察白天嗜睡，通常是由配偶或其他家庭成员观察到患者白天嗜睡和功能损害，并对其严重程度提供有价值的观察证据。非有意睡眠发作可能发生在相对不活动或者活动期间（特别是驾驶），这对诊断很有帮助。另外，夜间间断睡眠伴有白天嗜睡，可导致执行单一任务过程中警觉性和专注力降低。OSA 也会出现短期和长程记忆损害。

对口咽部进行评估并寻找阻塞的证据也很有益，造成 OSA 的解剖学特征包括软腭凹陷、舌根部大小或高度增加以及扁桃体肥大，导致咽后壁可见性受限。颅面骨畸形如下颌后缩和小颌畸形会导致气道狭窄，也会增加 OSA 的风险。

除了临床评估外，还有一些操作简易的问卷用于筛查 OSA。Epworth 困倦量表是一种自评问卷，可在不同情况下由患者主观评估入睡的习惯，这有助于评估白天嗜睡情况（Johns，1991）。STOP-Bang 问卷是另一种易于操作的用于筛查 OSA 的工具，其敏感性较高，但特异性较低（Chung 等，2012）。

■ 精神科评估与处理

如果病史或躯体检查提示患者有 OSA，则需要睡眠医学或呼吸科专家评估和多导睡眠监测以明确诊断。多导睡眠监测是睡眠、呼吸、肌张力、心率、氧饱和度和睡眠期间运动的多通道记载。在睡眠实验室中，它是评估睡眠的金标准。对于 OSA 患者，多导睡眠检测是诊断和评估疾病严重程度的基础。它也可用于识别睡眠期间的其他呼吸异常如 OHS，以及其他睡眠障碍的评估。

近年来，便携式家庭睡眠监测已经发展成为一种简化的替代监测方式。便携式装置用于测量呼吸参数，包括夜间血氧饱和度、鼻腔通气和呼吸运动，但可能导致假阴性结果和低估 OSA 的严重程度，尤其是患者在测试期间失眠的情况下。目前的指南建议家庭睡眠监测仅用于预测中度至重度 OSA 的临床可能性，患者无心肺疾病共病，且除外其他睡眠障碍如失眠、发作性睡病、异态睡眠或周期性肢体运动障碍。为了避免假阴性结果，如果临床上高度怀疑 OSA，家庭睡眠监测结果阴性，应安排随访并进行实验室多导睡眠监测。

持续气道正压通气（CPAP）是阻塞性睡眠呼吸暂停综合征的一线治疗方法。它作为一个压力支架以保持睡眠期间上呼吸道通畅，从而改善睡眠质量，改善呼吸暂停和夜间低氧血症。CPAP 最好通过实验室 CPAP 滴定来完成，这决定了所有睡眠阶段的所有睡眠姿势所需要的压力。自动滴定气道正压通气（APAP）装置通过评估吸气气流自动调节气道正压，以维持气道通畅。合并心肺疾病的患者，特别是 OHS、CSA、CSR 或 COPD 者不适用于 APAP 治疗。患者必须了解该装置的用途，并能够在不受监控的环境下开始治疗。如果家庭 APAP 监测不成功，应当在睡眠检查室进行 CPAP

滴定多导睡眠监测。

一旦给患者进行 CPAP 治疗，需要密切进行临床随访以确保持续的依从性并解决治疗的阻碍问题。提高依从性的常见干预措施包括优化接口面罩的契合度和种类，并确保足够的加热加湿。使用"斜坡"装置，在低压下先启动 CPAP，逐渐加到治疗压力以促进睡眠开始，如果在早期呼气中稍微降低系统压力也可改善舒适性。

为了提高 CPAP 的功效，患者每夜至少使用 4 h，且在超过 70% 的夜晚都要使用。来自临床试验的数据显示，CPAP 使用增加至 7 ～ 7.5 小时 / 夜，效果会持续改善。不过，一些患者即使每夜使用较短时间也能达到很好的功效，而有些患者尽管使用时间较长，症状仍然持续存在（Weaver 等，2007）。因此，临床随访需要对疗效进行评估，尤其是解决白天嗜睡是很重要的。随机安慰剂对照研究的总体结果表明，持续 CPAP 治疗阻塞性睡眠呼吸暂停综合征有助于改善白天嗜睡和生活质量（Weaver 等，2012），减少心血管不良事件的发生，还可改善神经认知功能。夜间氧疗也可改善 OSA 患者的心理症状（Naqvi 等，2014）。

CPAP 的几种替代治疗也是可行的。下颌前移口腔矫治器采用定制的牙科器械推进下颌骨，并增加上呼吸道通畅性可能有效。上呼吸道手术，包括鼻中隔成形术、扁桃体切除术、悬雍垂腭咽成形术、舌推进术以及上颌窦手术，在非侵入性干预措施失败的情况下也有效。减肥对 BMI 高的患者来说是有效的措施。接受外科手术减肥的患者 OSA 往往也会明显改善或缓解。

抑制呼吸驱动的药物，以及睡眠过程中阻抗上呼吸道塌陷的代偿机制（即乙醇、阿片类药物和苯二氮䓬类药物）会显著加重 OSA。这些药物可以增加窒息事件的持续时间和发生频率，导致严重的血氧不足；已有报道指出，这对重度 OSA 或 OHS 患者尤其危险。阿片类药物也可诱导 OSA。对于合并 OSA 和精神障碍的患者，反复使用苯二氮䓬类药物控制激越可导致呼吸暂停和死亡（FLaskman 等，2008）。如果 OSA 患者必须使用这些药物，建议在呼吸监测下使用 CPAP 或无创通气治疗。

　　与苯二氮䓬类药物相比，非苯二氮䓬类 γ- 氨基丁酸能药物对于伴有失眠的 OSA 患者是较理想的治疗方案。扎莱普隆、唑吡坦和右佐匹克隆比苯二氮䓬类药物的肌肉松弛和呼吸抑制作用少，并且在睡眠期间对呼吸的影响较小。但这些药物应谨慎使用，因为会加重 OSA 和夜间低氧血症，特别是使用较高剂量时（Luyestet 等，2010）。具有镇静作用的抗抑郁药对治疗这类人群的失眠可能是一个较安全的方法。

　　随着肥胖率的增加，OSA 的患病率也越来越高，精神科医生识别 OSA 的症状和体征，并提供适当的评估和治疗非常重要。大多数研究表明，用 CPAP 或其他方式治疗 OSA 对改善白天嗜睡、提高总体生活质量有积极的意义。OSA 与心血管疾病、脑血管疾病和代谢风险增加有关，但可以通过治疗 OSA 而减少上述疾病。精神科医生必须正确认识 OSA，避免服用具有呼吸抑制作用的精神药物，以避免 OSA 恶化，并导致呼吸相关的发病率和死亡率增加。

■ 参考文献

Abad VC, Guilleminault C: Sleep and psychiatry. Dialogues Clin Neurosci 7(4):291, 2005

Chung F, Subramanyam R, Liao P, et al: High STOP-Bang score indicates a high probability of obstructive sleep apnoea. Br J Anaesth 108:768–775, 2012

Epstein LJ, Kristo D, Strollo PJ, et al: Clinical guideline for the evaluation, management and long-term care of obstructive sleep apnea in adults. J Clin Sleep Med 5(3):263–276, 2009

Fleischman JK, Ananthamoorthy R, Greenberg H, et al: An unexplained death in the psychiatric emergency room: a case of undiagnosed obstructive sleep apnea? Gen Hosp Psychiatry 30(1):83–86, 2008

Johns MW: A new method of measuring daytime sleepiness: the Epworth Sleepiness Scale. Sleep 14:540–545, 1991

Kamphuis J, Karsten J, de Weerd A, et al: Sleep disturbances in a clinical forensic psychiatric population. Sleep Med 14(11):1164–1169, 2013

Luyster FS, Buysse DJ, Strollo PJ, et al: Comorbid insomnia and obstructive sleep apnea: challenges for clinical practice and research. J Clin Sleep Med 6(2):196, 2010

Morgenstern M, Wang J, Beatty N, et al: Obstructive sleep apnea: an unexpected cause of insulin resistance and diabetes. Endocrinol Metab Clin North Am 43(1):187–204, 2014

Naqvi HA, Wang D, Glozier N, Grunstein RR: Sleep-disordered breathing and psychiatric disorders. Curr Psychiatry Rep 16, Dec 16, 2014 [Epub ahead of print]

Nowbar S, Burkart KM, Gonzales R, et al: Obesity-associated hypoventilation in hospitalized patients: prevalence, effects, and outcome. Am J Med 116(1):1–7, 2004

Panossian L, Daley J: Sleep-disordered breathing. Continuum (Minneap Minn) 19(1):86–103, 2013

Peppard PE, Young T, Barnet JH, et al: Increased prevalence of sleep-disordered breathing in adults. Am J Epidemiol 177(9):1006–1014, 2013

Prasad B, Nyenhuis SM, Weaver TE: Obstructive sleep apnea and asthma: associations and treatment implications. Sleep Med Rev 18(2):165–171, 2014

Weaver TE, Maislin G, Dinges D, et al: Relationship between hours of CPAP use and achieving normal levels of sleepiness and daily functioning. Sleep 30(6):711–719, 2007

Weaver TE, Mancini C, Maislin G, et al: Continuous positive airway pressure treatment of sleepy patients with milder obstructive sleep apnea: results of the CPAP Apnea Trial North American Program (CATNAP) randomized clinical trial. Am J Respir Crit Care Med 186(7):677–683, 2012

Young T, Blustein J, Finn L, Palta M: Sleep-disordered breathing and motor vehicle accidents in a population-based sample of employed adults. Sleep 20:608–613, 1997

第 10 章

晕 厥

Deyun Yang，M.D.，Ph.D.

■ 临床表现

晕厥是指一过性全脑血液低灌注导致的短暂性意识丧失，特点为起病急、持续时间短、可完全自行恢复［晕厥诊断和治疗工作组（task force for the diagnosis and management of syncope）等，2009］。意识丧失一般持续 15 ～ 20 s，并且随着脑血流灌注的增加，认知功能也逐渐恢复。普通人群中，有 12% ～ 48% 的人在一生当中某个时段经历过晕厥（De Lorenzo，2002）。由于衰老导致的生理学改变，老年人是晕厥的特殊易感人群（Forman 和 Lipsitz，1997）。类晕厥或晕厥前状态是指类似晕厥的前驱症状，如头晕目眩、恶心、出汗、视物模糊、昏倒，但意识未丧失（Krahn 等，2013）。

大多数晕厥呈良性自限性病程，通过全面的病史与体格检查可准确地加以识别。然而，晕厥也可能是许多危及生命疾病的首发症状，比如猝死，所以对于某些病例应进行全面的诊断评估。

■ 鉴别诊断

患者的晕厥表现需要广泛的鉴别诊断。大体原因可分成 3 类：反射性晕厥、直立性低血压、心源性晕厥。

直立性低血压所致晕厥（Soteriades 等，2002）多见于精神科患

者（表 10-1）。**直立性低血压**定义为从卧位到直立 3 min 之内收缩
压至少下降 20 mmHg 或舒张压下降 10 mmHg（关于直立性低血压、
单纯自主神经衰竭和多系统萎缩的共识声明，1996）。导致直立性低
血压的最常见原因是血容量不足和（或）药物的影响，使得心脏对
体位改变的生理反应迟钝。急性消化道出血或严重脱水所致循环衰
竭可能出现晕厥。许多药物可能导致或加重直立性低血压（见第 6
章，低血压与直立性低血压）。其他病因包括糖尿病引起的自主神经
功能障碍、衰老或某些心脏疾病（也可能导致或加重直立性低血压）。
其他直立性低血压的易感因素可能包括妊娠、体力消耗和长期卧床。

表 10-1　直立性低血压引起的晕厥

药物诱发	血容量不足
吩噻嗪类	自主神经衰竭
非典型抗精神病药（特别是氯氮	原发性（帕金森病，路易体痴呆，
平，其他如奥氮平、利培酮、	多系统萎缩）
喹硫平、齐拉西酮、阿立哌唑）	继发性（糖尿病，脊髓损伤）
抗抑郁药（曲唑酮、三环类）	
降压药	

来源：Adapted from European Society of Cardiology guidelines（Task Force for the
Diagnosis and Management of Syncope 2009）。

　　反射性晕厥是最常见的晕厥类型，占所有病例的一半以上
（Alboni 等，2001），它又称**神经心源性晕厥**，因为它表现为循环
系统在特定情境下不能产生或维持足够的张力（Kenny，2002）。
神经源性反馈回路受阻是最常见的晕厥原因。反射性晕厥通常伴有
前驱症状，如头晕、恶心和出汗。血管迷走神经性晕厥是最常见的
反射性晕厥类型，原因在于迷走神经张力急剧升高。情境性晕厥是
反射性晕厥的另一种类型，发生在刺激发生期间或之后，如咳嗽、
吞咽（尤其是冷饮）、身处拥挤或暖和的地方、长时间站立、进食
后、恐惧、剧烈疼痛、排尿或排便。目前认为反射性晕厥与心脏和
血管抑制反应、自主神经功能障碍、中枢神经系统 5- 羟色胺能通
路和内源性腺苷酸有关（表 10-2）。

表 10-2   神经性晕厥

血管减压性（迷走神经）	进食后
直立性应激	运动后
情绪痛苦	胃肠活动（排便）
情境性	排尿
疼痛	咳嗽

来源：Adapted from European Society of Cardiology guidelines（Task Force for the Diagnosis and Management of Syncope 2009）.

大部分反射性晕厥可以通过采集全面的病史和体格检查确诊。如果病史和体格检查未能诊断，则需要进行倾斜试验确诊。

心源性晕厥占所有晕厥患者的 25% 左右（Alboni 等，2001）。病因可分为结构性心脏病、心律失常和大血管病变 3 大类（表 10-3）。

晕厥发生前出现心悸不适，应高度怀疑心源性晕厥，其病因可能是心律失常。但是反射性晕厥通常没有典型的前驱症状（Linzer 等，1997）。目前已证实许多药物包括多种精神药物都可能导致或使患者容易发生心律失常（Nachi-muthu 等，2012）。近 20 年来，我们更多关注药物引起的获得性长 QT 综合征（long QT syndrome，LQTS）（Townsend 和 Brown，2013）。LQTS 可能导致危及生命的尖端扭转型室性心动过速（torsades de pointes，TdP）。由于这种严重的副作用，许多药物已经退出市场。在精神科或急诊科，心律失常因其突发性常常很难诊断。在这些病例中心电图（ECG）的诊断

表 10-3   心源性晕厥

结构性心脏病	房室传导阻滞，永久性起搏衰竭）
瓣膜病（主要是主动脉瓣狭窄	心动过速（室性或室上性）
或人工瓣膜功能障碍）	大血管病变
左室流出道梗阻（肥厚性心肌病）	肺动脉高压
心包积液	肺栓塞
心律失常	主动脉夹层
心动过缓（严重窦性心动过缓，	

来源：Adapted from European Society of Cardiology guidelines（Task Force for the Diagnosis and Management of Syncope 2009）.

率不到 5%（Cherin 等，1997）。因此，如果怀疑心源性晕厥，需要住院或在门诊做进一步检查。

晕厥发作可由几种心脏结构异常引起，如主动脉狭窄、肥厚性梗阻性心肌病、严重的二尖瓣狭窄和肺栓塞。如果怀疑是器质性心脏病，通常需要做超声心动图。

所有的短暂性意识丧失并非都是晕厥。病史和体格检查有助于排除误诊为晕厥的情况，并明确无意识障碍的疾病原因，如跌倒、颈动脉系统短暂性脑缺血发作、猝倒、心因性假性晕厥［欧洲心脏病学会（ESC）指南（2009 年晕厥诊断和治疗工作组）］。假性晕厥可表现为部分或完全意识丧失，但无全脑灌注不足，可见于癫痫发作、椎基底动脉系统短暂性脑缺血发作、急性酒精中毒、低血糖、缺氧和高碳酸血症［欧洲心脏病学会指南（2009 年晕厥诊断和治疗工作组）］。

假性晕厥可见于重性抑郁障碍、焦虑障碍、惊恐发作和躯体化障碍（Linzer 等，1997）。对于年轻的和频繁晕厥发作的典型精神病患者，应考虑假性晕厥诊断的可能。这类患者多伴有各种症状，如恶心、头晕、麻木和强烈的紧张恐惧感。评估时还要考虑到有些精神科药物具有导致心律失常或直立性低血压的副作用，可能引起晕厥发作。

一些非晕厥疾病与明显的或真实的意识丧失有关。脑血管意外（卒中或短暂性脑缺血发作）引起的意识丧失通常有神经功能障碍。癫痫相关的意识丧失见于癫痫发作之后。脑震荡相关的意识丧失可以通过头部外伤和随后的头痛史识别。低血糖引起的意识丧失需要静脉注射葡萄糖才能恢复意识。缺氧会导致意识丧失，通过补充氧气或辅助通气可恢复。

◼ 风险分级

晕厥发作后的初步评估目标是明确患者有无以下高风险因素，如猝死或与晕厥发作相似的严重疾病，如脑血管意外、肺栓塞、急性胃肠出血或癫痫。在一项前瞻性队列研究中，Martin 等（1997）发现急诊科晕厥患者的 4 个危险因素：年龄＞ 45 岁，心电图异常改变，室性心律失常以及有充血性心力衰竭史。作者提出，这类患者在晕厥发作后 1 年，猝死或严重心律失常的风险呈指数方式增长（0 风险因素占 4.4%，3 ～ 4 个危险因素占 57.6%）。其他危险因素包括无前驱症状、运动或仰卧时晕厥、晕厥前心悸（Quinn 等，2006）。有下列危险因素的患者需要住院治疗：存在心电图异常改变、胸痛、有心律失常或充血性心力衰竭史、呼吸短促、低血压或高龄（＞ 65 岁）（Puppala 等，2014）。因非晕厥因素而暂时丧失意识的患者也应住院治疗，以排除严重的潜在疾病。

■ 精神科评估与处理

全面的病史和体格检查，包括心电图、全面的血常规和生化检验，可能为 45% ～ 85% 晕厥患者的诊断提供依据（De Lorenzo，2002）。在初步评估的基础上，明确诊断为反射性晕厥或直立性低血压的患者，已知其病因为良性的，可在精神科继续观察。如果初步评估确定患者具有上述一个或多个危险因素（见"风险分级"部分），则应将患者送往急诊科或住院部进行进一步检查和处理。突然发作而无前驱症状的晕厥应考虑是否存在心律失常。与用力相关的晕厥应考虑是否存在结构性心脏病变，如严重的主动脉狭窄或肥厚型梗阻性心肌病。晕厥发作前有呼吸困难和胸痛可能是肺栓塞的一种表现。胸痛和气短可能提示急性心肌梗死。体位性低血压伴随皮肤苍白、湿冷，应考虑到急性循环衰竭，如急性胃肠道出血。短暂意识丧失后出现的意识朦胧应考虑癫痫。体格检查发现的局灶性神经功能缺损提示可能为急性脑血管病变（卒中或短暂性脑缺血发作）。

在精神科，精神药物导致的晕厥或类晕厥发作主要通过 3 种机制：QTc 间期延长，加重直立性低血压，降低癫痫发作阈值。

先天性 LQTS 和获得性 LQTS 均有广泛报道，这两种类型均可引起 TdP。一些典型或非典型抗精神病药已被证实可通过阻断钾通道介导的快速激活，延迟整流钾通道延长 QT 间期，这类通道由电压门控钾通道、亚家族 H（eag 相关）、成员 2 基因（KCNH2）编码参与，最终使患者易发心律失常或 TdP（Katchman 等，2006）。患者在开始服用这类抗精神病药物之前应该进行基线心电图检查，并且在治疗开始后监测 QTc 间期。美国心脏学会（American Heart Association）和美国心脏病基金会（American College of Cardiology Foundation）关于预防 TdP 的科学声明建议，在用药前、用药后 8 ～ 12 h 内、增加药物剂量或药物过量时均需监测 QTc 间期。如果观察到 QTc 延长，建议更频繁地测量心电图并记录（Drew 等，2010）。QTc 监测的持续时间取决于使用药物的持续时间和药物半衰期。男性 QTc > 470 ms 或女性 QTc > 480 ms 被认定为异常延长，而男性和女性的 QTc > 500 ms 则是高度异常。在左右束支阻滞患者中，测量 QTc 具有一定难度。如果使用延长 QTc 的药物，应告知患者及时报告任何心律失常症状，如心悸、晕厥或类晕厥。

电解质异常如低钾血症、低镁血症和低钙血症可能会导致或加重 LQTS，所以对于服用延长 QTc 药物的患者，应及时纠正电解质异常，目标值为血钾 > 4.0 mmol/L 和镁 > 2.0 mg/dl。

许多药物可导致或加重精神病患者的直立性低血压。应尽可能避免使用这类药物，保持体内水分充足，这样可预防直立性低血压引起的晕厥发作。行为改变如避免突然改变姿势，对缓解直立性低血压也很重要。跌倒干预方案适用于存在直立性低血压和跌倒风险增加的患者，特别是老年患者。

■ 参考文献

Alboni P, Brignole M, Menozzi C, et al: Diagnostic value of history in patients with syncope with or without heart disease. J Am Coll Cardiol 37:1921–1928, 2001

Cherin P, Colvez A, Deville de Periere G, et al: Risk of syncope in the elderly and consumption of drugs: a case-control study. J Clin Epidemiol 50:313–320, 1997

Consensus statement on the definition of orthostatic hypotension, pure autonomic failure, and multiple system atrophy. J Neurol Sci 144:218–219, 1996

De Lorenzo RA: Syncope, in Rosen's Emergency Medicine: Concepts and Clinical Practice, 5th Edition. Edited by Marx JA, Hockberger R, Walls R, et al. St. Louis, MO, Mosby, 2002, pp 174–178

Drew BJ, Ackerman MJ, Funk M, et al: Prevention of torsades de pointes in hospital settings: a scientific statement from the American Heart Association and the American College of Cardiology Foundation. Circulation 121:1047–1060, 2010

Forman DE, Lipsitz LA: Syncope in the elderly. Cardiol Clin 15:295–311, 1997

Katchman AN, Koerner J, Tosaka T, et al: Comparative evaluation of HERG currents and QT intervals following challenge with suspected torsadogenic and nontorsadogenic drugs. J Pharmacol Exp Ther 316:1098–1106, 2006

Kenny RA: Neurally mediated syncope. Clin Geriatr Med 18:191–210, 2002

Krahn AD, Andrade JG, Deyell MW: Selecting appropriate diagnostic tools for evaluating the patient with syncope/collapse. Prog Cardiovasc Dis 55:402–409, 2013

Linzer M, Yang EH, Estes M, et al: Diagnosing syncope. Part 1: value of history, physical examination, and electrocardiography. Clinical efficacy assessment project of the American College of Physicians. Ann Intern Med 126:989–996, 1997

Martin TP, Hanusa BH, Kapoor WN: Risk stratification of patients with syncope. Ann Emerg Med 29:459–466, 1997

Nachimuthu SJ, Assar MD, Schussler JM: Drug-induced QT interval prolongation: mechanisms and clinical management. Ther Adv Drug Saf 3:241–253, 2012

Puppala VK, Dickinson O, Benditt DG: Syncope: classification and risk stratification. J Cardiol 63:171–177, 2014

Quinn J, McDermott D, Stiell I, et al: Prospective validation of the San Francisco Syncope Rule to predict patients with serious outcomes. Ann Emerg Med 47:448–454, 2006

Soteriades ES, Evans JC, Larson MG, et al: Incidence and prognosis of syncope. N Engl J Med 347:878–885, 2002

Task Force for the Diagnosis and Management of Syncope, European Society of Cardiology (ESC), European Heart Rhythm Association (EHRA), et al: Guidelines for the diagnosis and management of syncope (version 2009). Eur Heart J 30:2631–2671, 2009

Townsend C, Brown BS: Predicting drug-induced QT prolongation and torsades de pointes: a review of preclinical endpoint measures. Curr Protoc Pharmacol Chapter 10:Unit 10.16. doi: 10.1002/0471141755.ph1016s61, 2013

第 11 章

胸 痛

Zubair Hasan, M.D.　　Kyle C. Katona, M.D.

■ 临床表现

胸痛是危及生命的常见症状。采集胸痛患者病史的关键是确定潜在的致命性病因，特别是不稳定型心绞痛、心肌梗死、肺栓塞、主动脉夹层、气胸和心包疾病。排除了致命性病因之后，可以将注意力集中于引起胸痛的其他良性因素。

主动脉夹层、肺栓塞和气胸一般表现为突发性胸痛，而肌肉骨骼病变则为隐匿起病。典型的心肌缺血会出现压榨性不适，甚至患者可能不会描述其疼痛。尽管许多非心源性疾病可出现类似心源性胸痛，但是许多非心源性不适可能与心源性疾病相关。临床医生必须对患者进行全面评估以明确诊断。一项回顾性研究（Gupta 等，2002）提示，市区大型公立医院急诊科的 721 名急性心肌梗死患者中只有 53% 的患者主诉胸痛。

■ 鉴别诊断

胸痛的鉴别诊断较为复杂，可涉及多个器官系统（表 11-1）。典型的心源性胸痛表现为钝痛或锐痛，放射至手臂、颈部或下颚，并伴有出汗和（或）急性呼吸短促。患者通常描述为沉重、压迫、

表 11-1　胸痛的鉴别诊断

心源性	胃肠道疾病
急性冠脉综合征	反酸
稳定型心绞痛	胰腺炎
心脏压塞	食管痉挛
主动脉夹层	食管裂孔疝
主动脉瘤	食管破裂
心包炎	精神疾病
心力衰竭	惊恐发作
冠状动脉痉挛	焦虑障碍
肥厚性心肌病	可卡因滥用
肺源性	神经肌肉骨骼疾病
肺栓塞	肋软骨炎
肺炎	骨折
气胸	带状疱疹
恶性肿瘤	

压榨、灼烧或紧缩（tightness）感，许多案例不把这种症状描述为疼痛。胸痛可以发生在休息时，也可能由活动或情绪激动诱发，持续时间超过 30 min。

有高血压、糖尿病、血脂异常、吸烟（过去或现在）、心脏病家族史和肥胖等典型的心脏病危险因素的患者常可见心源性胸痛。2012 年，美国心脏病基金会 / 美国心脏学会（AHA）指南指出（Anderson 等，2013），针对不稳定型心绞痛 / 非 ST 段抬高型心肌梗死，容易导致心肌缺血的重要风险因素包括心绞痛症状的性质、既往冠心病史、性别（男性多于女性）、年龄（男性 > 55 岁，女性 > 65 岁风险最高），及典型风险因素的数量（Jneid 等，2012）。男性曾被认为是心脏病的典型危险因素，不过，每年死于心血管疾病的女性数量要高于男性。一项前瞻性研究表明，关于胸痛的特征并无有助于诊断女性心肌梗死的性别特异性（Rubini Gimenez 等，2014）。

撕裂样胸痛放射到背部，应高度怀疑**主动脉夹层**。当主动脉壁有裂口，血液进入血管壁时，则形成夹层。患者常描述该症状为撕裂样疼痛，其位置可随时间变化。**心包炎**是心脏周围组织的炎症，表现类似缺血的症状，但疼痛通常更剧烈，可伴有病毒感染综合征，身体前倾时可缓解。**心脏压塞**，即积液累积在心脏周围，通常会压缩心脏，表现为呼吸困难和胸闷；这类患者多患有癌症或易发生心包积液的感染性疾病，常主诉低血压性头晕。**冠状动脉痉挛**即心脏动脉的收缩，也会引起心源性胸痛，包括胸闷和呼吸困难。这种疼痛通常见于服用可卡因的患者。

急性**肺栓塞**患者表现为呼吸困难、心悸，可能还有胸膜炎性胸痛。他们往往有血栓性疾病的危险因素，如近期不能活动、恶性肿瘤、吸烟、高凝状态的家族史或既往史有恶性肿瘤、遗传易感性、口服避孕药。**气胸**也可表现为急性发作性呼吸困难，也可能出现胸痛。细菌性或病毒性肺炎也可伴有胸膜炎、单侧胸痛，并可出现咳嗽。患者通常会伴有典型的感染症状，如发热和精神萎靡不振。

胃肠道原因是非心源性胸痛最常见的病因。与胸痛类似的胃肠道疼痛通常表现为上腹痛、烧灼痛，可向手臂放射。它可能发生在进食后和平躺时。这种疼痛在本质上也可能是绞痛特点，这取决于确切的病因。患者可能描述为剧烈的烧灼样急性疼痛，休息后不能缓解。

某些精神疾病也可以表现为胸痛。惊恐发作、焦虑和急性精神障碍可以有类似心源性胸痛的表现。怀疑吸食可卡因的患者可能会因冠状动脉痉挛出现心源性胸痛，并可能导致心肌梗死。有些急性冠状动脉综合征（acute coronary syndrome，ACS）恢复后再次来精神科治疗的患者，医生应留意他们描述的症状。抑郁症与急性冠脉综合征预后不良有关。美国心脏学会最近发表了一篇系统性综述，回顾了 53 项研究和 4 篇荟萃分析，通过标准化问卷或访谈评估，结果指出，急性冠脉综合征后抑郁与全因死亡率和心源性死亡率较高有关（Lichtman 等，2014）。其发生机制可能是继发于神经内分泌功能障碍、炎症、血管内皮功能障碍或高危行为方式增加，如吸烟和治疗不及时。目前仍需进行更多研究来明确筛查急性冠脉综合征后对改善抑郁患者生存率的影响。目前尚不清楚抑郁本身是否为冠心病发病的危险因素，美国心脏学会建议将抑郁列为急性冠脉综合征预后不良的危险因素（Lichtman 等，2014）。

神经肌肉骨骼疾病通常会引起胸痛，其性质为锐痛，程度较轻，并局限于胸壁的某些部位。带状疱疹疼痛患者局部皮肤有灼烧、瘙痒或刺痛的感觉；患者在皮疹出现之前可能就会疼痛。胸壁或手臂的外伤也可能引起胸痛。

■ 风险分级

躯体检查是鉴别胸痛患者的关键。表 11-2 列出了一些潜在的预警检查结果；然而，一般状况或全身状况往往是最重要的线索。如果患者多汗、病态面容或表现痛苦，应立即到急诊科做进一步检查。

表 11-2　胸痛患者的预警检查结果

人体系统	躯体检查结果	考虑的胸痛诊断
生命体征	低血压	心肌梗死
		心脏压塞
		主动脉夹层
		主动脉瘤
		张力性气胸
		肺栓塞
		胰腺炎
	呼吸急促	肺栓塞
		张力性气胸
	心动过速	心律失常
		肺栓塞
		潜在的感染

表 11-2 胸痛患者的预警检查结果（续表）

人体系统	躯体检查结果	考虑的胸痛诊断
	双上肢血压不对称（＞10 mmHg）	主动脉夹层
	奇脉（吸气时收缩压下降＞10 mmHg）	心包填塞
		心包炎
五官（头、眼、耳、鼻、咽）	颈静脉怒张＞4 cm	心包填塞
		充血性心力衰竭
		张力性气胸
心脏	新发杂音	急性心肌梗死
	心音低钝	心脏压塞
		心包炎
	摩擦音	心包炎
	第三、四心音	充血性心力衰竭
		主动脉瓣狭窄
		肥厚型梗阻性心肌病
肺	啰音	急性心肌梗死
		急性心力衰竭
		肺炎
		恶性肿瘤
	呼吸音消失	气胸
		肺栓塞
	哮鸣	哮喘
		心力衰竭
胃肠道	上腹痛	消化性溃疡
		胃食管反流病
皮肤	水疱性皮疹、红斑或皮肤疼痛	带状疱疹
肌肉骨骼	局限性疼痛	肋软骨炎
		肋骨骨折

■ 精神科评估与处理

完成病史采集和躯体检查后，临床医生要开始对胸痛进行临床检查。如果临床医生认为患者需要转科，应立即转到急诊科。具有典型心脏病危险因素的患者出现任何形式的胸痛，应转到急诊科进一步评估。如果可能，胸痛的一系列初始实验室检查应包括全血生化、血常规、心肌酶（肌酸激酶和肌钙蛋白；肌钙蛋白对于心肌损伤更具特异性，但在心肌梗死后最初几小时内可能是正常的），及淀粉酶和脂肪酶。初始检查还应包括心电图（ECG），尽可能完善胸部 X 线检查。图 11-1 所示心电图异常提示需转到急诊科。某些引起胸痛的疾病是致命的，必须立即做出诊断（表 11-3）。

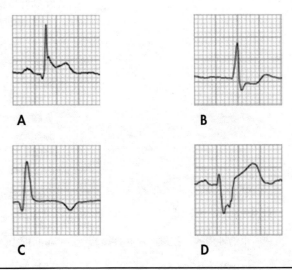

图 11-1　需要转急诊科的心电图表现
A，ST 段抬高；**B**，ST 段压低；**C**，T 波倒置；**D**，左束支传导阻滞

表 11-3　伴有胸痛时威胁生命的情况

评估	心肌梗死 / 心绞痛	心脏压塞	主动脉夹层	气胸	肺栓塞
病史	胸部不适（可见于休息时） 消长性变化 放射性疼痛 呼吸困难	胸部不适 呼吸困难	可迁移的撕裂痛	突然发作的呼吸短促 局部外伤	呼吸短促 咯血
躯体检查	新的杂音 低血压 发汗	低血压 颈静脉扩张 心音遥远 奇脉	双臂血压差 > 20 mmHg 一侧肢体无脉 / 脉搏减弱	单侧呼吸音缺失 低血压 颈静脉扩张	心动过速 呼吸急促 低氧 低血压
实验室检查	肌酸激酶、肌钙蛋白正常或升高	心肌酶正常	心肌酶可能升高	正常	心肌酶可能升高
心电图	ST 压低 / 抬高 T 波倒置 Q 波	电交替	心动过速	正常	S1Q3T3 图形

■ 参考文献

Anderson JL, Adams CD, Antman EM, Bridges CR: 2012 ACCF/AHA focused update incorporated into the ACCF/AHA 2007 guidelines for the management of patients with unstable angina/non-ST-elevation myocardial infarction: a report of the American College of Cardiology Foundation/American Heart Association Task Force on Practice Guidelines. Circulation 127:e663–828, 2013

Gupta M, Tabas JA, Kohn MA: Presenting complaint among patients with myocardial infarction who present to an urban, public hospital emergency department. Ann Emerg Med 40:180–186, 2002

Jneid H, Anderson JL, Wright RS, et al: 2012 ACCF/AHA focused update of the guideline for the management of patients with unstable angina/non-ST-elevation myocardial infarction: a report of the American College of Cardiology Foundation/American Heart Association Task Force on Practice Guidelines. Circulation 126:875–910, 2012

Lichtman JH, Froelicher ES, Blumenthal JA, et al: Depression as a risk factor for poor prognosis among patients with acute coronary syndrome: systematic review and recommendations: a scientific statement from the American Heart Association. Circulation 129:1350–1369, 2014

Rubini Gimenez M, Reiter M, Twerenbold R, et al: Sex-specific chest pain characteristics in the early diagnosis of acute myocardial infarction. JAMA Intern Med 174:241–249, 2014

第12章

腹　痛

Saquib Chaudhri，M.D.　　Karen Friedman，M.D.

■临床表现

　　腹痛是一种常见且具有挑战性的主诉，通常是良性的，但也可能是严重的急性病变。在老年和精神病患者中，必须考虑腹痛的非典型病因。急性腹痛患者应首先排除外科急腹症。排除外科急腹症后，根据症状的部位和病程变化进行其他临床评估。应注意疼痛的病程变化、部位、放射部位、强度和相关症状等特征。询问伴随症状，如发烧、呕吐、腹泻、便血、黑便、黄疸和尿路症状，有助于指导临床医生缩小鉴别诊断范围。

　　准确定位和确定疼痛特征常有助于明确病因。例如，胆道疾病、急性胰腺炎、消化不良、消化性溃疡或肠易激综合征引起的上腹痛，通常可以根据急性还是慢性疼痛进行鉴别。疼痛放射部位也是一个重要的诊断因素。例如，胆囊炎疼痛最初放射至肩胛骨，而急性胆囊炎继发腹膜炎症时出现右上腹痛。

　　描述疼痛的类型有助于提示疼痛的病因，例如，绞痛可能提示肾结石或胆囊病变；相关症状如黄疸、瘙痒和右上腹疼痛提示胆囊或肝病；恶心、呕吐、腹泻、便秘或便血提示肠道受累；排尿困难、尿等待或尿频、血尿可能提示肾、膀胱或前列腺疾病。

111

■ 鉴别诊断

累及肝、胆道系统、胰腺、肾、胃肠道的疾病可引起右上腹疼痛。疼痛的分类有助于确定疾病的发病机制，如肠管扩张、炎症或感染。例如，胆囊管阻塞可导致完全性梗阻并进展为急性胆囊炎，伴有特征性的剧烈和持续性疼痛；而急性胰腺炎通常会持续疼痛数天，虽然急性起病但不像内脏穿孔那么快。下腹疼痛综合征通常由阑尾炎、憩室病、肾结石、膀胱扩张和盆腔疼痛等多种因素所致。腹痛的显著部位有助于鉴别诊断。

■ 风险分级

疼痛的进展速度有助于确定病因（表 12-1），病程的紧急性、疼痛部位（表 12-2）是重要的诊断和预后因素（Bullard 和 Rothenberger，2005；White 和 Counselman，2002）。

在检查老年、孕妇和免疫力低下的精神病患者时，应格外保持高度警惕，因为他们的体征和症状往往不典型。对这些患者的评估会给医生带来很多挑战，常常需要更详尽的评估。在老年患者中，病史难以获得且体格检查常常不可靠。此外，在严重的腹部疾病患者中，实验室检查有时可能是正常的。也正是由于这些因素，老年患者往往在病程中诊断较晚，从而导致病残率更高。在老年人群中，急性腹痛的评估应以胆道疾病、肠梗阻、嵌顿或绞窄性疝、肠系膜缺血为重点（Flasar 等，2006）。

女性患者腹痛时应首先考虑妇科疾病，包括子宫内膜异位症、盆腔炎性疾病、卵巢囊肿、异位妊娠等。孕妇的腹痛通常很难诊断，她们发生急性胆囊炎和阑尾炎的概率与非孕妇一样，外科治疗也并不少见。免疫力低下的患者可能缺乏典型的急性腹痛症状，而且通常无发烧、白细胞增多或典型的腹膜刺激征。

在艾滋病患者中，需要鉴别以下病因，如药源性胰腺炎、中性粒细胞减少性结肠炎、移植物抗宿主病、巨细胞病毒、真菌感染以及其他一些疾病（Millham，2010）。在精神病患者中，详细了解

表 12-1　导致腹痛的严重疾病，以起病时间来鉴别

起病时间	病因
突发起病（数秒）	急性心肌梗死 胃溃疡性穿孔 腹主动脉瘤破裂或主动脉夹层破裂 肠系膜梗死 异位妊娠破裂
快速起病（数分钟）	急性胰腺炎 憩室炎 绞窄性疝 胆绞痛 肾绞痛 肠扭转
缓慢起病（数小时）	阑尾炎 胰腺炎 炎症性肠病 肠系膜淋巴结炎 膀胱炎 憩室炎 肠梗阻 消化性溃疡 输卵管炎 尿潴留

表 12-2　导致腹痛的潜在严重疾病，以定位来划分

疼痛定位	病因
右上腹	急性胆囊炎 胆绞痛 急性肝炎 消化性溃疡 急性胰腺炎 右下叶肺炎 肾绞痛

表 12-2　导致腹痛的潜在严重疾病，以定位来划分（续表）

疼痛定位	病因
右下腹	阑尾炎
	憩室炎
	异位妊娠
	卵巢蒂扭转
	盆腔炎
	子宫内膜异位症
	肾绞痛
	腹股沟疝
	炎症性肠病
	睾丸扭转
左上腹	胃炎
	胃溃疡
	急性阑尾炎
	脾破裂
	心肌梗死
	左下叶肺炎
	肾绞痛
左下腹	憩室炎
	肠梗阻
	异位妊娠
	卵巢蒂扭转
	炎症性肠病
	子宫内膜异位症
	肾绞痛
	腹股沟疝
	睾丸扭转
上腹部	消化性溃疡
	胃炎
	急性胰腺炎
	心肌缺血／梗死
	心包炎
脐周	早期阑尾炎
	肠胃炎

表 12-2 导致腹痛的潜在严重疾病，以定位来划分（续表）

疼痛定位	病因
	肠梗阻
	腹主动脉瘤
耻骨弓上	异位妊娠
	经间痛
	盆腔炎
	子宫内膜异位症
	尿路感染
	急性尿潴留
侧腹	腹主动脉瘤
	肾盂肾炎
	肾绞痛
	急性胆囊炎
弥漫性	腹膜炎
	急性胰腺炎
	肠系膜栓塞 / 缺血
	肠梗阻
	镰状细胞危象
	肠胃炎
	糖尿病酮症酸中毒

来源：Adapted from Manu P，Suarez RE，and Barnett BJ（eds）：Handbook of Medicine in Psychiatry. Washington，DC，American Psychiatric Publishing，2006，p. 106. Used with permission. Copyright © 2006 American Psychiatric Publishing.

用药史是非常重要的。许多精神药物本身可能就是腹痛的原因，可见于一些文献报道的病例，包括氯氮平引起的缺血性结肠炎（Shah 和 Anderson，2013）。

■ 精神科评估与处理

处理急性腹痛时最需要关注的是定位、性质和起病形式。病史与临床检查相结合有助于缩小鉴别诊断范围。老年、孕妇、免疫力低下的患者和精神病患者可能不具有典型的腹痛症状和体征，因此应高度警惕严重的疾病。急性持续性腹痛患者应立即进行实验室和影像学检查。

精神科医生开始应该快速评估患者的整体状况：是疼得打滚还是躺着不能动？接下来，临床医生根据 ABCs 法迅速进行评估，如果确定患者病情不稳定，需要紧急处理：

- 气道（**Airway**）：患者是否能维持和保护气道畅通？患者精神状态是否稳定，是否会损害气道，或者患者是否有很高的误吸风险？
- 呼吸（**Breathing**）：患者呼吸是否很浅？辅助呼吸肌功能是否良好？
- 循环（**Circulation**）：患者是否存在发绀、低血压、心动过速或其他低灌注征象，是否有出血征象？如果有任何血流动力学不稳定或休克的可能性，应立即寻求高级生命支持性治疗。

医生要关注患者的体位、姿势、呼吸模式、不适程度和面部表情。患者平卧，不愿意移动，表情痛苦，提示可能有腹膜炎。如果患者疼痛难忍，不停地变换体位，不能平躺，很可能是肠梗阻、内脏痛或胃肠炎。还要询问患者是否注意到腹壁比平时异常突出，对肥胖患者来说更是如此。

腹部查体应从肠鸣音听诊开始。如果 2 min 以上或腹部不同象限均未听到肠鸣音，提示可能有肠梗阻或腹膜炎。肠鸣音极度活跃和腹痛常与肠梗阻或炎症有关。听诊结束后，精神科医生应做腹部叩诊，注意有无鼓音或浊音。浊音常见于肝等实质器官，但也可由腹水、肠管内充满液体或腹部包块所致。鼓音则提示肠管内充满空气或腹腔内游离气体。腹部触诊应注意有无肿块、压痛和腹水征象。结合病史，如果特定位置存在压痛，应注意压痛部位的腹肌紧张和不自主抵抗。有不自主抵抗提示更为严重的疾病。

除了检查腹部外，所有腹痛患者都应该检查盆腔和外生殖器。直肠指诊有助于发现显性出血，粪便样本可以检测隐性出血、直肠疾病或粪便嵌顿。严重中性粒细胞减少的患者应避免直肠检查。

通过病史和体格检查有时并不足以确定腹痛的病因。所有急性腹痛的患者都应该完善血常规和尿常规。血电解质、尿素氮与肌酐的比值以及血糖检查有助于判断患者的循环和代谢状态。所有腹痛的育龄妇女都必须进行尿检或血清妊娠试验。白细胞增多是提示感染的一个重要指标。血红蛋白水平降低提示存在胃肠出血。尿素氮-肌酐比值增加提示胃肠道出血或脱水。血清乳酸水平升高、碳酸氢盐水平降低和代谢性酸中毒，均提示器官和组织低灌注状态。氨基转移酶、碱性磷酸酶和胆红素升高提示梗阻性胆汁淤积。遇到这种情况时，应该进行右上腹超声波检查。如果怀疑胰腺炎，应检测脂肪酶水平，但淀粉酶升高并不是胰腺炎的特征性表现。

根据腹痛的部位（表 12-3 和表 12-4）进行影像学检查，以确定最可能的诊断（表 12-2）。基于计算机断层扫描检查和外科会诊做出的治疗决策最好由综合医院急诊科医生来完成，因此，如果怀疑严重疾病的腹痛患者应转移到急诊科（图 12-1）。

表 12-3　根据腹痛位置选择影像学检查

位置	影像学检查
右上腹	超声
右下腹	增强 CT（静注造影剂）
左上腹	CT
左下腹	增强 CT（口服、静注造影剂）
耻骨弓上	超声

表 12-4　CT 和造影剂的使用

可能诊断	造影剂
肾绞痛	无口服或静脉造影剂
阑尾炎	口服和静脉造影剂
憩室炎	口服和静脉造影剂
腹腔脓肿	口服和静脉造影剂
不完全性肠梗阻	口服和静脉造影剂
肠系膜缺血	口服和静脉造影剂
肠穿孔	口服和静脉造影剂
腹主动脉瘤	静脉造影剂
胰腺炎	静脉造影剂
肝胆疾病	静脉造影剂
完全性高位肠梗阻	静脉造影剂

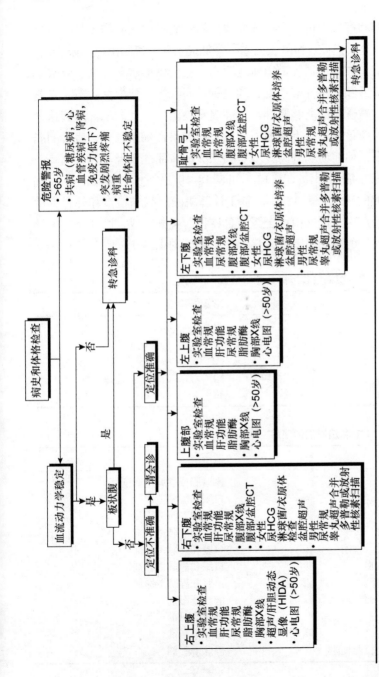

图12-1 腹痛患者的评估和处理

CT，计算机断层摄影术；HCG，人绒毛膜促性腺激素；HIDA，肝胆亚氨基二乙酸。

来源：Adapted from Manu P, Suarez RE, and Barnett BJ (eds)：Handbook of Medicine in Psychiatry. Washington, DC, American Psychiatric Publishing, 2006, p. 111. Used with permission. Copyright © 2006 American Psychiatric Publishing.

■ 参考文献

Bullard K, Rothenberger D: Colon, rectum, anus, in Schwartz's Principles of Surgery, 8th Edition. Edited by Brunicardi FC, Anderson D, Billiar TR, et al. New York, McGraw-Hill, 2005, pp 1055–1066

Flasar MH, Cross R, Goldberg E: Acute abdominal pain. Prim Care 33:659–684, 2006

Millham F: Acute abdominal pain, in Sleisenger and Fordtran's Gastrointestinal and Liver Disease, 9th Edition. Edited by Feldman M, Friedman LS, Brandt LJ, et al. Philadelphia, PA, WB Saunders, 2010, pp 151–162

Shah V, Anderson J: Clozapine-induced ischaemic colitis. BMJ Case Reports Jan 22, 2013

White MJ, Counselman FL: Troubleshooting acute abdominal pain (part I). Emerg Med 20:34–42, 2002

第 13 章

吞 咽 困 难

Farheen Hasan, M.D.

■ 临床表现

吞咽困难是指食物从口腔到胃的通道被阻碍的感觉。在 50 岁以上人群中，约 10% 主诉有吞咽困难，但考虑部分人群未就医，这一比例可能会更高。吞咽困难包括口咽部吞咽困难和食管吞咽困难，前者是由于影响咽部和食管上段括约肌的神经肌肉疾病所致，后者则是影响食管自身的一系列疾病所致（表 13-1）。

表 13-1　吞咽困难的病因

口咽部	食管
神经肌肉功能障碍	内源性损伤
● 脑干肿瘤	● 肿瘤
● 卒中	● 憩室
● 亨廷顿病	● 狭窄（消化性、腐蚀性）
● 多发性硬化	● 药源性食管炎
● 肌萎缩性脊髓侧索硬化症	● 食管环和食管蹼
● 帕金森病	
● 痴呆	外源性损伤
	● 主动脉增宽 / 左房增大

表 13-1　吞咽困难的病因（续表）

口咽部	食管
结构异常	● 纵隔肿块
● 咽食管憩室	
● 口咽部肿瘤	**动力性障碍**
● 颈蹼	● 失弛缓症
● 先天性畸形（上颚裂，憩室，囊袋）	● 美洲锥虫病
● 前纵隔肿块	原发性动力障碍
感染	继发性动力障碍
● 口腔黏膜炎	
● 莱姆病	
● 梅毒	
代谢性	
● 淀粉样变性	
● 库欣综合征	
● 甲状腺肿大	
● 威尔逊病	
肌病	
● 结缔组织病	
● 多发性肌炎 / 皮肌炎	
● 重症肌无力	
● 结节病	
医源性	
● 辐射病	
● 口干症	
● 药物副作用	
● 药物腐蚀（药丸损伤）	

　　口咽吞咽困难是由食管上段括约肌功能障碍或食管上段、咽部疾病引起的。食团不能通过食管上段括约肌从下咽部位被推入食管主体。患者常主诉吞咽困难，喉部或食管上段疼痛。口咽吞咽困难患者可能伴有咳嗽、食物反流、呼吸困难和咽部食物残留的感觉。

齿列不好的人咀嚼不完全时吞咽困难，口腔干燥症也可能导致吞咽困难（口腔干燥是唾液分泌减少的结果）。

食管吞咽困难是吞咽开始几秒钟或感觉食物卡在食道内难以下咽。某些患者会主诉胃灼热感、进食相关的胸骨后疼痛以及食物反流。

如果食物或其他小物体卡在喉咙里堵塞气道，就会发生窒息。窒息症状包括不能说话、呼吸困难或喘鸣、口唇和指甲发绀以及意识丧失。食物是导致成人窒息的最常见原因，但精神病患者吞咽金属异物的风险更高，这也可能导致窒息（Medidi 等，2012）。药物误吸也很常见，通常导致黏膜损伤而不是气道阻塞（Kinsey 等，2013）。窒息是医疗紧急情况，需要立即处理。

■ 鉴别诊断

多种神经肌肉障碍会引起口腔肌肉的协调性受损，导致口咽吞咽困难。最常见的是脑血管意外、帕金森病和多发性硬化症。干燥综合征、药物（如抗胆碱能药）或头颈部放射引起的口干症也会导致吞咽困难。口咽吞咽困难的其他病因包括机械性因素，如Zenker 憩室（食管憩室）、口咽部肿瘤、脓肿和裂腭（Fashner 和Gitu，2013）。

食管吞咽困难可分为两种基本类型：内源性和外源性病变导致的机械性梗阻和动力性障碍。机械性梗阻可能有以下的原因：食管蹼和食管环［沙茨基环（Schatzki's ring）］、反流性狭窄和食管肿瘤。动力性障碍包括食道失弛症、痉挛性动力障碍、硬皮病和嗜酸细胞性食管炎（Fashner 和Gitu，2013）。

患者可能存在液体、固体或两者兼有的吞咽困难。引起吞咽困难的食物类型有助于确定病因。患者吞咽困难从固体食物开始，进展到液体，应考虑恶性肿瘤或消化道狭窄导致的机械性梗阻。吞咽困难伴有不明原因的体重下降是恶性肿瘤的危险信号。食管环或嗜酸细胞性食管炎造成的机械性梗阻可表现为非进行性的固体吞咽困难。表现为固体和液体吞咽困难的患者应考虑动力性障碍。间歇性吞咽困难伴有胸痛、对冷热液体敏感符合弥漫性食管痉挛的特征。与此相反，进行性吞咽困难伴有轻度反流和体重下降是失弛缓症的特征。硬皮病患者也可出现进行性吞咽困难；但是，它的伴随症状为慢性胃灼热和雷诺现象。

功能性吞咽困难的特征是无解剖学异常的证据，临床表现以吞咽固体或液体食物困难为特征，急性应激时其症状可能加重。功能性吞咽困难必须与癔症球进行鉴别。癔症球是指喉部有一个团块或紧缩感，可见于中年男性和女性，但女性更可能寻求治疗。它与吞咽无关，常在不进餐时出现（Galmiche 等，2006）。

药源性吞咽困难常见于精神病患者，有许多服用吩噻嗪类与强安定药物发生吞咽困难而导致猝死的报道（Farber，1957；Fioritti 等，1997；Hollister，1957；Hollister 和 Kosek，1965；Kahrilas 和 Pandolfino，2002）。第一代抗精神病药物引起吞咽障碍的包括氟哌啶醇、洛沙平和三氟拉嗪（Sokoloff 和 Pavlakovic，1997）。第二代抗精神病药物可能引起吞咽困难的包括利培酮、喹硫平、奥氮平和氯氮平（Rudolph 等，2008）。研究发现，利培酮通过悬雍垂水肿引起肌张力障碍（Stewart，2003）和口咽部吞咽运动中断（Yates，2000），导致吞咽困难；在这两种情况下，停用利培酮后吞咽困难症状好转。氯氮平常引起唾液分泌过多（Davydov 和 Botts，2000），虽然对此有很多假说，但具体机制仍不清楚。阿立哌唑高剂量时也可出现吞咽困难（Lin 等，2012），换用另一种抗精神病药、降低药物剂量、停药都可能改善吞咽困难。

Bazemore 等（1991）提出了精神病人群中吞咽困难的分类，后被 Fioritti 等（1997）加以证实。**快速进食性吞咽困难**在精神病人群中是最常见的表现形式，这种吞咽困难的患者口腔运动活动正常，但摄入大块食物、进食过快时容易发生。患者由于精神病性症状或精神发育迟滞而无法安静、专注进食，会导致吞咽困难。**吞咽迟缓**与吞咽反射启动或口腔运动延迟相关，通常与使用抗精神病药物有关，它类似于帕金森病引起吞咽困难的病理生理学机制。**运动**

障碍性吞咽困难继发于舌头和口腔肌肉的不自主运动，与长期使用精神药物有关。

▊ 风险分级

窒息的患者应立即就医。如果意识清晰，可以尝试海姆立克操作法（Heimlich maneuver）。如果异物不能排出或患者已经昏迷，应立即寻求其他帮助。如果患者无自主呼吸，应立即进行心肺复苏。

急性食物嵌塞是医疗紧急情况。虽然大多数的团状食物都能自主通过，但通常还是需要处理的。食团嵌塞的患者可能有潜在的食管病变，通常是食管狭窄或食管环。肉类是最常见的嵌塞食团，鱼和鸡骨头是最常见的嵌塞异物。食物嵌塞的患者通常急性起病，流涎，呕吐，不能吞咽分泌物。患者本人对嵌塞水平的定位是不可靠的。体检应该特别关注喘鸣和食管穿孔的体征。对极其痛苦或不能吞咽口腔分泌物的患者需立刻转到急诊科。

吞咽困难风险最高的是老年人、精神疾病、齿列不良或神经系统疾病患者和收容所的流浪人员。早期饱腹感或不明原因的体重下降应该考虑潜在的恶性肿瘤。吞咽困难伴长期胃灼热史应进行上消化道的内镜检查。

▊ 精神科评估与处理

详细采集病史是临床评估吞咽障碍的第一步，包括症状起始时间、刺激和缓解因素以及导致吞咽困难的食物类型。病史有助于区分吞咽困难是位于口咽部还是食管部，而且还能确定是机械性（结构性）障碍还是运动性障碍。

对于吞咽困难的患者，体格检查通常无阳性发现。详细的神经系统检查有助于发现神经肌肉功能异常所致口咽吞咽困难的患者。体重和全身状况可以提示疾病的持续时间和严重程度。头颈部检查发现淋巴结病变、甲状腺或口咽部肿块有重要临床意义。

如果病史和体格检查提示患者的病因是口咽吞咽困难，第一步就是评估患者是否存在噎食和误吸的风险。如果存在，应立即禁止经口进食水并转送至相应医学部门。

如果怀疑有口咽吞咽困难，应进行胃肠疾病评估。根据患者的病史，必要时请耳鼻咽喉科和神经科会诊。如果怀疑口咽吞咽困难，早期检查最好是对吞咽部进行透视或 X 线检查，通常称为"改良式钡餐检查"，即通过吞咽不同容积和稠度的钡剂使其侧位成像。这项检查对于确定口咽部功能障碍以及误吸风险具有高度敏感性，有助于确定这类患者的治疗问题。如果检测为结构性损害，耳鼻咽喉科医生需要进行鼻腔视频内镜检查；通过改良式钡餐发现有动力性异常和误吸的证据，就需要改变进食模式。另一方面，如果有证据表明食管括约肌功能异常，采用食管扩张术或食管肌切开术可能有效。如果证实有神经肌肉功能障碍，吞咽疗法包括饮食的改良和调整吞咽姿势、吞咽技巧可以改善患者的上述症状（图 13-1）。

对怀疑有食管吞咽困难的患者，早期处理包括标准化的钡餐造影或上消化道内镜检查。钡餐造影可以发现食管狭窄、消化道狭窄或食管环。如果患者有梗阻性病变，建议进行内镜检查前先进行钡餐造影。钡餐造影有助于发现特征性的食管动力性障碍如失弛缓症。如果发现结构性损害，可能需要内镜扩张术处理。如果是食管部吞咽困难者进行非诊断性的钡餐造影或上消化道内镜检查，可以采用食管测压法评估，这种方法可用于检测大多数患者的食管动力性异常（Lind，2003）。

功能性吞咽困难的处理未进行详细描述。如果有吞咽困难的潜在病因，那么就应该积极寻找原因。使患者安心是关键的环节，特别要强调这种情况不会进展而且为良性，可以尝试进行一种抗反流疗法（Lind，2003）。

我们可以采取一些措施来帮助患者减少吞咽困难的潜在并发症，如压碎药片、调整进食习惯，这有助于吞咽困难患者预防急性食管梗阻或误吸等并发症。

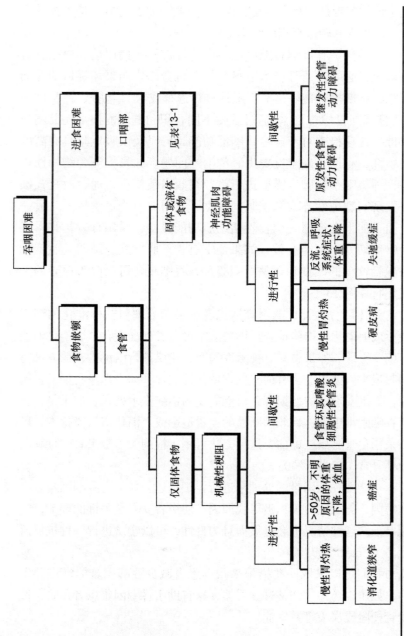

图 13-1　吞咽困难诊断流程

■ 参考文献

Bazemore PH, Tonkonogy J, Ananth R: Dysphagia in psychiatric patients: clinical and videofluoroscopic study. Dysphagia 6:2–5, 1991

Davydov L, Botts SR: Clozapine-induced hypersalivation. Ann Pharmacother 34:662–665, 2000

Farber IJ: Drug fatalities. Am J Psychiatry 114:371–372, 1957

Fashner J, Gitu AC: Common gastrointestinal symptoms: dysphagia. FP Essentials 413:11–15, 2013

Fioritti A, Giaccotto L, Melega V: Choking incidents among psychiatric patients: retrospective analysis of thirty-one cases from the west Bologna psychiatric wards. Can J Psychiatry 42:515–530, 1997

Galmiche PG, Clouse RE, Balint A, et al: Functional esophageal disorders. Gastroenterology 130:1459–1465, 2006

Hollister LE: Unexpected asphyxial death and tranquilizing drugs. Am J Psychiatry 114:366–367, 1957

Hollister LE, Kosek JC: Sudden death during treatment with phenothiazine derivatives. JAMA 192:1035–1038, 1965

Kahrilas PJ, Pandolfino JE: Gastroesophageal reflux disease and its complications, including Barrett's metaplasia, in Sleisenger and Fordtran's Gastrointestinal and Liver Disease, 7th Edition, Vol 1. Edited by Feldman M, Friedman LS, Sleisenger MH. Philadelphia, PA, WB Saunders, 2002, pp 561–598

Kinsey CM, Folch E, Majid A, et al: Evaluation and management of pill aspiration: case discussion and review of the literature. Chest 143:1791–1795, 2013

Lin TW, Lee BS, Liao, YC et al: High dosage of aripiprazole-induced dysphagia. Int J Eat Disord 45:305–306, 2012

Lind CD: Dysphagia: evaluation and treatment. Gastroenterol Clin North Am 32:553–575, 2003

Medidi S, Fountain A, Radwan M, et al: Fishing in the trachea: a unique case of foreign body aspiration. J Bronchology Interv Pulmonol 19:168–170, 2012

Rudolph JL, Gardner KF, Gramigna GD, McGlinchey RE: Antipsychotics and oropharyngeal dysphagia in hospitalized older patients. J Clin Psychopharmacol 28:532–355, 2008

Sokoloff LG, Pavlakovic R: Neuroleptic-induced dysphagia. Dysphagia 12(4):177–179, 1997

Stewart JT: Dysphagia associated with risperidone therapy. Dysphagia 18:274–275, 2003

Yates WR: Gastrointestinal disorders, in Kaplan and Sadock's Comprehensive Textbook of Psychiatry, 7th Edition, Vol 2. Edited by Sadock BJ, Sadock VA. Philadelphia, PA, Lippincott Williams Wilkins, 2000, pp 1175–1786

第 14 章

胃 灼 热

Manjula Dhayalan，M.D.

■ 临床表现

胃灼热常被患者描述为一种上腹部的烧灼感，并向颈部放射，有时也有反酸（喉咙或口腔处反酸水，烧灼感），甚至胸痛。胃灼热常于进食后 60 min 内、运动或平躺时发生，服用抗酸剂后能缓解。胃灼热是胃食管反流病（gastroesophageal reflux disease，GERD）的主要症状。若患者主诉胃灼热、反流症状，最可能是胃食管反流病。其高发率与很多风险因素有关（表 14-1）（Chang 和 Friedenberg，2014）。

表 14-1　胃食管反流病的危险因素

吸烟	辛辣油炸食物
使用含咖啡因的产品	饮酒
妊娠	结缔组织病
肥胖	卓-艾综合征（Zollinger-Ellison 综
食管裂孔疝	合征）

来源：Adapted from Chang and Friedenberg 2014.

■ 鉴别诊断

胃灼热的鉴别诊断包括多种情况（表 14-2），可能进展为**感染性食管炎**的风险患者包括免疫系统受损的患者，如恶性肿瘤或艾滋病、器官移植、化疗、糖尿病和使用糖皮质激素的患者。**白色念珠菌**是引起真菌性食管炎最常见的病原体。**病毒性食管炎**多由单纯疱疹病毒和巨细胞病毒引起。使用双膦酸盐、钾剂、非甾体抗炎药（NSAIDs）、四环素和铁剂治疗时常发生**药源性食管炎**，其中任何一种药物都能直接导致食管黏膜损伤，出现不适症状。除了胃灼热外，**消化性溃疡**患者也可能会出现上腹痛（消化不良），特别是有长期非甾体抗炎药使用史，伴有呕血、黑便或便血者。**胆道疾病**患者表现为在进食高脂肪食物后腹痛，伴随胸骨后灼热，同时有恶心、呕吐症状。**冠状动脉疾病**患者发生心绞痛时有时会描述为胃灼热感。胃灼热患者出现进行性吞咽困难和近期体重下降，应考虑**食管恶性肿瘤**的可能。

有些患者在低强度食道刺激时会出现严重的反流症状，内镜检查、活组织检查、食道压力以及动态 pH 测定均提示正常。这类患者容易焦虑和应激，质子泵抑制剂的标准化抗酸治疗无效，可归类于**功能性胃灼热**（Ke，2012；Zerbib 等，2012）。

精神疾病及精神药物可能与胃灼热有关。有些精神疾病影响肠道神经系统，进而改变了食道的动力。精神药物如镇静催眠药、抗精神病药和抗抑郁药（Martín-Merino 等，2010）可能降低食管下

表 14-2　胃灼热的鉴别诊断

食管炎	消化性溃疡病
感染性	非溃疡消化不良
药源性	胆道疾病
嗜酸细胞性	缺血性心脏病
食管癌	功能性胃灼热
食管动力障碍	

段括约肌张力，减少唾液分泌，减弱食管蠕动，从而加重反流症状。研究报道，抗胆碱药物可以延缓胃排空，抑制食管蠕动和唾液腺分泌。

■ 风险分级

急性冠脉综合征较少出现胃灼热这一不典型症状，因此诊断胃食管反流病之前，必须除外急性冠脉综合征。急性冠脉综合征患者常表现为呼吸困难、出汗、恶心、呕吐，下颌、颈部或肩部疼痛等症状。他们可能有糖尿病、冠状动脉疾病史或动脉高血压等危险因素。急性冠脉综合征在女性、老年人和糖尿病患者中更为常见。可疑急性冠脉综合征的患者需要转到急诊科进一步评估。

如果患者表现出胃食管反流病的典型症状，则不需要上消化道（胃肠道）内镜检查。如果存在胃食管反流病的预警信号（表14-3），诊断前需要进行内镜检查（Fock 和 Poh，2010；Katz 等，2013）。出现预警症状的患者应转诊到消化科进行检查，如上消化道内镜检查（食管胃十二指肠镜检查）、食管钡餐造影、食管压力测定，及 24 h pH 监测，最终确定诊断（表 14-4）。

上消化道内镜检查可直接观察食管黏膜，评估食管炎的严重

表14-3　胃食管反流病的预警信号

贫血	吞咽困难
胃部恶性肿瘤家族史	复发性呕吐
消化道出血	高龄
吞咽疼痛	体重下降

来源：Crockett et al. 2010；Fock and Poh 2010.

表14-4　胃食管反流病的诊断性检查

钡餐造影 / 上消化道造影	食管压力测定
食道、胃、十二指肠镜检查	动态食管 pH 监测

程度，发现存在肿瘤需进行组织活检。表 14-5 中列出了内镜检查的适应证。钡餐造影及上消化道造影检查可鉴别食管炎、食管裂孔疝、食道狭窄或肿瘤（Katz 等，2013）。动态食管 pH 监测使用经鼻导管或 pH 胶囊，放置在食管下段括约肌上方 5 cm 处，持续记录食管末端的 pH。这种监测可以发现患者的临床症状与食管末端酸性暴露的客观体征之间的联系。食道压力测定包括食道平滑肌收缩的强度、持续时间和顺应性。多个压力传感器沿着导管经鼻进入食道和胃，测定食道的收缩运动，以及食道下段括约肌的静息压力和放松程度。压力测定还可以鉴别食管的潜在疾病，如食管失弛缓症或弥漫性食管痉挛。做反流手术前也需要进行这项测试。最后，阻抗检测可以评估食管内食团运动情况。

精神科评估与处理

治疗的重点是缓解症状、促进糜烂性食管炎愈合，及胃食管反流病相关并发症的预防和处理（表 14-6）。

表 14-7 列举了胃食管反流病（GERD）的治疗方法。健康的**生活方式改变**包括超重的患者减肥；适度床头高度；戒烟戒酒；避免睡前 2 ～ 3 小时进食；避免油腻或辛辣食物、咖啡因、巧克力和高酸性食物，如橙子和西红柿（Fujiware 等，2012）。**药物抗酸剂**

表 14-5　胃食管反流病内镜检查的适应证

经系统治疗，反流症状持续 > 5 年	持续呕吐
吞咽困难	影像学证据显示弥漫性、狭窄性、
吞咽疼痛	溃疡性病变
上消化道出血或贫血证据	非自愿的体重下降 > 5%

来源：Adapted from Fock and Poh 2010.

表 14-6　胃食管反流病的并发症

良性狭窄形成	食管腺癌
Barrett 食管	

表 14-7　胃食管反流病的治疗

改变生活方式	H₂ 受体拮抗剂
抗酸剂	质子泵抑制剂
黏膜保护剂	

（氢氧化镁、氢氧化铝或碳酸钙）中和胃酸有助于快速缓解症状，但效果是短暂的。它们不能充分治疗侵蚀性食管炎或预防胃食管反流病相关的并发症。它们可能与其他药物发生交互作用，导致腹泻或便秘，因此应谨慎使用。**黏膜保护剂**三氯丙酚附着在受损的胃黏膜上，对胃酸和胃蛋白酶形成保护屏障，但其作用也是短暂的。**组胺 2 型**（H₂）受体拮抗剂有助于缓解症状，促进异常黏膜的愈合，但疗效有限。应避免使用西咪替丁，因为它会干扰肝细胞色素 P450 系统，影响华法林和苯妥英等药物的代谢。**质子泵抑制剂**（PPIs）是胃食管反流病的主要治疗方法（Fock 和 Poh，2010），它们比 H₂ 受体拮抗剂更有效，因为它们可以维持持久的症状缓解和黏膜愈合。

　　胃轻瘫患者可以使用胃复安（甲氧氯普胺片）增强食管蠕动，加快胃排空。使用胃复安的患者应监测中枢神经系统的副作用，如嗜睡、肌张力障碍和迟发性运动障碍（Katz 等，2013）。γ - 氨基丁酸 B 型受体激动剂**巴氯芬**可以减轻一过性食管下段括约肌松弛，从而减少餐后胃酸和非酸性反流事件的发生，但由于恶心、嗜睡、头晕和乏力等副作用，使其应用受限。选择性 5-HT 再摄取抑制剂西酞普兰可以降低食管高敏感性而控制反流症状。

　　轻度胃食管反流病（症状间断发作，病程＜ 2 周）可以服用小剂量 H₂ 受体拮抗剂和抗酸剂，同时改变生活方式。如果采取了这些措施，症状仍然存在，应每天服用两次 H₂ 受体拮抗剂。严重胃食管反流病需要每天服用 PPI，持续 8 周。如果出现警示症状，PPI 治疗无效的患者应进行内镜检查（图 14-1）。腹腔镜胃底折叠术治疗难治性胃食管反流病可能有效（表 14-8）。

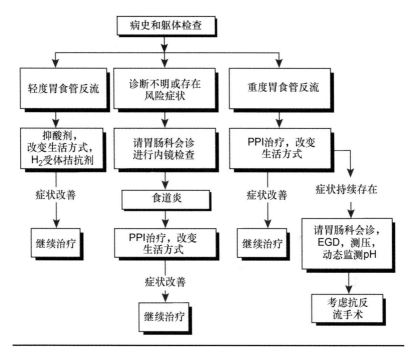

图 14-1　胃灼热的评估和处理原则

EGD，食管、胃、十二指肠镜检查；PPI，质子泵抑制剂

表 14-8　胃食管反流患者的外科转诊原因

不依从药物治疗	内科治疗的副作用
症状持续存在	存在大裂孔疝

■ 参考文献

Chang P, Friedenberg F: Obesity and GERD. Gastroenterol Clin North Am 43(1):161–173, 2014

Crockett SD, Barritt AS IV, Shaheen NJ: A 52 year old man with heartburn: should he undergo screening for Barrett's esophagus? Clin Gastroenterol Hepatol 8:565–571, 2010

Fock KM, Poh CH: Gastroesophageal reflux disease. J Gastroenterol 45:808–815, 2010

Fujiware Y, Arakawa T, Fass R: Gastroesophageal reflux disease and sleep disturbances. J Gastroenterol 47:760–769, 2012

Katz PO, Gerson LB, Vela MF: Guidelines for the diagnosis and management of gastroesophageal reflux disease. Am J Gastroenterol 108:308–328, 2013

Ke MY: How to differentiate non-erosive reflux disease from functional heartburn. J Dig Dis 13:605–608, 2012

Martín-Merino ME, Ruigómez A, García Rodríguez LA, et al: Depression and treatment with antidepressants are associated with the development of gastro-esophageal reflux disease. Aliment Pharmacol Ther 31:1132–1140, 2010

Zerbib F, Bruley des Varannes S, et al: Functional heartburn: definition and management strategies. Curr Gastroenterol Rep 14:181–188, 2012

第 15 章

恶心与呕吐

Manjula Dhayalan，M.D.

■ 临床表现

恶心是一种无痛的、不愉快的想吐的感觉。呕吐是一种自主反应，导致胃内容物通过口腔被强行排出；**干呕**是腹部肌肉收缩而未排出胃内容物；**反胃**是指胃内容物在无任何相关肌肉收缩的情况下，被动地逆流回到口腔。**反食**是一种功能性胃肠道（GI）疾病，表现为刚刚摄入的食物轻易地反流回口腔。

■ 鉴别诊断

恶心呕吐是许多疾病的常见症状，因此在处理此类患者时，仔细的鉴别诊断很重要（表 15-1）。

表 15-2 列出了急性和慢性呕吐的常见病因。**新发的恶心**是病毒性肠胃炎的最常见原因，通常是诺瓦克病毒感染。如果食用了未经烹煮和（或）储存不当、被**金黄色葡萄球菌**或**蜡样芽胞杆菌**污染的食物，细菌感染也是恶心的主要病因，毒素介导的呕吐一般在进食有毒食物后 1 ~ 6 h 内发生。精神科临床中恶心呕吐的感染原因包括中耳炎、复杂性泌尿道感染、病毒性肝炎和脑膜炎。药物相关的恶心呕吐也常见，主要包括癌症化疗药物、非甾体抗炎药、地

表 15-1　恶心呕吐的鉴别诊断

中枢系统疾病	胃肠道疾病	代谢性疾病	药源性	其他
良性位置性眩晕	阑尾炎	糖尿病酮症酸	抗心律失常药	急性青光眼
偏头痛	胆囊炎	中毒	抗生素	心肌梗死
晕动病	胃炎	妊娠	抗癫痫药	肾结石
占位性病变	胃食管反流病	尿毒症	化疗药	疼痛
头部外伤	胃轻瘫	肾上腺疾病	雌激素	精神障碍
梅尼埃病	肠易激综合征	甲状旁腺病变	乙醇	
脑膜炎	肠梗阻	甲状腺病变	非甾体抗炎药	
假性脑瘤	肠系膜缺血		阿片类	
癫痫	胰腺炎		地高辛	
	细菌性感染		药物过量或戒断	
	食物中毒		放疗	
	病毒性胃肠炎			
	胃肠粘连			

高辛、抗心律失常药、二甲双胍、抗生素、经皮或黏膜尼古丁制剂、阿片制剂、抗帕金森药、抗癫痫药和高剂量维生素。在有冠状动脉事件危险因素的患者中，新发生的恶心可能是急性心肌梗死的信号。

　　慢性恶心呕吐的鉴别诊断（表 15-2）最常见于妊娠。这些症

表 15-2　急性和慢性呕吐的病因

急性	慢性
病毒性胃肠炎	妊娠
食物中毒	胃轻瘫
药物副作用	胃出口梗阻
胃肠道梗阻	内分泌疾病
神经性脑膜炎	恶性肿瘤
术后	偏头痛
急性心肌梗死	吸食大麻
乙醇过量	特发性原因
其他感染性疾病	功能性原因

状在胃食管反流病和偏头痛中也很常见。**胃轻瘫**是一种非常重要的原因，这是一种无机械性梗阻的胃排空延迟性疾病，可能是糖尿病、帕金森病、淀粉样变性和副肿瘤综合征的并发症。药物相关的胃轻瘫多由抗胆碱能药、麻醉药和环孢素的治疗所致。一项胃排空研究定义了胃排空延迟性疾病的诊断：临床表现为进食 2 h 后超过 60% 的食物残留或 4 h 后超过 10% 的食物残留（Cherian 和 Parkman，2012）。继发于幽门狭窄或消化性溃疡的胃出口梗阻患者则表现为进食后 1 h 左右出现恶心。腹腔疾病、上消化道恶性肿瘤、肝炎或胰腺癌也可能伴有恶心和呕吐。恶心有时见于内分泌疾病如高钙血症或甲状腺功能减退患者，在精神病患者人群中的患病率高于社区患者。严重心衰引起肝和肠道充血出现的恶心较为罕见。**周期性呕吐综合征**患者通常每年间断发作 4 次，每次发作持续 6 天左右（Hejazi 和 McCallum，2011）。该综合征发作间期无症状，有家族性或个人偏头痛病史，与心境障碍有很高的共病率。周期性呕吐综合征必须与**功能性呕吐**（Talley，2007）相鉴别。功能性呕吐是指每周至少有一次无法解释的反复性呕吐，以及**慢性特发性恶心**，这种症状每天或每周至少出现数次，缺乏任何器质性病因。严重的恶心呕吐见于**大麻素剧吐综合征**（Nicolson 等，2012），这类患者长期规律使用大麻，症状具有周期性，可持续数月，有时伴有腹痛，热水淋浴可缓解。**反食综合征**的临床特征是毫不费力地使摄入的食物反流回口腔，伴有口臭、体重下降、轻到中度的上腹部不适（Hejazi 和 McCallum，2014）。

■ 风险分级

急性恶心呕吐通常与胃肠道感染、食物中毒、药物治疗、机械性梗阻或穿孔有关。

如果患者有使用免疫抑制剂史、胸痛、严重腹痛、神经功能缺损、发热、低血压、严重脱水、酸中毒、高血糖和肝功能异常，需要立即转到综合医院急诊科（Scorza 等，2007 年）。胆囊炎、阑尾炎和小肠梗阻等外科病因也不容忽视。机械性胃肠梗阻常伴有呕吐而无恶心。食道梗阻患者的呕吐物含有未消化的食物和唾液，而胃出口梗阻患者的呕吐物含有部分消化食物。含胆汁或粪臭样呕吐物提示肠梗阻。呕吐伴有眩晕、颈强直、发热或头痛提示神经系统疾病。

进食后 1 h 发生的延迟性呕吐提示胃出口梗阻或胃轻瘫。不伴恶心的喷射性呕吐提示颅内病变。晨起进食前呕吐多见于饮酒、妊娠或尿毒症。进食后不久发生的呕吐见于厌食症或贪食症患者。如果患者是育龄妇女，必须进行妊娠检查。早饱、餐后腹胀和腹部不适提示可能为胃轻瘫。引起恶心呕吐的药物可见于有 5-羟色胺（5-HT）能特性的精神药物，特别是选择性 5-羟色胺或 5-羟色胺−去甲肾上腺素再摄取抑制剂。

■ 精神科评估与处理

医生评估恶心或呕吐患者时，应该注意那些警示征兆（表 15-3）：年龄超过 55 岁，不明原因的体重下降，吞咽困难，持续性呕吐，消化道出血的证据，如便血或黑便，胃肠道肿瘤家族史，精神异常，腹痛，呕吐或局部性神经功能障碍。这些都需要转到医院做进一步检查和评估（Anderson 和 Strayer，2013）。

恶心呕吐患者进行体格检查应注意以下情况：脱水程度；皮肤和黏膜状态；有无体位性低血压、黄疸、淋巴结肿大和皮肤苍白。患者手指上的老茧提示患有暴食症；也可见腮腺肿大。腹部检查是

表 15-3　恶心呕吐的预警信号

年龄 > 55 岁	粪性呕吐
非自愿性体重下降	腹痛
进行性吞咽困难	胃肠道癌症家族史
持续性呕吐	局灶性神经功能缺损
胃肠道出血	精神状态改变

来源：Adapted from Anderson and Strayer 2013.

非常重要的；评估是否膨隆、肌紧张、手术瘢痕、疝和蠕动波等表现。腹部听诊：肠梗阻时肠鸣音亢进，而肠麻痹时肠鸣音减弱。震水音提示胃出口梗阻或胃轻瘫。上腹部压痛应考虑消化性溃疡或胰腺炎的可能性。右上腹痛应考虑胆道疾病。

如果怀疑使用毒品必须进行毒理学检查。腹部影像学检查可以评估有无肠梗阻。腹部 CT 检查可以发现感染性疾病和肠梗阻。怀疑胆石症导致胆总管阻塞时可进行右上腹超声检查和（或）肝胆道亚氨基二乙酸扫描。

恶心呕吐可以使用多种药物治疗（表 15-4）。吩噻嗪类药物如奋乃静和异丙嗪通常用于非精神病患者，但对于已经接受抗精神病药物治疗的患者来说可能有些不妥。苯酰胺类如胃复安治疗胃轻瘫有特异性疗效。5- 羟色胺拮抗剂昂丹司琼、多拉司琼和格拉司琼止吐效果明显，但可能有头痛、腹泻和乏力等副作用。严重的恶心使用地塞米松有效，但地塞米松可能会加重躁狂症状、失眠和易激惹，建议谨慎使用。屈大麻酚联合认知行为治疗对大麻素剧吐综合征有效。反刍综合征可以采用放松训练和腹式呼吸法，小剂量三环类抗抑郁药或巴氯芬可能有效。

表 15-4　恶心呕吐的药物治疗

抗胆碱药	多拉司琼
东莨菪碱	格拉司琼
抗组胺药	糖皮质激素
苯海拉明（苯那君）	地塞米松
茶苯海明（晕海宁）	
	神经激肽 1 受体拮抗剂
多巴胺受体拮抗剂	阿瑞匹坦
吩噻嗪类：奋乃静、异丙嗪	
丁酰苯类：氟哌利多、氟哌啶醇	抗精神病药物
苯酰胺类：甲氧氯普胺片（胃复安）	奥氮平
	苯二氮平类药物用于预期性恶心
5-HT 拮抗剂	
昂丹司琼	

来源：Adapted from Getto et al. 2011；Licup and Baumrucker 2010；Scorza et al. 2007.

■ 参考文献

Anderson WD, Strayer SM: Evaluation of nausea and vomiting in adults: a case-based approach. Am Fam Physician 88(6):371–379, 2013

Cherian D, Parkman HP: Nausea and vomiting in diabetic and idiopathic gastroparesis. Neurogastroenterol Motil 24(3):217–222, 2012

Getto L, Zeserson E, Breyer M: Vomiting, diarrhea, constipation and gastroenteritis. Emerg Med Clin N Am 29:211–237, 2011

Hejazi RA, McCallum RW: Cyclic vomiting syndrome in adults: rediscovering and redefining an old entity. Aliment Pharmacol Ther 34:263–273, 2011

Hejazi RA, McCallum RW: Rumination syndrome: a review of current concepts and treatments. Am J Med Sci 2014 [Epub ahead of print]

Licup N, Baumrucker S: Olanzapine for nausea and vomiting. Am J Hosp Palliat Care 27(6):432–434, 2010

Nicolson SE, Denysenko L, Mulcare JL, et al: Cannabinoid hyperemesis syndrome: a case series and review of previous reports. Psychosomatics 53:212–219, 2012

Scorza K, Williams A, Phillips DJ, et al: Evaluation of nausea and vomiting. Am Fam Physician 76:76–84, 2007

Talley NJ: Functional nausea and vomiting. Austr Fam Physician 36:694–697, 2007

第 16 章

排便习惯改变

Karen Friedman, M.D.

■ 临床表现

排便习惯具有很大的个体差异。一些患者认为每 3 天排便 1 次为正常，而另一些患者则认为一天 4 次水样便也是正常的。当患者主诉排便习惯发生改变如腹泻、便秘或便血时，精神科医生要根据患者的服药史快速评估当前状况，这是非常重要的。

评估的第一步是通过询问一些基本问题确定患者的正常排便习惯：患者的正常大便是怎样的？是松散还是块状？每天及每周排便几次？第二步是询问目前排便发生了哪些变化。一些基本概念有助于进一步确定这些问题：**急性发作**通常被定义为持续时间不超过 14 天，而**慢性发作**则适用于持续 14 天以上的腹泻（Thielman 和 Guerrant，2004）。腹泻常以排便次数（≥ 3 次 / 天）和体重变化（> 200 g/d）来描述（Thielman 等，2004）。**痢疾**的特征是粪便中可见便血（Farthing 等，2013）。**便秘**很难定义，大部分医生认为每周排便少于 3 次即为便秘，而患者则可能认为便秘意味着硬便、排便不净、腹部不适、胃胀气及腹胀等（American Gastroenterological Association 等，2013）。

■ 鉴别诊断

腹泻、便秘或便血的鉴别诊断庞大而复杂。在工业化国家，很少有患者死于腹泻或便秘（Farthing 等，2013）。便血是独立存在的，并可能存在更多的潜在风险。我们的目标则是建立一个成本效益的循证学方法（Thielman 和 Guerrant，2004）。

腹泻

表 16-1 列出了腹泻的常见原因。临床治疗腹泻的最佳方法是确定急性腹泻（＜2 周）还是慢性腹泻，并评估发生腹泻时的环境和人群（流行病学特征）（Schiller 和 Sellin，2010）。世界范围内急性腹泻通常是具有传染性的，而慢性腹泻在免疫功能正常的患者中通常是非感染性的，当然也有一些例外。在工业化国家和发展中国家，大部分急性腹泻是由病毒引起的，特别是在冬季；其次是细菌和寄生虫感染（Farthing 等，2013）。引起腹泻的最常见病毒是轮状病毒、诺如病毒和腺病毒。最常见的致病菌为**大肠埃希菌、空肠弯曲杆菌、志贺菌、沙门菌和弧菌**。最常见的寄生虫是**小隐孢**

表 16-1　腹泻的原因

流行病 / 暴发性疾病受累的患者	艾滋病患者
细菌感染	机会性感染（巨细胞病毒、疱疹病毒、隐孢子虫、**鸟分枝杆菌复合群**）
病毒感染（轮状病毒等）	
原虫感染（隐孢子虫感染）	
流行性特发分泌性腹泻（Brainerd 腹泻）	药物副作用
	淋巴瘤
糖尿病患者	
动力性改变（增加或减少）	**精神疾病住院患者**
药物（阿卡波糖、二甲双胍）	药物副作用
相关性疾病	**顽固性梭菌毒素**介导的结肠炎
腹腔疾病	鼻饲
胰岛素分泌功能不全	伴有溢出性腹泻的粪块梗阻
小肠细菌过度生长	

来源：Adapted from Thielman and Guerrant 2004.

子虫、贾第鞭毛虫、阿米巴原虫和圆孢子虫（Farthing 等，2013）。急性腹泻的其他原因包括食物过敏、食物中毒以及药物（Schiller 和 Sellin，2010）。慢性腹泻的鉴别诊断范围广泛，在大便常规化验的基础上（如苏丹黑染脂肪滴，粪便白细胞计数检查）需描述大便的特征，如脂肪样、水样或炎性便。

　　旅行者以及流行性或暴发性的腹泻通常存在特定的传染原因。糖尿病患者的腹泻很难诊断，因为他们可能存在急性诱因，如药物副作用以及相关性疾病，如腹腔疾病、胰岛素分泌功能不全以及细菌过度生长（Schiller 和 Sellin，2010）。艾滋病患者也会因药物副作用、淋巴瘤及机会性感染诱发腹泻。机构化和住院患者容易受到药物副作用、鼻饲副作用、局部缺血、伴有溢出性腹泻的粪块梗阻以及**顽固性梭菌**结肠炎的影响。

　　有一点需要反复强调，即药物可诱发腹泻。不论是否新服用的药物，几乎所有药物都可以引起腹泻（Chassany 等，2000）。在临床上，新药也会与曾经耐受良好药物的交互作用引起明显的腹泻。

便秘

　　最常见的便秘原因是结构无异常的结肠或直肠功能紊乱。功能性便秘可以分为正常运行性便秘、缓慢运行性便秘以及排便与肛门直肠排空障碍（Lembo 和 Ullman，2010）。正常运行性便秘患者的排便时间和次数均正常，但仍认为自己便秘。这些患者常常低纤维饮食且摄入液体量少，特别是水（Pare 等，2001）。排便与肛门直肠排空障碍常发生在女性患者，继发于分娩损伤、既往盆骨手术以及盆腔肌肉无力。解剖学异常也可发生便秘，例如直肠脱出、肛裂、直肠脓肿、栓塞性痔、直肠或阴道脱垂以及单发的直肠溃疡。肛门直肠疾病患者通常存在进食障碍和（或）躯体及性虐待史（Camilleri 等，1994）。

　　新发生便秘的患者应排除继发性便秘的诱因。这些诱因包括机械性小肠或大肠梗阻、药物治疗和全身性疾病（Lembo 和 Ullman，2010）。机械性梗阻的常见原因包括结肠直肠肿瘤、憩室病、直肠狭窄和膨出。神经精神疾病导致便秘的常见因素包括自主神经病变、痴呆、抑郁症和帕金森病。全身性疾病种类影响很多，包括脱水、电解质紊乱、糖尿病、甲状腺疾病及肾功能不全。最后，药物治疗包括住院精神疾病患者常用的药物是引起便秘的常见因素之一。需要引起注意的药物有酚噻嗪类抗精神病药、三环类抗抑郁剂、抗惊厥药、5-羟色胺受体拮抗剂和抗帕金森病的药物（Garvey 等，1990）。大部分抗胆碱能药物，包括抗组胺药和抗痉挛药也可以引起便秘。钙通道阻滞剂，特别是维拉帕米，常常会引起便秘。营养补充剂如铁、钙、铝、大部分抗酸药以及消胆胺通常也会引起便秘。

　　需要特别提及的是可能威胁生命的氯氮平引起的胃肠道并发症。有文献报道了若干例服用氯氮平后发生与胃肠道并发症相关的死亡案例；最常见的原因是严重嵌塞（Hibbard 等，2009）。氯氮平导致的低代谢综合征包括吞咽困难、肠阻塞、肠缺血和巨结肠。便秘的风险与药物剂量相关，并因与其他抗胆碱能药物的联合治疗而增加（Palmer 等，2008）。最近有一个案例报道对使用毒蕈碱激动剂如苯甲酰胆碱治疗上述问题产生了争议。

便血

　　便血可以是显性或是隐性的。显性是指血液在粪便中是可发现的，而隐性则指血液仅在便隐血试验中才能发现。隐血便通常不是紧急的情况，有可能是内脏出血、恶性肿瘤、感染、炎症和痔疮的指征。显性出血则可能是一些良性疾病的标志，如痔疮，但也可能意味着一些更严重的疾病如急性消化道出血、感染（结肠炎）或炎症（克罗恩病，溃疡性结肠炎）。

■ 精神科风险分级与处理

腹泻

　　当患者发生腹泻时，询问以下问题非常重要：

- 腹泻发生了多长时间？这有助于确定急性腹泻或慢性腹泻。
- 粪便的性状是怎样的？这有助于发现粪便含水量以及是否有

血、黏液、脂肪或食物颗粒。血便提示恶性肿瘤、炎性肠病变或急性感染性腹泻的可能性。粪便中的脂肪或食物颗粒则提示吸收不良、消化不良或肠道转运增加。

- 患者是否有口干、口渴、少尿或虚弱？这些都可能是脱水的标志。
- 患者是否有大便里急后重或失禁的症状？这可能提示直肠顺应性或肌肉调节障碍。
- 患者是否有腹胀、疼痛和发热？
- 患者服用包括非处方药在内的哪些药物？许多服用抗胆碱能药物的精神疾病患者会出现"溢出性腹泻"粪便嵌塞。
- 患者的饮食史？需要注意果汁、苏打水以及"无糖糖果"的摄入史。
- 患者既往是否有手术史或放疗史？
- 患者是否有睡眠中醒来的腹泻？如果存在，则腹泻的原因通常是器质性的，而不是肠易激综合征类的功能性腹泻（Schille 和 Sellin，2010）。

流行病学线索也具有重要的意义，如国外旅行；居住地为乡村或城市环境；患者饮用水的来源；患者的职业、性取向，以及乙醇或违禁药物使用史。如果患者近期使用过抗生素或有住院史，则要考虑到**艰难梭菌感染**。此外，减肥史和过度关注体形也会增加泻药滥用的可能性（Schiller 和 Sellin，2010）。

体格检查有助于评估腹泻的严重程度和脱水程度，以确定患者是否需要转诊至合适的急症监护室；同时也要监测患者的体重、体温、血压、心率和呼吸频率（Farthing 等，2013）。腹部的详细检查包括是否存在肠鸣音、腹胀、局限性或全腹压痛及肿块（Schiller 和 Sellin，2010）。如果患者出现严重的疾病或在最初的支持治疗后病情恶化，则需要将患者转诊至综合医院的急诊科。

患者的腹泻严重程度和脱水程度也应该进行评估。诊断脱水需要符合以下症状中至少 2 个：活动减少、眼窝下陷、黏膜干燥、口渴、桡动脉搏动减弱和皮肤弹性降低。如发生脱水，患者在进食的情况下可通过口服补充液体；在不能进食的情况下可转送至医疗机构治疗（图16-1）。医生应该经常对患者进行重新评估，如果患者发生严重脱水，即有上述表现中的若干干征再加上至少一个关键症状——昏睡或昏迷、不能口服治疗或桡动脉搏动消失，应该转诊并采用静脉补液后再进行口服补液治疗（Farthing等，2013）。维持足够的血容量和纠正液体及电解质紊乱要优先于诊断脱水原因。大部分腹泻都是由感染性疾病引起且病程有限。抗生素一般只适用于病情危重的患者，且这些患者应当及时转诊；近期有住院史或有抗生素使用史的患者应高度怀疑**艰难梭菌**感染，应送粪便标本进行**艰**

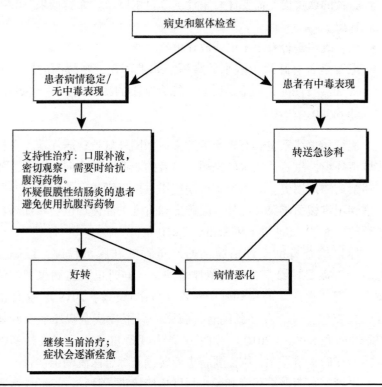

图 16-1　精神疾病患者腹泻的评估与处理原则

来源：Adapted from Manu P，Suarez RE，and Barnett BJ（eds）：Handbook of Medicine in Psychiatry. Washington，DC，American Psychiatric Publishing，2006，p. 236. Used with permission. Copyright © 2006 American Psychiatric Publishing.

难梭菌检测，同时可对患者进行甲硝唑的经验性治疗。可使用如洛哌丁胺等药物止泻。关于缓慢清除肠内病源菌的治疗问题在很大程度上还未被证实。

便秘

急性发作性便秘可能是病情严重的指征。梗阻的原因可能是肿瘤、恶性肿瘤转移或先前手术，也可能是肠麻痹导致的梗阻，也称**肠梗阻**。急性便秘发作的患者应通过腹部 X 线透视评估，如果存在气液平面，确认发生肠梗阻应立即转送至急诊科。

医生应重点询问与大便相关的问题，如患者对症状的描述、泻药的使用、目前的躯体问题和病史、手术史、精神疾病史、患者的生活方式、食物和液体的摄入，使用灌肠剂、栓剂和其他药物治疗等。大便直径改变、便血、缺铁性贫血、梗阻症状、年龄超过 50 岁、急性发作、直肠出血或脱垂以及体重减轻都是警示征象。体格检查应着重于胃肠道肿块的鉴别与肛门直肠的检查，以发现粪便嵌塞、狭窄、直肠脱垂、直肠膨出、直肠肿块。血液检测包括血生化、全血细胞计数、血钙、血糖和甲状腺功能（Lindberg 等，2011）。如果目前患者存在警示症状或征象，则需要紧急的胃肠会诊和结肠镜检查。

大多数患者是没有警示症状或征象的正常运转性便秘，世界胃肠病学会的国际指南（the World Gastroenterology Organization Global Guidelines）清楚地概述了治疗方法（Lindberg 等，2011）：第一步包括改变生活方式和饮食，停止或减少服用引起便秘的药物，并增加纤维摄入或其他渗透性缓泻剂的使用。改变饮食习惯包括每天摄入 25 g 纤维及 1.5～2 L 的液体。如果饮食习惯改变失败，第二步是从聚乙二醇或乳果糖开始尝试使用；新药鲁比普斯汀和利奈洛肽可以刺激回肠分泌，从而增加粪便的含水量。第三步包括试用刺激性缓泻剂、灌肠剂和促动力药物（图 16-2）。

便血

显性便血（参见"鉴别诊断"部分）与上消化道或下消化道

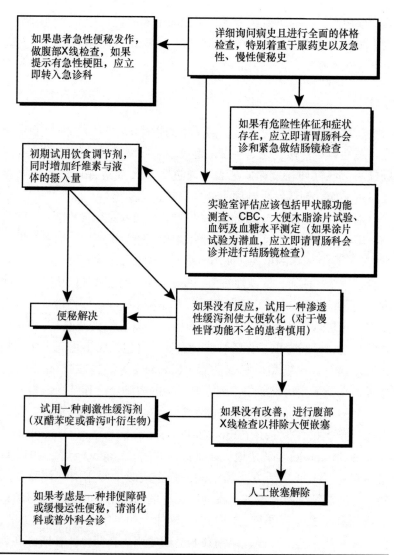

图16-2   精神疾病患者便秘的评估与处理原则

CBC，全血细胞计数

来源：Reprinted from Manu P，Suarez RE，and Barnett BJ（eds）：Handbook of Medicine in Psychiatry. Washington，DC，American Psychiatric Publishing，2006，p. 243. Used with permission. Copyright © 2006 American Psychiatric Publishing.

出血等有关，与痔疮等无关。如果患者有显性便血，或患者感到头晕或眩晕，应将其转送至急诊科。如果患者大便潜血阳性、年龄超过40岁，且有体重下降、食欲不振、大便直径改变或新发的便秘，则应及时进行结肠镜检查，以排除恶性肿瘤的可能。如果患者在精神科进行了一段时间的治疗，明智的做法是进行胃肠相关的评估。

■ 参考文献

American Gastroenterological Association, Bharucha AE, Dorn S, Lembo A, et al: American Gastroenterological Association medical position statement on constipation. Gastroenterology 144:211–217, 2013

Camilleri M, Thompson WG, Fleshman JW, et al: Clinical management of intractable constipation. Ann Intern Med. 121:520–528, 1994

Chassany O, Michaux A, Bergmann JF: Drug-induced diarrhea. Drug Saf 22:53–72, 2000

Farthing M, Salam M, Lindberg G, et al: Acute diarrhea in adults and children: a global perspective. J Clin Gastroenterology 47(1):12–20, 2013

Garvey M, Noyes R Jr, Yates N: Frequency of constipation in major depression: relationship to other clinical variables. Psychosomatics 31:204–206, 1990

Hibbard K, Propst A, Frank D, et al: Fatalities associated with clozapine-related constipation and bowel obstruction: a literature review and two case reports. Psychosomatics 50(4):416–419, 2009

Lembo AJ, Ullman SP: Constipation, in Sleisinger and Fordtran's Gastrointestinal and Liver Disease, 9th Edition. Edited by Feldman M, Friedman LS, Brandt LJ. Philadelphia, PA, WB Saunders, 2010, pp 259–286

Lindberg G, Hamid S, Malfertheiner P, et al: World Gastroenterology Organisation global guideline: Constipation–a global perspective. J Clin Gastroenterology 45(6):483–487, 2011

Palmer SE, Mclean RM, Ellis PM, Harrison-Woolrych M: Life-threatening clozapine-induced gastrointestinal hypomobility: an analysis of 102 cases. J Clin Psychiatry 69(5):759–768, 2008

Pare P, Ferrazzi S, Thompson WG, et al: An epidemiologic survey of constipation in Canada: definitions, rates, demographics, and predictors of health care seeking. Am J Gastroenterology 96:3130–3137, 2001

Poetter C, Stewart J: Treatment of clozapine-induced constipation with bethanechol. J Clin Psychopharmacology 33(5):713–714, 2013

Schiller LR, Sellin JH: Diarrhea, in Sleisinger and Fordtran's Gastrointestinal and Liver Disease, 9th Edition. Edited by Feldman M, Friedman LS, Brandt LJ. Philadelphia, PA, WB Saunders, 2010, pp 211–231

Thielman NM, Guerrant RL: Acute infectious diarrhea. N Engl J Med 350:38–47, 2004

第 17 章

尿潴留、尿频与尿失禁

Semie Kang，M.D.　　Kyle C. Katona，M.D.

■ 临床表现

急性尿潴留（acute urinary retention，AUR）是指突发性的不能排尿，可能引起身体疼痛，需要立即插管治疗以使膀胱减压（Selius 和 Subedi，2008）。急性尿潴留的典型临床表现为突发的排尿困难。最常见的病因是继发于老年男性的前列腺增生（Lameire 等，2005）。患者通常表现为下腹部疼痛或不适，并常常表现为烦躁不安。患者往往有尿急感但排尿困难（Sarma 和 Wei，2012），体格检查表现为膀胱膨胀，患者常常在膀胱深部触诊时因疼痛而躲避。未经治疗的尿潴留可导致肾积水、膀胱损伤和肾衰竭，应转送至最近的急症监护机构做进一步的评估（Lameire 等，2005）。

尿频或尿失禁患者常常不伴有疼痛。这类患者可能伴有一定程度的尿潴留，但是膀胱扩张的程度达不到需要紧急处理的程度。**尿频**是一个症状学术语，其定义为排尿次数比个人平时排尿次数增多（Fitzgerald 和 Stablein，2002）。**排尿频率**取决于多种因素，如药物治疗、液体摄入和潜在的疾病史如糖尿病（Selius 和 Subedi，2008）。

尿失禁是指非自愿性的尿液溢出。某些危险因素如药物使用和疾病史（特别是神经损伤）会引起症状的发作并伴随尿频（Curtis 等，2001）。如患者出现尿失禁，特别是在癫痫样发作、马尾神经综合征或脊索受压的情况下，临床医生应加以重视。如果患者是慢性尿失禁，通常很少要求治疗。

■ 鉴别诊断

尿路梗阻（表 17-1）、感染和药物治疗是急性尿潴留、尿频或尿失禁的最常见原因。尿路感染会引起肿胀、刺激、炎症，如不及时治疗最终会导致瘢痕组织和尿潴留（表 17-2）（Curtis 等，2001；Selius 和 Subedi，2008）。有大量药物可能导致急性尿潴留、尿频或尿失禁，因此充分了解精神疾病患者的药物治疗史尤为重要（表 17-3）。限制咖啡因或乙醇摄入会改善泌尿系统症状，因此也要询问患者是否有过量使用物质史。

表 17-1　尿路梗阻的鉴别诊断

性别	病史	体格检查和体征	诊断
男性	遗尿症、尿线细、排尿犹豫、尿急、尿频、既往尿潴留史	直肠指诊检查前列腺坚硬、无触痛、无结节	良性前列腺增生
	良性前列腺增生样症状＋体重减轻、背部或臀部疼痛	直肠指诊检查前列腺不规则、有结节或不对称	前列腺癌
	未割包皮的阴茎周围疼痛和肿胀	不消退的包皮水肿	包茎或嵌顿包茎
女性	阴道分娩＋盆腔压力、尿频、腰痛、性交痛	盆腔检查可见膀胱、直肠或子宫脱垂	膀胱膨出、脱肛或子宫脱垂
	盆腔疼痛、体重减轻、背疼、腹胀、痛经或异常子宫出血、性交痛	盆腔检查可见子宫或卵巢增大、附件增厚	妇科恶性肿瘤或子宫肌瘤
男性或女性	盆腔放射史、骨盆或会阴钝性损伤、性传播疾病史、尿流率低、膀胱排空不全	膀胱硬且肿胀、尿路周围硬结、有尿道分泌物	尿道狭窄

表 17-1 尿路梗阻的鉴别诊断（续表）

性别	病史	体格检查和体征	诊断
男性或女性	体重下降、无痛性血尿、吸烟史、尿频或尿急	体格检查无特异性发现	膀胱癌、输尿管癌或肾癌
	腹部+尿血；背部放射痛至前部+发热或恶寒；结石史或结石家族史	肋脊角压痛、腹部检查时肌强直和拒按	肾结石
	便秘、低纤维饮食、腹胀、使用慢性止痛药或麻醉剂	腹胀、肠鸣音亢进、粪便滞留大肠内	粪便嵌塞
	体重下降、全身症状、腹痛、食欲不振 ± 直肠出血、排便习惯改变	可触及腹部肿块、粪便潜血试验	晚期胃肠道恶性肿瘤

表 17-2 尿路感染的症状与体征

感染类型	病史和临床表现	体格检查和体征
急性前列腺炎（**大肠埃希菌和变形杆菌**是最常见的病原体；**奈瑟菌**和**衣原体**较少见）	高危性行为、高热和寒战、尿频、会阴和盆腔疼痛	前列腺检查：温度升高、湿润、肿胀、波动感（忌做前列腺按摩，以防导致菌血症）
非复杂性尿道炎和膀胱炎（健康非妊娠妇女）	排尿困难、尿频、尿急、下腹痛 ± 尿血	耻骨上触痛、膀胱扩张、部分患者体格检查无阳性发现
或		
复杂性尿道炎和膀胱炎［男性或有增加治疗失败风险的潜在病史的患者（如糖尿病、妊娠、病程>1周、长期留置尿管、近期使用过尿路器械或免疫抑制剂）］	排尿困难、尿频、尿急、下腹痛 ± 尿血	耻骨上触痛、膀胱扩张、部分患者体格检查无阳性发现（复杂性尿道炎/膀胱炎患者需要更长疗程的抗生素治疗）
肾盂肾炎（尿道炎或膀胱炎逆行感染所致）	表现为膀胱炎+发热、寒战和腰腹痛 ± 恶心或呕吐	耻骨上压痛、膀胱扩张、肋脊角压痛 ± 发热

表 17-3 引起泌尿系统异常的药物

药物种类	示例	对泌尿系统的影响
抗胆碱能药物	阿托品、东莨菪碱、格隆溴铵、吸入性抗胆碱能药（噻托溴铵、异丙托溴铵）	膀胱逼尿肌收缩减少，导致尿潴留
抗抑郁药（三环类）	阿米替林、去甲替林、丙咪嗪	与抗胆碱能药物类似，导致尿潴留
抗组胺药物	扑尔敏、苯海拉明	膀胱颈平滑肌收缩增加，导致尿潴留
抗精神病药物	氟哌啶醇、利培酮、硫利达嗪、甲哌硫丙硫蒽、氯丙嗪、氟奋乃静	抗胆碱能副作用，引起尿潴留；加重意识不清和镇静，导致尿失禁
镇痛剂/阿片类药物	吗啡及其衍生物	尿潴留与尿失禁；加重便秘与急性尿潴留
苯二氮䓬类药物	地西泮、劳拉西泮、氯硝西泮	轻微抗胆碱能副作用；中枢神经系统抑制、意识不清/镇静、尿失禁/急性尿潴留风险增加
钙离子通道阻滞剂	地尔硫䓬、维拉帕米	尿潴留
利尿剂	呋塞米、噻嗪类	尿量增加，导致尿频/尿失禁
非甾体抗炎药	布洛芬、萘普生	尿潴留
类交感神经药物（α肾上腺素能激动剂）	鼻腔减充血剂（伪麻黄碱）	尿失禁和尿潴留

来源：Data from Verhamme et al. 2008.

■ 精神科风险分级、评估与处理

急性尿潴留是一种内科急症，需要下福莱导尿管（Foley catheter）即刻减压。急性尿潴留、尿频和尿失禁的最常见原因是梗阻、感染和药物治疗。引起泌尿系统症状的精神药物有抗胆碱能药物、抗组胺药物、苯二氮䓬类药物、抗精神病药物和抗抑郁剂。回顾当前的药物清单并停用潜在的诱导尿潴留的药物是非常重要的。尿路感染（urinary tract infection，UTI）会引起急性尿潴留、尿频和尿失禁。复杂性与非复杂性尿路感染患者的识别和风险分级，将会决定治疗方法和治疗的持续时间。如果经过福莱导尿治疗，患者的症状仍持续存在，一旦出现急性肾衰竭或任何脓毒症的迹象，应立即转至医院。老年痴呆患者的治疗较困难。对发烧、精神状态发生急性改变或躯体检查发现尿路感染的患者应谨慎使用抗生素。

急性尿潴留的发病率较高，并且随着年龄增长和共病增多而进一步增加（Armitage 等，2007）。尿液可进行尿液分析和培养。血液检查则包括基础代谢系列、全血细胞计数和前列腺特异性抗原的检测（图 17-1）（Selius 和 Subedi，2008）。确定疾病的复杂性与非复杂性是处理与治疗泌尿系统感染的关键（图 17-2）。

最紧迫的问题是确定将患者送至急诊科的时机。在有梗阻的情况下，如果福莱导尿管减压不能缓解症状或发现患者出现急性肾衰竭的征象（如血尿素氮升高、肌酐升高或严重电解质紊乱），应将患者送至医院做进一步评估；如果怀疑癫痫发作、马尾神经综合征或急性尿失禁等急症，需要立即转至医院（Curtis 等，2001）。所有合并复杂性或非复杂性肾盂肾炎且对氟喹诺酮类药物有高耐药性的社区人群应在医疗机构接受静脉抗生素治疗（Hooton，2012；Hooton 等，2010）。在复杂性或非复杂性尿路感染患者发生脓毒症征象时（如服用抗生素后未缓解发热、高血压、心动过速）也应转送至医疗机构。

老年痴呆患者因其多重用药（特别是抗胆碱能药物）和内科合并症问题导致的泌尿道改变，常常导致疾病治疗困难。治疗的第一步是回顾药物使用清单并停用不必要的药物。尿路感染在老年患者感染疾病中占 25%。谵妄状态通常被认为是精神状态相关的改变，同时也提示需要进行尿路感染的检查（D'Agata 和 Loeb，2013）。对于确有尿路感染的患者，可谨慎使用抗生素，这些症状或体征

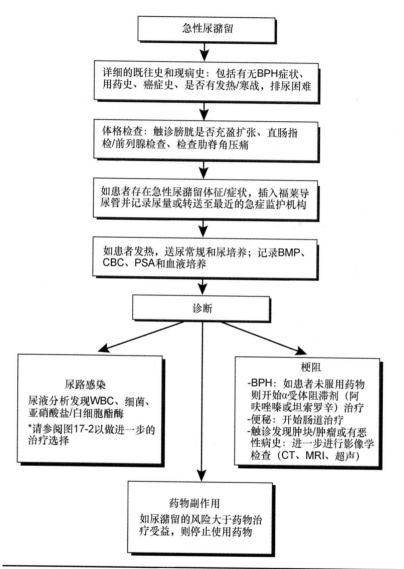

图 17-1 急性尿潴留的处理原则

BPH，良性前列腺增生；BMP，基础代谢谱；CBC，全血细胞计数；CT，计算机断层扫描；MRI，磁共振成像；PSA，前列腺特异抗原；WBC，血白细胞

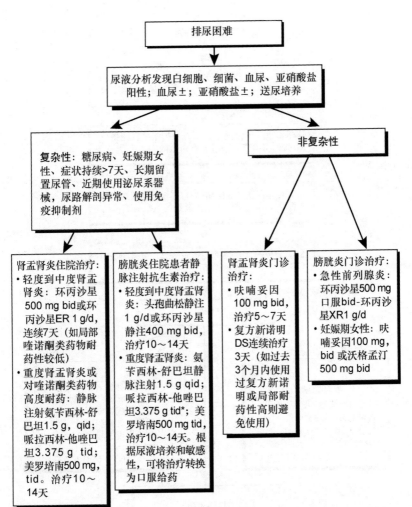

图 17-2 排尿困难的处理原则

bid，一日两次；tid，一日三次；qid，一日四次；DS，两倍浓度；ER，延长释放；XR，延长释放

* 孕妇可使用。氟喹诺酮类药物在孕妇中使用是不安全的

包括发热、寒战、尿急或尿频恶化、急性排尿困难、触诊膀胱或肋脊角时表情痛苦或躲避和（或）精神状态发生急性改变（Mody 和 Juthani-Mehta，2014）。对无症状或仅有尿检阳性的患者过度治疗，

会增加抗生素的耐药性和**艰难梭菌**感染的发生率。

疑似由急性尿潴留导致的谵妄或精神状态改变需要福莱导尿管插管处理。上文中提到的住院适应证如急性肾衰竭、脓毒症或膀胱减压术后症状对这些人群也都适用。

■ 参考文献

Armitage JN, Sibanda N, Cathcart PJ, et al: Mortality in men admitted to hospital with acute urinary retention: database analysis. BMJ 335(7631):1199–1202, 2007

Curtis LA, Dolan TS, Cespedes RD: Acute urinary retention and urinary incontinence. Emerg Med Clin North Am 19(3):591–619, 2001

D'Agata E, Loeb M: Challenges assessing nursing home residents with advanced dementia for suspected urinary tract infections. J Am Geriatr Soc 61(1) 62–66, 2013

Fitzgerald MP, Stablein U: Urinary habits among asymptomatic women. Am J Obstet Gynecol 187(5):1384–1388, 2002

Hooton TM: Clinical practice: uncomplicated urinary tract infection. N Engl J Med 366(11):1028–1037, 2012

Hooton TM, Bradley S, Cardenas D, et al: Diagnosis, prevention, and treatment of catheter-associated urinary tract infection in adults: 2009 international clinical practice guidelines from the Infectious Disease Society of America. Clin Infect Dis 50(5):625–664, 2010

Lameire N, Van Biesen W, Vanholder R: Acute renal failure. Lancet 365(9457):417–430, 2005

Mody L, Juthani-Mehta M: Urinary tract infections in older women: a clinical review. JAMA 311(8):844–854, 2014

Sarma AV, Wei JT: Benign prostatic hyperplasia and lower urinary tract symptoms. N Engl J Med 367:248–257, 2012

Selius B, Subedi R: Urinary retention in adults: diagnosis and initial management. Am Fam Physician 77(5):643–650, 2008

Verhamme KM, Sturkenboom MC, Stricker BH, et al: Drug-induced urinary retention: incidence, management and prevention. Drug Saf 31(5):373–388, 2008

第18章

水　肿

Salonie Pereira，M.D.

■ 临床表现

水肿是指细胞内（细胞水肿）或细胞间隙（间质水肿）液体过分蓄积。细胞间隙可容纳几升液体，因此在水肿明显出现前，患者的体重可能已增加近10%。水肿分为指凹性和非指凹性两种。最常见的是**指凹性水肿**。当按压水肿部位，液体会流到其他部位而在皮肤表面和软组织上留下一个凹陷。当液体富含蛋白质时，经常出现**非指凹性水肿**，如淋巴回流受阻。另外，也可见于慢性疾病或渗透性病变如黏液性水肿引起的皮肤改变。

根据水肿的病因和发病机制，可将其分为全身性或局部性水肿（表18-1）。**全身性**或**双侧性**水肿常提示体内液体量增加，通常由毛细血管静水压增加、毛细血管胶体渗透压降低和（或）钠水潴留引起。身体局部的创伤、炎症或静脉回流不全常导致继发的**局部性**或**单侧水肿**。

■ 鉴别诊断

为了更安全地对患者进行水肿分类，临床医生应考虑水肿部位、发生速度、伴随症状以及病史等因素。有些患者可能需要送至

表 18-1　水肿的病因

全身性或双侧性水肿	局部性或单侧性水肿
心脏：充血性心力衰竭、心脏瓣膜病、缩窄性心脏病	深静脉血栓形成
肾：肾病综合征、肾炎综合征、肾衰竭（急性、慢性）	下腔静脉、髂静脉压迫
肝：肝硬化/肝衰竭	慢性静脉功能不全
营养和代谢：营养不良（如恶性营养不良）、吸收不良、黏液水肿	腹腔间隔综合征
过敏反应：血清病、血管性水肿	蜂窝织炎
药物：钙通道阻滞剂	Baker 囊肿
妊娠	恶性肿瘤
静脉功能不全	

急诊科评估，而其他患者可在精神科进行安全性评估。

全身性或双侧性水肿

在非卧床患者中，全身性或双侧性水肿以下肢部位最显著，而卧床患者则是骶髂关节部位表现得最为突出。最严重和最普遍的水肿形式是**全身水肿**。大部分全身水肿患者存在心脏、肾、肝问题或营养不良（表 18-2）。

在**充血性心力衰竭、心脏瓣膜病、限制性和缩窄性心脏疾病**患者中，静脉压升高和心排出量减少会引起水肿，并导致肾小球滤过率降低。这可能引发神经体液的级联反应，并导致钠水重吸收增加和总的水钠潴留（Braunwald，1998）。充血性心力衰竭患者可见呼吸困难、端坐呼吸、阵发性夜间呼吸困难、坠积性水肿和疲劳感，该类患者体格检查时可能会有颈静脉压升高、基底动脉狭窄、奔马律及指凹性水肿。无创性检查超声心动图有助于诊断心脏疾病，治疗方案包括利尿剂、血管紧张素转换酶抑制剂和 β 受体阻滞剂

表 18-2 全身性或双侧性水肿的鉴别诊断

鉴别诊断	病史	体格检查
收缩期心衰	呼吸困难、端坐呼吸、阵发性夜间呼吸困难、心绞痛	双侧水肿达 66%；S3 奔马律、啰音、四肢发凉、肝大、颈静脉压升高
心包积液	胸骨下胸痛、呼吸困难和头晕；心包积液高危因素史（结缔组织病、胸部外伤、心肌梗死、心脏手术史、尿毒症、肺结核或恶性肿瘤）	双侧水肿、奇脉；严重病例可能有血压过低；心音低沉、心包摩擦音；颈静脉压升高
缩窄性心包炎	心力衰竭症状逐渐进展：危险因素包括放射暴露史、结缔组织病、胸部创伤、心肌梗死、心脏手术史、尿毒症、肺结核、恶性肿瘤；心包炎病史	双侧水肿、腹水、肝大；心包叩击音；颈静脉压大幅度下降、Kussmaul 征（吸气时颈内静脉压升高）；颈静脉压升高
肺源性心脏病	慢性阻塞性肺疾病、肺栓塞或睡眠呼吸暂停史提示肺动脉高压导致的肺心病	双侧水肿；肺部检查异常伴喘息或啰音；腹水或肝大；颈静脉压升高
肝硬化	酒精滥用、病毒性肝炎、输血	双侧水肿、肝大；脾大、腹水；黄疸和脐周静脉曲张（海蛇头）；正常颈静脉压
肾病综合征	蛋白含量增加的泡沫尿；可见尿频或尿液颜色改变	低蛋白血症引起的双侧性和全身性水肿；眶周及四肢水肿；正常颈静脉压
严重营养不良	长期和食物摄入明显减少	低蛋白血症引起的双侧水肿是全身性的；可见眶周及四肢水肿；蛋白质缺乏引起的肌肉萎缩可能会被液体潴留掩盖，营养不良引起的肌肉萎缩仍明显可见；正常颈静脉压

表 18-2　全身性或双侧性水肿的鉴别诊断（续表）

鉴别诊断	病史	体格检查
甲状腺功能减退/黏液水肿	疲劳、怕冷、皮肤干燥、便秘、体重增加、毛发粗糙	手背、眶周和胫前区发生双侧性非指凹性水肿；正常颈静脉压
药源性水肿	水肿的发生与药物治疗同时发生	双侧水肿；正常颈静脉压
脂肪水肿	特发于年轻肥胖女性	以不累及足部为特征的非指凹性双侧水肿

（Onwuanyi 和 Taylor，2007）。

睡眠呼吸暂停综合征、左心衰竭或慢性肺病常引起**肺心病/肺动脉高压**，常常是未被识别的水肿病因。肺动脉高压导致患者右心充血进一步引起静脉高压。首发症状包括劳力性呼吸困难、嗜睡和疲劳。随着肺动脉高压和右心室衰竭的进展，还会出现其他问题。确诊肺动脉高压需要经过右心导管检查，平均肺动脉压 ≥ 25 mmHg 时方可确诊（Shah 等，2006）。

肾病综合征由原发性（特发性）肾病或糖尿病等继发引起，其特征为大量蛋白尿、低蛋白血症、高脂血症、水肿及血液凝固性增高。肾病综合征的典型表现是进行性下肢水肿、体重增加和疲劳；疾病晚期患者可发展为眶周或生殖器水肿、腹水、胸腔或心包积液。尿蛋白值 3 个"＋"号是诊断肾病蛋白尿的有效方法。**急性肾小球肾炎**的水钠排泄不全引起新发水肿时，应考虑合并了血尿和高血压。

肝衰竭可导致低蛋白血症和胶体渗透压降低，从而引起全身或双侧腿部水肿。终末期肝病可导致严重的钠水潴留（Heidelbaugh 和 Bruderly，2006）。患者也会出现其他肝衰竭的征象，如腹水、脐周静脉曲张、黄疸、蜘蛛痣或红斑掌，并伴有肝功能异常和凝血酶原时间延长。继发于营养不良或进食障碍、吸收不良或蛋白丢失性肠病的**低蛋白血症**可导致全身性水肿。

甲状腺功能亢进或**甲状腺功能减退**都会引起外周水肿，后者更常见。胫骨前缘黏液性水肿可能是甲状腺功能亢进或甲状腺功能减退引起的，更多见于后者。胫骨前缘黏液性水肿表现为胫骨上方非指凹性的橡胶状水肿，通常被认为是黏多糖蓄积的结果（Cho 和 Atwood，2002）。面部、眼睑局部或单侧性水肿及手背水肿更常见。临床医生询问病史时可见怕冷或怕热、抑郁、激越、精神病症状、体重改变和排便习惯改变；体格检查可见心动过速、心动过缓、眼球突出或甲状腺肿大。

80% 的妊娠妇女会发生全身或双下肢水肿。妊娠期水肿可由多种因素所致，包括妊娠早期的血浆体积增加和钠潴留，以及妊娠后期子宫压迫髂部血管。值得注意的是，妊娠本身可导致孕妇发生血栓。因此，妊娠妇女新发或出现不对称性下肢水肿时，应高度怀疑深部静脉血栓（deep vein thrombosis，DVT）。另外，妊娠高血压患者在孕期三个月后突然出现非指凹性水肿，且手部和面部严重时，需要到急诊评估**先兆子痫**的可能性。蛋白尿进一步支持该诊断。先兆子痫是一个潜在的致命性疾病，住院患者应快速控制血压并预防癫痫发作，做好紧急引产的准备。

脂肪水肿表现为非指凹性双侧水肿，经常被误诊为周围水肿或淋巴水肿。这种情况的腿部肿胀由皮下组织中脂肪浸润造成，以不累及足部为典型特点。脂肪水肿常见于年轻女性。肥胖和抑郁可能与这个综合征相关，利尿剂滥用是较常见的原因之一。需要强调的是，肥胖本身并不会引起水肿，这是由慢性静脉功能不全、淋巴水肿以及阻塞性呼吸暂停的发生或恶化引起的。

药源性水肿（表 18-3）相当常见，患者均表现为弥漫性水肿（Cho 和 Atwood，2002）。从精神药理学方面分析，普遍认为单胺氧化酶抑制剂可引起水肿。无对照组的研究发现，三环类抗抑郁药也可能引起水肿，但尚未发现确凿的证据。有案例报道发现，奥氮平（Christensen，2003）、利培酮（Yang 和 Cheng，2012）以及喹硫平（McSkimming 等，2012）可引起水肿，如果需继续使用有潜在风险药物的治疗，首先应排除引起水肿的其他危险因素。

表 18-3 导致水肿的药物

精神药物	钙通道阻断剂
单胺氧化酶抑制剂	可乐定
三环类抗抑郁剂	二氮嗪
丙戊酸盐	胍乙啶
奥氮平	肼屈嗪
利培酮	甲基多巴
喹硫平	米诺地尔
抗高血压药	利血平
β 受体阻断剂	

局部性或单侧水肿

局部性或单侧性水肿的鉴别诊断（表 18-4）包括深部静脉血栓（DVT），因这种情况发生肺栓塞时可能有生命危险。DVT 的风险因素包括近期手术或卧床、恶性肿瘤、长时间飞机旅行、血栓形成倾向、口服避孕药同时吸烟、有 DVT 史、血液黏稠度增高。DVT 的典型表现为腿部急性水肿、疼痛，并可伴随皮肤褪色；也可表现为明显的轻微无痛性非对称性水肿。体格检查常常不可靠，急性水肿患者需要进一步评估。如果出现呼吸窘迫或缺氧，应将患者立即送至急诊科做肺栓塞的评估。所有疑似 DVT 的患者必须尽快进行多普勒和静脉超声检查，以确定是否存在血栓及其部位（Ely 等，2006）。

蜂窝织炎很难与 DVT 鉴别。蜂窝织炎表现为肢体肿胀、发热、触痛，经常出现发热和白细胞计数升高。许多蜂窝织炎患者需要多普勒或超声检查以排除 DVT。治疗包括静脉点滴或口服抗生素。

静脉淤滞是非对称性水肿的常见原因。静脉功能不全是一种良性的慢性静脉瓣功能不全，通常由外伤或复发性 DVT 所致。静脉功能不全的特点是慢性指凹性水肿，常与棕色含铁血黄素沉积于腿部皮肤、淤滞性皮炎和溃疡有关（Bergan 等，2006）。它可以是单侧的，也可以发生于双侧；通常是临床的诊断，但可通过多普勒确诊。

表18-4　单侧性水肿的表现

病情	病史	体格检查
深部静脉血栓	急性/亚急性小腿疼痛和单侧性水肿；危险因素包括（近期手术或卧床、恶性肿瘤、既往血栓栓塞疾病的个人或家族史、手术、妊娠或激素治疗史	单侧水肿；不对称性压痛、皮温高、红斑和腿后可触及"条索样"物；正常颈静脉压
慢性静脉功能不全	慢性肿胀、疼痛、腿部沉重感、站立后加重；危险因素包括高龄、女性、肥胖、妊娠、既往腿部受伤、静脉血栓形成史、静脉曲张家族史	双侧或单侧腿部水肿；胫部深红褐色皮肤色素沉着或踝周围皮肤溃疡；静脉曲张；湿疹样改变（静脉性皮炎）；脂性硬皮病
Baker囊肿破裂	急性、单侧、小腿肿痛；临床症状可能与深静脉血栓形成相似；腓肠肌囊肿多见于有关节炎等病史	单侧水肿；腓肠肌囊肿破裂前可见明显扩大
淋巴水肿	先天性或继发性恶性肿瘤、放射暴露史、手术或感染（如丝虫病）	单侧或双侧水肿；最初指凹性水肿；慢性水肿导致的纤维化、过度角化、皮肤粗糙和非指凹性水肿；Stemmer征（即不能提起第二脚趾背部皮肤）；正常颈静脉压
蜂窝织炎	急性发热、疼痛、肿胀、四肢发红	单侧肢体肿胀、发热、触痛
腹腔间隔室综合征	四肢创伤、骨折或感染	单侧水肿；严重的四肢疼痛，特别是肌肉被动伸展时；触诊时肌紧张；肌无力；感觉减退

淋巴水肿是由于淋巴液转运受损导致的在一个或多个肢体中引起富含蛋白质的淋巴液发生病理性蓄积，并导致慢性无痛性肿胀。它可以是先天性的，也可以是后天性的。腿部淋巴水肿的常见原因包括肿瘤（如淋巴瘤、前列腺癌、卵巢癌）、淋巴管病变、放疗和感染（丝虫病）。在美国，淋巴水肿最常见的原因是乳腺癌术后腋窝淋巴结清除；淋巴水肿发生于清除腋窝淋巴结的手臂处。慢性淋巴水肿与静脉性水肿的区别在于特征性的皮肤变化、有无指凹性水肿以及诱发病因史。皮肤变厚变黑可能发展为多个苔藓样突起样生长的淋巴淤积性疣病。

反射性交感神经营养不良是一个罕见的原因，为逐渐一侧性疼痛性水肿。患者在一些创伤刺激如卒中或心肌梗死后，主诉肢体疼痛，通常是一侧肢体。肩部局部外伤或神经根受损也可引起反射性交感神经营养不良。接下来大部分时间处于自主神经不稳定期，肢体皮肤变色、萎缩和水肿。

另外，精神病患者长时间应用止血带缠绕肢体可引起人为的水肿。

■ 精神科风险分级、评估与处理

获取全面病史和体格检查是诊断水肿原因的关键因素。采集病史需要询问水肿的部位和持续时间、位置或日间变化，以及疼痛或不适表现和程度。应当询问女性患者是否怀孕，水肿是否与月经周期有关。既往医学病史应回顾已知导致水肿的任何疾病，包括心脏、肝、肾疾病；长期酒精滥用；高凝疾病和癌症（包括与任何手术或放疗）。

如果患者有呼吸道症状或体征（呼吸困难、呼吸急促和血氧饱和度下降）伴发双侧水肿，或患者病史提示近期有心脏事件（胸痛，恶心，出汗），需排除急性心脏事件如心肌梗死，或患者出现急性发作和水肿恶化，患者应立即转送到医疗单位。

与明确病因相比，识别水肿这一体征是紧急突发的、急性还是非急性情况更为重要（表18-5），紧急突发情况需要立即采取行动。通常需要一名医生进行紧急评估。急性原因需要内科医生或专家在1～2天内进行密切的门诊随访，非紧急原因需要在一两周内进行常规随访。

表18-5　水肿相关的风险分级

突发性	急性	非急性
急性失代偿性心力衰竭	充血性心力衰竭（无肺水肿）	药源性淋巴水肿
急性肾衰竭	蜂窝织炎	慢性静脉功能不全
急性肝衰竭	肾病综合征	人为性水肿
深部静脉血栓形成	肾小球肾炎	特发性水肿
腹腔间隔室综合征	Grave 病（甲状腺功能亢进）	脂肪水肿
脓肿	甲状腺功能减退	正常妊娠
血管性水肿	肝硬化	反射交感性营养不良
先兆子痫	低蛋白血症（营养不良、吸收不良）	腘窝囊肿
	静脉压迫（肿瘤）	
	肌肉或肌腱断裂	

来源：Adapted from Manu P，Suarez RE，and Barnett BJ（eds）：Handbook of Medicine in Psychiatry. Washington，DC，American Psychiatric Publishing，2006，p. 321. Used with permission. Copyright © 2006 American Psychiatric Publishing.

■ 参考文献

Bergan JJ, Schmid-Schonbein GW, Smith PD, et al: Chronic venous disease. N Engl J Med 355:488–498, 2006

Braunwald E: Edema, in Harrison's Principles of Internal Medicine, 14th Edition, Vol 1. Edited by Fauci A, Braunwald E, Isselbacher K, et al. New York, McGraw-Hill, 1998, pp 210–214

Cho S, Atwood JE: Peripheral edema. Am J Med 113:580–586, 2002

Christensen RC: Olanzapine-associated bilateral pedal edema. J Clin Psychiatry 64(8):972, 2003

Ely JW, Osheroff JA, Chambliss ML, et al: Approach to leg edema of unclear etiology. J Am Board Fam Med 19:148–160, 2006

Heidelbaugh JJ, Bruderly M: Cirrhosis and chronic liver failure: part 1. diagnosis and evaluation. Am Fam Physician 74:756–762, 2006

McSkimming AJ, Dham P, Alexander J, Dinesh A: Peripheral oedema in quetiapine therapy. Aust N Z J Psychiatry 46(8):790–791, 2012

Onwuanyi A, Taylor M: Acute decompensated heart failure: pathophysiology and treatment. Am J Cardiol 99:25D–30D, 2007

Shah MG, Cho S, Atwood JE, et al: Peripheral edema due to heart disease: diagnosis and outcome. Clin Cardiol 29:31–35, 2006

Yalug I, Ozten E, Evren Tufan A, et al: Bilateral pedal edema associated with olanzapine use in manic episode of bipolar disorder: report of two cases. Prog Neuropsychopharmacol Biol Psychiatry 31:1541–1542, 2007

Yang HN, Cheng YM: Peripheral edema associated with risperidone oral solution: a case report and a review of the literature. J Clin Psychopharmacol 32(1):128–130, 2012

第 19 章

头 痛

Marc L. Gordon, M.D., FAAN   Sassan Naderi, M.D.

■ 临床表现

　　头痛是最常见的躯体症状之一。大多数人在一年内都会经历头痛。在美国，超过 5% 的人因头痛寻求过医疗帮助。急诊室就诊的患者 2% ～ 3% 为头痛（Marcus 和 Bain，2011）。从病因上来看，绝大多数头痛是良性的，但临床医生必须谨慎地排除可危及生命或导致永久性残疾的以头痛为临床表现的潜在性疾病。头部疼痛敏感的区域包括头皮、颅骨、脑膜、鼻窦、牙齿、颞下颌关节、血管、部分颅神经和上颈神经根。我们需要详细询问病史，确定疼痛的位置、性质和强度、头痛的持续时间，及其他相关的令患者担忧的症状。此外，应进行详细的躯体和神经系统检查，以识别可能提示任何严重的潜在疾病体征。

　　我们应当关注新发或异常严重的头痛。头痛的性质（搏动性、刺痛、压迫样或稳定性）对病因诊断非常重要。疼痛最强烈的部位往往为明确头痛的病因提供线索。例如，单侧颞部疼痛可能提示颞动脉炎，枕部疼痛和颈部强直可能提示脑膜炎或蛛网膜下腔出血。数分钟内出现的剧烈头痛是一个危险信号，应当保证采用有效的检查手段来排除颅内出血。从睡眠中醒来或夜间发生的头痛要警惕颅内压增高，应当询问头痛发生的频率和持续时间，并注意可能引发或加重头痛的事件以及近期内任何创伤史。有占位性病变或颅内压升高的患者进行 Valsalva's 试验或改变头部位置时会加剧疼痛。其他可能提示患者继发性头痛风险的相关症状，还包括患者的基本精神状态改变、颈强直、视力改变、发热或局部神经系统障碍。

■ 鉴别诊断

医生必须识别严重而威胁生命的症状。危险的头痛一般是继发于其他病变，头痛只是其中的一个症状。原发性头痛虽然有时使人虚弱，但不会导致死亡或其他严重病变。区别原发性头痛和继发性头痛是非常重要的（表 19-1），最好是通过详细询问病史和全面的体格检查以及辅助实验室检查加以鉴别。

■ 风险分级

评估患者头痛时，医生必须首先确定头痛是原发的、良性的，

表 19-1 继发性和原发性头痛的鉴别诊断

继发性头痛	颞动脉炎
颅内出血	感染原因
硬膜下血肿	脑脓肿
硬膜外血肿	脑膜炎
蛛网膜下腔出血	脑炎
实质性脑出血	鼻窦炎
颅内压增高	
颅内肿瘤	**原发性头痛**
脑静脉血栓形成	偏头痛
假性脑瘤	不伴先兆性偏头痛
颅内压减低	先兆性偏头痛
腰椎穿刺后头痛	紧张型头痛
炎性／血管炎性头痛	丛集性头痛

还是继发的，以及可能的危险性。医生必须对头痛患者进行详细询问，以确定是否存在严重的症状（表 19-2）。

■ 精神科评估与处理

体格检查应该包括生命体征的评估，以及详细的神经系统和视力以及头部、面部和颈部的检查。临床医生应该注意寻找提示患者存在危险的继发性头痛症状（表 19-3）。体温升高是很关键的诊断依据。发热提示脑膜炎、脑炎或脑脓肿、颅内出血或下丘脑病变的可能性；同样，急性鼻窦炎或颞动脉炎也可出现头痛和发热。头痛

表 19-2　头痛风险分级症状

突然发作	咽鼓管充气检查疼痛加重
新发，特别是 50 岁以上人群	近期头部外伤
头痛方式突然改变	精神状态改变
严重程度高	颈强直
进行性病程	视力改变
夜间恶化	发热
疼痛引发睡眠中觉醒	局部神经系统症状

来源：Adapted from Manu P, Suarez RE, and Barnett BJ（eds）：Handbook of Medicine in Psychiatry. Washington, DC, American Psychiatric Publishing, 2006, p. 163. Used with permission. Copyright © 2006 American Psychiatric Publishing.

表 19-3　头痛风险分级的体征

发热	阳性）
严重高血压（收缩压 ≥ 180 mmHg 或舒张压 ≥ 120 mmHg）	视神经乳头水肿
步态改变	近期头部外伤的伤痕（Battle 征，熊猫眼）
精神状态改变	触痛、硬结、颞动脉搏动消失
共轭不良性凝视	瞳孔不等大
局部神经系统缺陷	视野异常
颈强直（Kernig 征，Brudzinski 征	

来源：Adapted from Manu P, Suarez RE, and Barnett BJ（eds）：Handbook of Medicine in Psychiatry. Washington, DC, American Psychiatric Publishing, 2006, p. 164. Used with permission. Copyright © 2006 American Psychiatric Publishing.

伴有收缩压 ≥ 180 mmHg 或舒张压 ≥ 120 mmHg 可能提示高血压危象。高血压也可能是任何病变导致颅内压升高的结果，尤其是伴有心动过缓时。任何局部的神经系统病变可能是颅内结构性病变的标志，如异常步态、指鼻试验阳性或纵列行走步态不稳可能提示颅后窝肿物。在直立体位进行眼底镜检查时有自发的静脉搏动提示颅内压正常，而视神经乳头水肿则表明颅内压升高。恶性高血压患者可能会出现出血迹象、硬性渗出物和动静脉局部狭窄。透明膜下或玻璃体下出血可能提示蛛网膜下腔出血。其他危险体征包括瞳孔不等大、视野异常和共轭不良性凝视。

头部触诊引发触痛的区域可能提示外伤或肌肉痉挛。颞动脉压痛、硬化和搏动消失可能提示颞动脉炎。鼻窦叩击痛可能提示鼻窦炎。牙齿的触痛提示口腔感染或脓肿。还要注意检查颞下颌关节，因为这也可能是头痛的来源。颈项强直可能是脑膜刺激征的表现。蛛网膜下腔出血或脑膜炎患者可能出现 Kernig 氏征（克氏征）和（或）Brudzinski 征阳性。克氏征是指颈部被动屈曲时患者的髋部和膝部的不自主屈曲。

50 岁或 50 岁以上患者新发的头痛需进一步做血沉（ESR）的评估分析。如果患者血沉加快则颞动脉炎的可能性较大。在辅助检查中，计算机断层扫描（CT）是一种可发现急性颅内出血的敏感检查技术。如果临床上高度怀疑蛛网膜下腔出血，CT 扫描结果阴性，则可进行腰椎穿刺检查是否存在铁血黄素沉积。如果怀疑颅内肿物或动静脉畸形，CT 或磁共振（MRI）都是可选择的诊断方法。CT 也可显示大于 0.5 ～ 1.0 cm 的动脉瘤，而磁共振血管成像、CT 血管成像或常规血管造影术能更准确地确定动脉瘤的诊断。如果怀疑脑膜炎，可进行腰椎穿刺（图 19-1）。

继发性头痛

继发性头痛包括应激、感染、血管疾病、非血管性颅内疾病、其他面部或颅骨结构异常、内稳态紊乱、物质或药物滥用或戒断，或（少见）躯体化或精神障碍引起的头痛［国际头痛协会头痛分

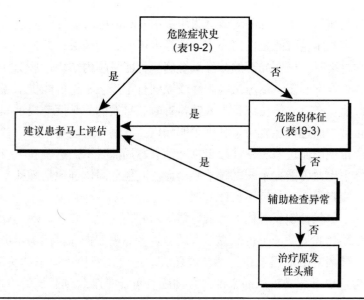

图 19-1　头痛患者的评估与治疗原则

来源：Adapted from ManuP，Suarez RE，and Barnett BJ（eds）：Handbook of Medicine in Psychiatry. Washington，DC，American Psychiatric Publishing，2006，p. 165. Used with permission. Copyright © 2006 American Psychiatric Publishing.

级委员会（Headache Classification Subcommittee of the International Headache Society），2004]。

高血压性头痛

高血压导致的头痛，一般舒张压超过 110 mmHg 时会引起波动性枕部头痛。高血压是头痛过度诊断的原因之一，如果高血压是头痛的明确诱因，那么采用适当的降血压药控制血压可以缓解头痛。

脑肿瘤

如果头痛导致睡眠中觉醒，且 Valsalva 试验可加重疼痛或是新发头痛，或伴有恶心、呕吐、不熟悉的头痛，应怀疑脑肿瘤的可能性。初步检查可能没有局部检查的阳性结果，但一定要进行随访观察，通过 CT 检查前后对照或 MRI 做出诊断。

颅内出血

颅内出血患者（硬膜下、硬膜外或蛛网膜下腔）经常出现头痛。CT 扫描可以做出诊断。老年患者即使仅有轻度外伤性头痛的经历也应高度怀疑颅内出血。慢性高血压、凝血疾病（包括服用抗凝药物的患者）、肿瘤或血管畸形患者可能发生自发性脑出血。

颅内压升高

脑静脉血栓闭塞性脑出血可导致头痛和乳头水肿。它也可以与出血性静脉梗死导致的局部神经功能障碍或癫痫发作有关。通过 CT 静脉成像或磁共振成像检查可明确诊断。治疗则包括抗凝治疗。特发性颅内高压（假性脑瘤）常发生在年轻肥胖伴月经不调的女性，患者通常主诉视力问题并伴有剧烈头痛，体格检查可发现视神经乳头水肿，CT 扫描可发现裂缝样脑室。治疗可以采用乙酰唑胺减少脑脊液（CSF）产生、脑室腹腔分流术或视神经鞘开窗术。

颅内压降低

颅内压降低导致的头痛可发生于腰椎穿刺术后。患者处于直立位时头痛加重。风险因素包括女性、低 BMI 指数、既往头痛史、使用低规格（大口径）穿刺针、使用切割针而不是非创伤性穿刺针以及腰椎穿刺次数。大多数硬脑膜穿刺性头痛是自限性的。保守治疗包括休息、使用止痛剂、避免抬高体位、适当的水合作用。大剂量咖啡因治疗这类头痛也有一定效果。

炎性 / 脉管炎性头痛

颞（巨细胞）动脉炎是一种大中型血管发生淋巴细胞、浆细胞和多核巨细胞浸润性疾病。这种疾病多见于 50 岁及以上人群，女性发生率是男性的 4 倍（Silberstein 等，2001）。颞动脉炎经常伴有风湿性多发性肌痛。头痛可能为单侧或双侧，伴有刺骨样痛或烧灼感。频繁刺痛常在晚上发生，使患者极其痛苦。炎性动脉有触痛且无搏动感，有时可在指压和颅骨之间滚动。颞动脉炎患者的血沉增高。动脉活检能够准确地诊断本病。待诊的同时要积极治疗，因为失明是最常见的后遗症，可迅速发展为局部缺血性病理性视神经乳头炎。治疗包括长期使用皮质激素。

感染所致头痛

脑脓肿与其他占位性病变相似，除了患者常有发热外，某些病例可能有鼻窦炎史。通过 CT 或 MRI 检查可以做出诊断。脑膜炎导致的头痛通常累及整个头部且伴有发热。正如"精神科评估与处理"导言中提到的，Kernig 征和（或）Brudzinski 征可呈阳性。腰椎穿刺可明确诊断，检查脑脊液中的白细胞、葡萄糖和蛋白质水平并做培养。应用抗生素治疗细菌性脑膜炎；对症治疗病毒性脑膜炎。脑炎表现为头痛、发热和意识不清。癫痫发作也可能发生头痛。单纯疱疹病毒性脑炎可静脉注射阿昔洛韦治疗。

鼻窦炎是鼻腔、鼻旁窦或乳突窦的急性感染，可伴发剧烈头痛。疼痛为刺痛或胀痛，常常在俯身或咳嗽时加重，仰卧时可减轻。体格检查时，当触及鼻窦时患者常主诉有触痛。鼻窦炎的治疗可以应用抗生素和减少充血的药物。

物质使用或戒断所致头痛

已有报道指出，许多不同种类的化学物质可以导致头痛，尤其是患者存在潜在的原发性头痛时。涉及的物质包括谷氨酸单钠盐、天冬酰苯丙氨酸甲酯、乙醇、一氧化碳、亚硝酸盐和许多药物。例如，服用组胺 2 型阻断剂、非甾体抗炎药物（NSAIDs）、硝酸盐、抗生素、双嘧达莫，精神药物如 5- 羟色胺再摄取抑制剂的患者均有主诉头痛的报道。反弹性头痛可能与过度使用药物有关，如止痛药和曲普坦。咖啡因、阿片类物质和雌激素戒断的情况下也会发生头痛。因为头痛是常见的主诉，许多药物即使尚未确定与头痛有必然的因果关系，药物说明书上都列出了这种潜在的不良反应。临床医生不能只是简单给予治疗头痛的药物，更重要的是要对头痛的原因进行评估。

原发性头痛

基础疾病不会导致原发性头痛，诊断要以病史特征为依据。虽然原发性头痛本质上不会危及生命，但可能会导致严重残疾。对原发性头痛障碍的准确诊断有助于使用规范的治疗方案，并可以显著改善患者的生活质量。原发性头痛包括偏头痛、紧张型头痛和丛集性头痛，以及未在本章讨论的非常见疾病（国际头痛协会头痛分级委员会，2004）。

偏头痛

偏头痛是以反复发作的头痛为特征，通常不总是单侧头痛。头痛的典型特征为搏动性、中度或重度头痛，日常体力活动后加重，与恶心和（或）畏光、畏声有关。模糊的前驱症状可在头痛前数小时或数天出现，如易怒、疲劳、难以集中注意力、打哈欠和面色苍白。如果进食巧克力、坚果、奶酪、乙醇或味精，接触香料、疲劳、压力、过度睡眠以及使用血管扩张剂均可诱发头痛。偏头痛常有家族史。女性患者多于男性，这可能与女性月经周期有关。根据经验来说，大部分患者在 30 岁前首次发病。

不伴先兆性偏头痛通常称为偏头痛，占所有偏头痛的 80%。先兆性偏头痛或经典性偏头痛占偏头痛患者的 20%，以先于或有时伴有局部神经系统症状为特征（Robbins 等，2013）。偏头痛的先兆症状包括视觉闪烁（明亮的锯齿形线条）或盲点、麻痹、无力或失语。

轻度到中度偏头痛发作可以用对乙酰氨基酚或非甾体抗炎药物紧急治疗。对衰弱性头痛患者来说，选择性 5- 羟色胺受体拮抗剂（曲普坦）治疗有效，可作为备选药物；也可应用麦角胺制剂氢化麦角胺。血管收缩药物如曲普坦和麦角胺制剂禁用于偏瘫患者或基底动脉型偏头痛患者，因为这些药物可促发脑卒中（Silberstein 等，2001）。同样，曲普坦禁用于变异性心绞痛或缺血性心脏病患者。正在使用单胺氧化酶抑制剂的患者一般禁用曲普坦。其他药物包括巴比妥类和阿片类制剂也可治疗衰弱性头痛，但要谨慎使用这类药物，因为它们有成瘾性和滥用的风险。

衰弱性头痛的预防性治疗可用于顿挫疗法无效、不能耐受急性治疗方案的患者，及头痛频繁发作的患者。预防方案包括药物或非药物干预。非药物的预防方案包括避免已确定的诱发因素。预防性药物包括 β 受体阻滞剂、三环类抗抑郁剂、文拉法辛、双丙酚、托吡酯和肉毒杆菌毒素。

紧张型头痛

紧张型头痛是最常见的原发性头痛，通常为双侧性，以头部受压 / 紧束感（无搏动）为特征。疼痛一般为轻度到中度，且日常体力活动不会加重头痛。无恶心呕吐，但可发生厌食现象。国际头痛协会的诊断标准包括伴有畏光或畏声，但不会二者兼有（国际头痛协会头痛分级委员会，2004）。紧张型头痛可以是发作性或慢性的（每个月发作 ≥ 15 天，持续超过 3 个月）。发作性紧张型头痛的急性治疗方案包括镇痛药，如乙酰氨基酚或 NSAIDs。放松治疗和生物反馈有辅助治疗效果。三环类抗抑郁剂、文拉法辛或米氮平对于治疗慢性紧张型头痛同样有效。

丛集性头痛

丛集性头痛是反复发作的严重单侧性疼痛，可以发生在眼眶、眶上和（或）颞部，通常持续 15 ～ 180 min，频率可能隔日一次到每日 8 次。发作时伴有与头痛部位同侧的一个或多个自主神经症状，包括结膜充血、流泪、鼻塞、鼻漏、前额和面部出汗、瞳孔缩小、上睑下垂或眼睑水肿。患者在发作过程中常常表现出不安或易激惹。丛集性头痛的发作通常持续数周或数月，期间有数月或数年的缓解期。其中 10% ～ 15% 的患者慢性症状无缓解。丛集性头痛以男性患者为多见，但男女比率在近 50 年来逐渐下降，目前约为 2∶1（Silberstein 等，2001）。丛集性头痛有家族遗传倾向。

丛集性头痛的急性治疗包括吸入 100% 的氧气，注射舒马曲坦、二氢麦角胺以及向同侧鼻孔内滴注利多卡因。短程使用皮质类固醇可防止丛集性头痛发作。维拉帕米、双丙戊酸和托吡酯可用于长期预防丛集性头痛。碳酸锂对慢性丛集性头痛的预防尤为有效。

■ 参考文献

Headache Classification Subcommittee of the International Headache Society: The international classification of headache disorders: 2nd edition. Cephalalgia 24:9–160, 2004

Marcus DA, Bain PA: Practical Assessment and Treatment of the Patient With Headaches in the Emergency Department and Urgent Care Clinic. New York, Springer, 2011

Robbins MS, Grosberg BM, Lipton RB: Headache. Chichester, Wiley Blackwell, 2013, p 57

Silberstein SD, Lipton RB, Dalessio D (eds): Wolff's Headache and Other Head Pain, 7th Edition. New York, Oxford University Press, 2001

第 20 章

视力改变、眼痛及眼部红肿

Amy Mastrangelo，M.D.

视力改变

■ 临床表现

眼部疾病很常见，超过 1/3 的美国人存在影响视力的眼部异常（美国医师学会，2012）。发病原因从相对良性、自限性问题到急性、潜在威胁视力或生命的问题。通过询问病史并进行详细的体格检查，有助于指导医生确定患者是需要急诊还是继续观察。关于视力的主诉通常主要分为三种类型：视力改变、眼痛和红眼，不过这三类症状也常常交叠存在。

医生要对视力下降和视物模糊加以关注，它们是潜在致残和威胁生命的问题。突发的视力丧失是非常严重的，属于医学急症。认识到这种情况并指导患者立即接受治疗非常重要。视力逐渐减退可能不会立即引起患者注意，却可能产生重要的长远影响，包括日常活动能力下降和丧失独立的生活能力。在精神科，指导患者接受合适的治疗非常重要。

与大多数躯体问题一样，获得完整的病史对于确定视力问题的病因至关重要。通过对躯体状况进行基本的、重点突出的评估，有助于医生对患者进行适当的初级护理和及时转诊。询问病史时需要重视以下几个问题（Harper，2010）。

- 是否有创伤史？眼部的急性化学暴露是眼部急症，应立即用水大量冲洗。在到达医院前通过自我冲洗治疗的患者，其远期损害明显低于没有接受自我治疗的患者（Pokhrel 和 Loftus，2007）。经历创伤的患者可能出现明显的眼球破裂和眼眶骨折，只有通过详细检查才能看到这些微小的损伤。

- 患者的年龄以及有无躯体疾病？年长的患者或有糖尿病、高血压、冠心病、血管疾病、大细胞性贫血者易发生血管性事件。

- 是否有视物模糊？视物模糊可能由眼睛正常清晰的反射媒介（角膜、前房、晶状体、玻璃状液）显著不规则或不透明所致。

- 是否视力丧失？是短暂的、持久的还是渐进性的？急性视力丧失提示血管疾病或视网膜脱落。单侧眼睛短暂性视力丧失称为**一过性黑矇**。这些症状提示需要立即转诊。渐进性视力丧失则提示慢性疾病，如白内障、黄斑变性或慢性青光眼，需要常规随访。慢性视力疾病也见于患者突然意识到视力的急性变化。

- 视力丧失是单侧还是双侧？单侧视力丧失通常是由于视交叉前异常；双侧视力改变可能是由于双侧视网膜或视神经、视交叉或视交叉后部出现问题，也可能是由于双眼白内障（慢性）或急性双眼外伤所致。

- 患者之前的视力是否正常（是否需要戴眼镜）？这个问题在视力检查时很重要。如果患者没有矫正镜片，则应该通过针孔测试来检测患者的视力，这有利于减少由于屈光不正造成的视物模糊。

- 是否有眼痛？异物感表明眼睛表面存在问题；深部钻痛提示眼内有问题。

- 是否存在视力丧失的任何视觉现象？闪光感和飞蚊症可能是视网膜脱落的危险征兆；光晕和疼痛可能提示急性青光眼。

体格检查应从视力和视野的评估开始，应单独检查每只眼睛。化学性损伤是优先评估视力的唯一眼部急症；直接进行充分冲洗非常必要。若患者不能阅读视力表，可以让患者数手指、检测手部运动，或者在黑暗的环境中感知光的能力。面对面视野检查可以确定视野缺损，有助于发现颅内疾病。眼睑、眼球、眼眶、前额和面颊部的肉眼检查可发现明显的损伤。下一步则是进行瞳孔试验。向心性瞳孔缺损提示视神经病变。固定瞳孔伴眼部红肿是急性闭角型青光眼的标志。巩膜和角膜的光照检查可发现明显的缺陷。**裂隙灯**是常用的显微镜，可以放大、照亮前房视野。眼底镜检查是一项具有挑战性的技术，由于可以直接检查眼底，是评估视力丧失的重要手段（Harper，2010）。

■ 鉴别诊断与风险分级

解剖学定位为视力变化的鉴别诊断提供了框架，从眼睑开始，向内作用于反射媒介、视网膜、视神经和中枢视觉通路。功能性疾病和慢性视力丧失的紧急发现将在本节最后进行讨论。

患者可能主诉由于外伤、昆虫咬伤、血管水肿或蜂窝织炎引起的眼睑肿胀，导致急性视力丧失。患者会出现瘙痒或疼痛。确定诱发因素并评估球体底部，有助于制定合适的治疗方案（Hung 和 Richter，2009）。

眼睛清晰的反射媒介（角膜、前房、晶状体、玻璃体液）出现任何不规则都会导致视物模糊、视力下降和红光反射变暗。屈光不正是慢性视力下降的最常见原因，它是由角膜、晶状体或眼球大小异常引起的，可以用眼镜或隐形眼镜进行矫正。直接在眼前放置针孔装置可明显减少屈光不正引起的视力模糊（Hung 和 Richter，2009）。

角膜是眼睛的主要折射面。正常状态下是完全透明的。因此，任何变化都会导致视力改变。水肿是导致角膜突发混浊的原因之一，通过使角膜入射光的正常清晰反射变暗可以识别（Harper，2010）。角膜水肿可能由眼内高压引起，如急性闭角型青光眼；这是一种使患者非常痛苦的眼部急症。急性角膜擦伤或溃疡以及急性感染（如单纯疱疹病毒性角膜炎）也可引起急性角膜浑浊。角膜营养不良也会导致视力的慢性改变（Hung 和 Richter，2009）。

前房中有血称为**眼前房出血**。少量眼前房出血不会影响视力，而完全性前房出血则会降低视力和光感。前房出血通常是由于眼外伤所致；糖尿病、肿瘤、眼内手术和慢性炎症伴发的虹膜血管异常，也容易出现自发性前房出血（Harper，2010）。前房也可因炎性细胞或感染而混浊，称为**前房积脓**。怀疑有前房出血或积脓的患者应立即转诊至眼科治疗（Hung 和 Richter，2009）。

白内障为晶状体混浊，是老年人发生视力丧失的主要原因（Hung 和 Richter，2009）。然而，晶状体损伤会导致外伤性白内障，可在 1 h 至数天内发生。血糖和电解质的突然变化可改变晶状体的水合作用，导致大幅度波动性屈光不正，通常患者主诉为视力丧失或模糊。对有视力主诉患者的理想评估应包括患者配戴处方隐形眼镜或眼镜时的屈光状况（Harper，2010）。

玻璃体出血降低视力的情况与前房出血相同。患者会描述漂浮物、视觉模糊、红晕或视力丧失。出血期间可引起异常的红光反射。出现这些状况提示尽早去眼科就诊（Addis 等，2013）。

视网膜脱落、急性黄斑出血（慢性疾病发展而来）或急性视网膜血管阻塞可导致突发无痛性视力丧失。视力丧失、面对面视野异常和相对性传入性瞳孔障碍的程度取决于疾病的严重程度。通过眼底镜检查可以确诊（Haeper，2010），这也提示需要紧急转诊。由于视网膜脱落，患者常主诉闪光感和飞蚊感，随后出现单眼视野阴影。与年龄相关的黄斑变性可出现黄斑出血。患者可能感觉**视物变形**，这是一种中心视觉缺陷，可导致物体形状的扭曲。急性视网膜血管阻塞是一种常见的无痛性突然视力丧失的原因，需要立即转诊、评估和治疗潜在的病因，如栓塞来源、炎症原因（如巨细胞动脉炎）和血管疾病。由于动脉功能不全导致的短暂性、无痛性单侧视力丧失称为黑矇病，需要立即查找栓塞源，以防止将来发生视力丧失（Addis 等，2013）。

视神经炎症、压迫、缺血或损伤常伴有相对性传入性瞳孔障碍的急性视力丧失。视神经炎（视神经炎症）在年轻人中常为原发性眼病，但大多人最终发展为多发性硬化。球后肿瘤压迫视神经常导致渐进性视野丧失，可通过眼眶和视交叉影像学来诊断。原发性高血压和糖尿病患者的血管疾病或伴有全身症状的老年患者的巨细胞性动脉炎可引起缺血。外伤也可能损伤视神经（Harper，2010）。

视交叉、视束、颞叶、膝状体、顶叶或枕叶的损害可引起各种视野缺损，常见于卒中或肿瘤，通常脑影像学检查可确诊（Harper，2010）。

功能性疾病如癔症或诈病，是导致视力丧失最主要的心理原因。患者主诉视力丧失，但眼部检查未见任何器质性病变。这些患者甚至无法完成盲人患者可以完成的任务，如清楚地书写名字。这类疾病常显而易见，但有时需要复杂的测试（Harper，2010）。

慢性视觉疾病，如青光眼、白内障、黄斑变形和老视，可以表现为患者突然意识到的视力的急性变化。这些疾病通常通过全面的眼科检查就可以明确（Addis 等，2013）。

■ 精神科评估与处理

主诉急性失明的患者需要询问简明的病史并进行详细的体格检查，以确定合适的检查与治疗。大多数急性失明患者需要立即转诊至眼科或急诊科，以便及时通过散瞳进行全面的眼科检查，这些检查包括裂隙镜和直接眼底镜检查。

眼　痛

■ 临床表现

在对眼痛进行评估时，询问视力的变化很重要，急性视力恶化需要紧急转诊至眼科。在确认视力无损伤后，需要有重点地询问病史并做好体格检查。询问是否暴露于损害眼睛的任何物质中非常重要。外眼结构（眼睑、结膜和角膜）和葡萄膜（虹膜、睫状体和脉络膜）有丰富的神经支配，对疼痛敏感。尖锐的、间歇性的疼痛或异物感提示眼睛表面异常。眼部疼痛是由角膜病变或异物引起的，疼痛症状可因眼睑运动加重（Ahuero 和 Richter，2009）。眼球内疾病最常见的是深部疼痛。眼球运动引起的深部疼痛加重提示视神经炎引发的脑膜炎症。由于瞳孔括约肌痉挛，前葡萄膜炎（虹膜睫状体）患者常见畏光症状（Ahuero 和 Richter，2009）。

"视力变化"中描述了基本的体格检查内容。对眼痛进行评估时，让患者向下看的同时需要将上眼睑外翻，以检查结膜异物。前葡萄膜炎可见睫状体充血，其原因是角膜缘周围（角膜和巩膜之间的连接处）的结膜血管扩张。在正常情况下角膜是完全透明的，因此任何混浊都是病理性的。荧光素染色可使病变的角膜染色，在正常光下呈绿色，使用钴蓝滤片后显色增强。角膜混浊、瞳孔位置固定、疼痛剧烈，这些症状符合急性闭角型青光眼。结膜下出血可自发出现或伴有外伤，但不会引起疼痛。前房积血是指前房中的血液，提示内伤的可能性。裂隙灯显微镜为眼睛前期的检查提供了照明及放大的图像，但这种设备通常仅设在专科医生诊室和急诊室。眼内压和眼底检查很重要，通常需要转诊（Ahuero 和 Richter，2009）。

■ 鉴别诊断和风险分级

眼睑发炎可引起触痛和异物感（Ahuero 和 Richter，2009）。泪囊炎是泪囊的急性炎症，需要使用抗生素和引流。麦粒肿（睑腺炎）是眼睑腺体或毛囊的急性炎症，患者通常有疼痛感。睑板腺囊肿是睑板腺的慢性炎症，患者通常无触痛感。轻压和轻柔按摩有助于治疗麦粒肿或睑板腺囊肿（Harper，2010）。**眼眶蜂窝织炎**是眼眶隔前部的眼睑感染，并将眼睑软组织和眼眶软组织分开；需要静脉抗生素治疗。影像学检查是必要的，可以确保感染不会扩散至眼眶。

结膜炎症可能是由于病毒或细菌感染、过敏或损伤所致。病毒或细菌感染可引起轻度烧灼和异物感，而过敏性结膜炎则引起瘙痒。细菌性结膜炎需要应用抗生素滴眼液并注意卫生，以防感染扩散。如果异物感明显，通过大量冲洗可以清除眼球表面的异物。如果异物是嵌入性的，则需紧急转诊。眼睑下异物检查也是很重要的（Cronau 等，2010）。

角膜损伤可能是由异物、创伤、感染或炎症引起的。配戴隐形眼镜增加了感染的风险。带状疱疹侵犯第 5 对颅神经时会出现痛性皮疹。如果鼻尖出现皮疹则角膜炎也会发生。角膜损伤可能会影响到视力（Ahuero 和 Richter，2009）。所有穿透性创伤都需要立即转诊至急诊科。

巩膜外层炎症是指结膜和巩膜之间血管层的炎症，一般呈扇形改变。患者偶有较轻的点状疼痛。患者常主诉眼部发红，通常是良性自限性疾病，与过敏有关。**巩膜炎**为质地坚韧乳白色眼球壁外层的巩膜炎症，症状较为严重；患者表现为深部钝痛，常由潜在的结缔组织疾病引起，需要转诊至眼科治疗。

葡萄膜炎是虹膜、睫状体和（或）脉络膜的炎症。患者通常表现为隐痛和畏光。它与许多系统性炎性疾病有关。疑似葡萄膜病变患者需立即转诊。急性闭角型青光眼是由虹膜组织阻塞导致前房流出物突然完全闭塞所致。患者主诉疼痛、视物模糊、彩虹状光晕、恶心和呕吐，需立即转诊治疗（Ahuero 和 Richter，2009）。许多不同种类的药物都会增加青光眼发病风险，或直接诱发急性闭角型青光眼。这些药物包括皮质类固醇、肾上腺能药物、抗胆碱能药物、抗组胺药、磺胺类药物和抗抑郁剂。已知单胺氧化酶抑制剂、三环类抗抑郁剂和选择性 5- 羟色胺再摄取抑制剂可诱发青光眼；使用 5- 羟色胺−去甲肾上腺素再摄取抑制剂度洛西汀也可能发生（Shifera 等，2014）。

炎症、感染或肿瘤迅速增长均可引起深部疼痛、眼球突出和复视。隔后（眼眶）蜂窝织炎可威胁视力甚至生命。视神经炎可引起深部痛，眼球运动时疼痛加剧并与视力丧失有关（Ahuero 和 Richter，2009）。

■ 精神科评估与处理

所有视力改变均需要及时进行眼科评估（图20-1）。如果怀疑

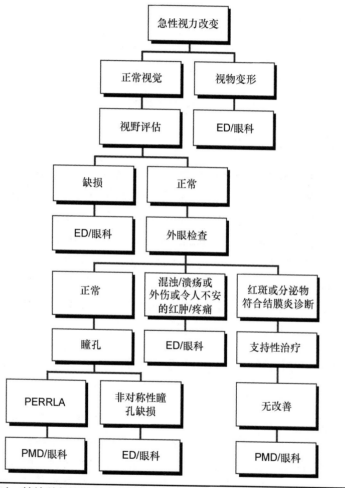

图20-1 精神科急性视力改变的处理流程

ED，急诊科；PERRLA，瞳孔等大、等圆，对光有反应并可调节；PMD，透明性边缘性角膜变性。

来自：Adapted from Manu P，Suarez RE，and Barnett BJ（eds）：Handbook of Medicine in Psychiatry. Washington，DC，American Psychiatric Publishing，2006，p. 273. Used with permission. Copyright © 2006 American Psychiatric Publishing.

有化学损伤，应立即使用大量清水冲洗眼睛，并在转诊至急诊科后继续冲洗。眼球严重损伤或疑似穿孔患者应立即转诊至急诊科。病情较轻的麦粒肿或散粒肿可用热敷治疗，如未好转则转诊至眼科治疗。结膜炎需要抗生素和隔离治疗。对于浅表异物可尝试通过大量清水冲洗清除；如果异物不易清除，应将患者转诊至急诊科。怀疑角膜或眼睛深部结构受累的患者需立即转诊至急诊科。

眼部红肿

■ 临床表现

眼部红肿的初步评估应集中在患者的视力是否完好，症状的敏感度，是单眼还是双眼受累，是否有创伤史、异物或擦伤的风险因素，是否伴有其他症状（恶心、呕吐、畏光、头痛）以及全身性疾病的表现（American College of Physicians，2012）。眼部红肿的危险症状包括视物模糊（眨眼不能改善）、剧烈疼痛、畏光和虹视（Harper，2010）。眼部红肿的危险体征包括视力下降、睫状体充血、角膜混浊或上皮缺损、瞳孔异常、前房变窄、眼压升高和眼球突出（Harper，2010）。

■ 鉴别诊断、风险分级与精神科处理

睑缘炎是眼睑边缘的慢性炎症，表现为发红、结垢和结痂，它可能是感染性的（如葡萄球菌）或非感染性的（如与酒渣鼻或脂溢性皮炎有关）。治疗包括热敷、轻轻擦洗眼睑（用稀释的婴儿香波），然后在睑缘局部敷上抗生素软膏。麦粒肿或散粒肿在眼睑上会引起轻微的发炎肿块，可用热敷治疗。**急性泪囊炎**是泪道的局部感染。治疗包括热敷和口服抗生素，但也可能需要引流（Fynn-Thompson 和 Richter，2009）。眼眶蜂窝织炎是眼眶隔前部眼睑的感染，将眼睑软组织和眼眶炎组织分开，需要抗生素治疗。这种情

况需要进行影像学检查，以确保感染不会扩散。

结膜炎是眼部红肿最常见的原因。患者有眼部分泌物，但视力正常，无畏光。它可分为感染性（细菌性、病毒性）和非感染性（过敏性、刺激性）两大类。细菌性结膜炎表现为黏液脓性分泌物，睡醒时眼睑粘在一起。最常见的原因有**金黄色葡萄球菌、肺炎链球菌**和**流感嗜血杆菌**，需要局部使用抗生素治疗。性病活跃的患者因**淋病奈瑟菌**感染会出现严重的超急型结膜炎，引起剧烈疼痛和化脓性分泌物，并可导致角膜瘢痕或穿孔。**淋病奈瑟菌和沙眼衣原体**感染需要全身治疗。病毒性结膜炎表现为水样分泌物，与上呼吸道感染有关，需采取支持、冷敷和人造泪液治疗。因细菌和病毒感染的结膜炎具有较强的传染性，因此患者应严格洗手，避免分享个人物品。过敏性结膜炎表现为瘙痒和流泪，与季节性过敏和特异性疾病有关。应避免过敏原和使用滴眼液。刺激物如睫毛、化学物质或异物会引起强烈的不适，应将其从眼睛中冲洗出去（Pokhrel 和 Loftus，2007）。

结膜下血肿是发生在结膜和巩膜之间空隙的积血，可以自发出现，也可发生在咳嗽或咽鼓管充气检查（Valsalva）或创伤后，虽然无痛感，也很少有重症病例，但会给患者带来极大的恐慌（Harper，2010），需排除穿透性创伤。

角膜损伤后会发生充血，往往导致流泪、畏光和异物感。角膜擦伤常由外伤引起（如指甲、化妆工具或隐形眼镜）。角膜溃疡可能是无菌的或由感染引起［如**葡萄球菌、链球菌、假单胞菌**（特别是隐形眼镜配戴者）、单纯疱疹病毒、带状病毒］（Fynn-Thompson 和 Richter，2009）。荧光素染色会损伤角膜。通过裂隙灯检查发现无论任何程度的角膜不透明均提示疾病的发生。角膜损伤可导致视力受损，因此，应向患者提供专业性诊断和治疗。如怀疑有异物，则检查眼睑内并冲洗即可轻松地清除刺激物。化学损伤是一种紧急情况，应立即使用大量清水冲洗（Pokhrel 和 Loftus，2007）。

巩膜外层炎症即结膜和巩膜之间血管层的巩膜炎症，一般不常见，也很少出现疼痛、视力改变或流泪。红肿是局部的，通常不需要治疗即可自愈。巩膜炎虽然也不常见但比较严重，常引发剧烈的钝痛和视力损伤。红肿可能是局部的，但也可能会扩散，通常与潜在的系统性疾病有关，所以应重点治疗潜在的疾病，也包括抗感染治疗。巩膜外层炎和巩膜炎的鉴别诊断较为困难。如不能确定诊断，最好将患者转诊至专科进行评估（美国医师学会，2012）。

葡萄膜炎是包括虹膜、睫状体和脉络膜的血管中间层的葡萄膜炎症。患者可出现疼痛、畏光和视物模糊。前葡萄膜炎是虹膜和睫状体的炎症。后葡萄膜炎是脉络膜的炎症，较前葡萄膜炎少见。前葡萄膜炎以角膜缘睫状体部潮红、结膜邻近角膜出现血管扩张（角膜和巩膜之间的连接处）为特征。角膜内表面可见炎性细胞。葡萄膜炎症通常是单侧性的，受累侧的瞳孔由于虹膜痉挛或粘连（虹膜粘附在角膜或晶状体上）而变小。虽然是最常见的特发性疾病，但根本原因是感染、自身免疫性疾病和恶性肿瘤。需要眼科急症转诊治疗。治疗包括局部睫状肌麻痹和使用类固醇药物。如果使用不当，这类药物可能给患者带来伤害，因此，眼局部使用类固醇只能由眼科医生开处方（Fynn-Thompson 和 Richter，2009）。

眼内炎症累及的是玻璃体和（或）含水液体，是伴疼痛或不伴疼痛的眼球内感染，检查可见前房下侧积脓及脓性物质。大多数病例发生在眼科术后和眼球穿透伤后，或角膜感染的扩散。患有乳腺癌或服用类固醇的患者其眼内炎症的风险增加（Addis 等，2013）。

急性闭角型青光眼由眼房水引流阻塞所致。患者表现为剧烈的眼痛、红肿、恶心、呕吐和虹视。瞳孔扩大固定，伴随眼压升高和视力下降，需要紧急转诊治疗。初期治疗包括毛果芸香碱阻断发作，接下来局部使用 β - 受体阻断剂（如噻吗洛尔）、α - 激动剂（如布里莫尼丁）或碳酸酐酶抑制剂（如局部使用多唑酰胺，口服乙酰唑胺）来降低眼压。唯一有效的治疗方法是激光或手术虹膜切除术（Fynn-Thompson 和 Richter，2009）。引起急性青光眼的药物详见"眼痛"部分。

眼眶蜂窝织炎是眶隔后的严重感染，可出现肿胀、眼睑红肿、眼球突出、眼痛、眼球运动痛和发热。可由正常皮肤损伤或局部鼻窦感染所致。应立即转诊，进行系统性抗生素治疗和必要的影像学检查。

疑似感染性结膜炎的患者传染性强，应严格洗手，避免共用个人物品。

■ 参考文献

Addis VM, DeVore HK, Summerfield ME: Acute visual changes in the elderly. Clin Geriatr Med 29(1):165–180, 2013

Ahuero A, Richter CU: Evaluation of eye pain, in Primary Care Medicine: Office Evaluation and Management of the Adult Patient, 6th Edition. Edited by Goroll AH, Mulley AG. Philadelphia, PA, Lippincott Williams Wilkins, 2009, pp 1348–1351

American College of Physicians: Eye disorders, in Medical Knowledge Self-Assessment Program 16: General Internal Medicine. Philadelphia, PA, American College of Physicians, 2012, pp 93–100

Cronau H, Kankanala RR, Mauger T: Diagnosis and management of red eye in primary care. Am Fam Physician 81(2):137–144, 2010

Fynn-Thompson N, Richter CU: Evaluation of the red eye, in Primary Care Medicine: Office Evaluation and Management of the Adult Patient, 6th Edition. Edited by Goroll AH, Mulley AG. Philadelphia, PA, Lippincott Williams Wilkins, 2009, pp 1338–1344

Harper RA (ed): Basic Ophthalmology, 9th Edition. San Francisco, CA, American Academy of Ophthalmology, 2010

Hung JW, Richter CU: Evaluation of impaired vision, in Primary Care Medicine: Office Evaluation and Management of the Adult Patient, 6th Edition. Edited by Goroll AH, Mulley AG. Philadelphia, PA, Lippincott Williams Wilkins, 2009, pp 1345–1348

Pokhrel PK, Loftus SA: Ocular emergencies. Am Fam Physician 76(6):829–836, 2007

Shifera AS, Leoncavallo A, Sherwood M: Probable association of an attack of bilateral acute angle-closure glaucoma with duloxetine. Ann Pharmacother 48(7):936–939, 2014

第四部分

代谢性急症

第 21 章

低 血 糖

Nayla Idriss，M.D.　　Rifka Schulman，M.D.

■ 临床表现

低血糖会增加住院患者的患病和死亡风险，并使住院时间延长［加拿大糖尿病协会临床实践指南专家委员会（Canadian Diabetes Association Clinical Practice Guidelines Expert Committee）等，2013］。已有研究证实，低血糖事件及其后果对患者的生活质量有负面影响（Cryer等，2003）。因此，早期识别、诊断和预防低血糖发作有重要意义。

糖尿病（diabetes mellitus，DM）住院患者低血糖定义为血糖水平异常降低（< 70 mg/dl）。低血糖与神经源性和（或）神经糖代谢性症状进展有关（表 21-1），给予碳水化合物后症状可缓解（Gordon

表 21-1　低血糖症状

神经源性（自主神经）	神经糖代谢性
焦虑	精神状态改变
饥饿	头晕
恶心	困倦
心悸	构音障碍
出汗	头痛
刺痛	视觉改变
战栗	虚弱

和 Lieber，1992）。当血糖水平降低至 50 mg/dl 时，患者就开始出现认知损害，血糖水平低于 40 mg/dl 视为严重的低血糖（加拿大糖尿病协会临床实践指南专家委员会等，2013）。

根据血糖水平或临床表现，可将低血糖的严重程度分为轻度、中度和重度（表 21-2）。血糖水平不同，患者的临床症状也各不相同。一些长期高血糖患者在血糖降至正常范围时可能出现典型的低血糖症状，另外一些慢性低血糖患者检查发现低血糖，却没有任何觉察或主诉症状。

轻度低血糖即可出现临床症状并影响患者的日常生活，重度低血糖是严重的临床疾病，可诱发癫痫、突然意识丧失、永久脑损伤和（或）死亡。此外，反复发作的轻度低血糖会改变个体对低血糖水平的自主神经反应，这既可减少发生低血糖时的预警症状，又会破坏机体对低血糖的生理防御（Miller 等，2001）。

DM 患者发生低血糖的风险较高，在 1 型与 2 型 DM 患者中，发生重度低血糖的主要风险因素互有重叠，但又不尽相同（表 21-3）。

某些口服降糖药（磺酰脲类药物）或胰岛素使用过量、使用时间错误或监管不当时可发生药源性低血糖（表 21-4）。某些糖尿病治疗本身就会增加低血糖的风险，特别是老年患者（Moghissi，2013）。因此，对这类糖尿病人群进行治疗时，要充分确保发生低血糖的风险降至最低。

空腹（未吃饭或一整夜过后）会增加低血糖发生的风险，在治疗有进食障碍的 DM 患者时应高度关注，因为这些患者可能会故意或偷偷回避进食。饮酒后，特别是患者进食量未能提供足够的碳

表 21-2　低血糖严重程度分类

严重程度	血糖水平	症状
轻度	60 ～ 69 mg/dl	出现自主神经症状，患者可以自行解决
中度	< 60 mg/dl	出现自主神经症状和神经糖代谢性症状，患者可以自行解决
重度	< 40 mg/dl	患者需要他人帮助，可能出现意识障碍

表 21-3　发生低血糖的风险因素

1 型糖尿病	2 型糖尿病
既往重度低血糖发作	高龄
相对较低的糖化血红蛋白（＜ 6.0%）	相对较高的糖化血红蛋白（＞ 7.0%）
糖尿病病程长	严重的认知功能损害
无症状低血糖	无症状低血糖
与低血糖有关的自主神经衰竭	肾功能损害和神经病变

来源：Adapted from Gordon and Lieber 1992.

表 21-4　糖尿病治疗药物导致低血糖的风险

低风险	高风险
双胍类药物	磺酰脲类药物
二甲双胍	格列吡嗪
美格列脲 [a]	格列本脲
瑞格列奈	格列美脲
那格列奈	速效胰岛素
胰高血糖素样肽 -1 激动剂	门冬胰岛素
艾塞那肽	赖脯胰岛素
利拉鲁肽	赖谷胰岛素
二肽基肽酶 -4 抑制剂	短效胰岛素
西他列汀	普通胰岛素
沙格列汀	中效胰岛素 [b]
利拉利汀	NPH 人胰岛素
α - 葡萄糖苷酶抑制剂	预混合 NPH 和常规胰岛素 [b]
阿卡波糖	70%NPH ＋ 30% 普通胰岛素
米格列醇	70%NPH ＋ 30% 天冬胰岛素
钠葡萄糖共转运体 2 抑制剂	75%NPH ＋ 25% 赖脯胰岛素
卡格列净	50% NPH ＋ 50% 普通胰岛素
达格列净	长效胰岛素
	甘精胰岛素
	地特胰岛素

注：NPH，中性鱼精蛋白锌胰岛素
[a]：美格列脲在空腹服用时也会出现低血糖，但是与磺胺脲类药物相比，是较安全的胰岛素分泌促进剂。由于其短效特点，更适用于老年和伴有肾损害的患者。
[b]：NPH 每日两次治疗可作为基础胰岛素，但是有中间峰，因此与新兴长效基础胰岛素（甘精胰岛素，地特胰岛素）相比，发生低血糖的风险较高

水化合物时，由于乙醇对肝和糖异生的影响，DM 患者发生低血糖的风险也会增加。尤其是在治疗乙醇使用障碍和重度饮酒患者时这一点尤为重要，因为他们可能长时间未进食，糖原储备可在数小时内消耗殆尽（Mondal 等，2012）。

DM 患者在运动时或运动后服用降糖药物会增加低血糖风险，运动、午夜、体重下降、健康水平提高、血糖控制较好、胰岛素增效剂治疗均可增加胰岛素敏感性（Moghissi 等，2013）。

肾功能改变会影响药物的代谢水平，增加体内血清胰岛素含量，特别是在老年患者中。肾衰竭患者胰岛素清除率下降，会增加发生低血糖的风险。某些精神科药物可能会导致肾衰竭（表21-5）。医生对合并 DM 的精神疾病患者开处方药物时要考虑到这一点，因为可能会增加这类人群发生低血糖的风险。

严重的低血糖症状和体征的早期识别非常重要，这与了解潜在的病因是一样的。早期治疗可预防重度低血糖进展和（或）死亡。近年来的研究表明，停用某些精神科药物（如奥氮平）可导致胰岛素抵抗，如果患者继续使用胰岛素或磺酰脲类药物，可能会发生重度低血糖（Steven 和 Nayar，2011）。还有研究表明，服用阿立哌唑与低血糖事件发生有关（Umpierrez，2012），这是因为阿立哌唑可改变身体调节胰岛素和葡萄糖的能力，突然停药可能会导致低血糖。

■ 鉴别诊断

出现精神状态改变的患者，一定要考虑是否存在低血糖（表

表 21-5   可能增加低血糖风险的肾毒性药物

药物分类	药物
抗抑郁药	阿米替林，多虑平，氟西汀
心境稳定剂	锂盐
苯二氮䓬类药物	氯硝西泮，劳拉西泮
药物滥用	可卡因，海洛因，氯胺酮，美沙酮，甲基苯丙胺

21-6）。一旦出现精神状态改变，如果不能及时检测血糖，可能会进一步延误低血糖的诊断和治疗。误诊可能会进一步导致进行性中枢神经系统异常、心律失常，甚至死亡。

风险分级、精神科评估与处理

对低血糖要保持警觉，频繁和准确地检测血糖水平有助于及时发现和治疗低血糖，患者的血糖处于边缘值时（70 ～ 100 mg/dl），医生应重新评估药物清单，必要时减少药量。老年患者的血糖水平应维持在 100 mg/dl 以上。在临床工作中，如果患者发生精神状态改变而未考虑低血糖时，可能导致误诊或诊断延迟。因此，早期识别低血糖的症状和体征并快速治疗对患者的预后非常重要。重度低血糖是严重疾病，可能导致癫痫发作、突然意识丧失、永久脑损伤和（或）死亡。

低血糖比高血糖更危险，尤其是老年患者，因此必须尽力避免。开始服用抗精神病药物后，低血糖突发事件的风险较低，但是既往有 DM 的患者仍有较高的风险（Lipscombe，2014）。

低血糖患者的识别与快速评估对确保恰当的治疗至关重要（图 21-1）。

图 21-1 左侧显示，如果怀疑一个清醒的、警觉性正常和时间、地点、人物定向力完整的患者发生低血糖，第一步是检测血糖。如果血糖＜ 70 mg/dl，应采取以下任何一种方法给予 15 g 碳水化合物：①喝一杯 4 盎司（约 120 ml）的果汁或加糖的软饮料；②服用 3 ～ 4 片葡萄糖片；③口服葡萄糖凝胶。每隔 15 min 再次检测指尖血糖，重复给予 15 g 碳水化合物直至血糖水平升至 100 mg/dl 以上

表 21-6 低血糖的鉴别诊断

昏迷	精神疾病
脑卒中	药物摄入
癫痫发作	创伤性脑损伤
晕厥	

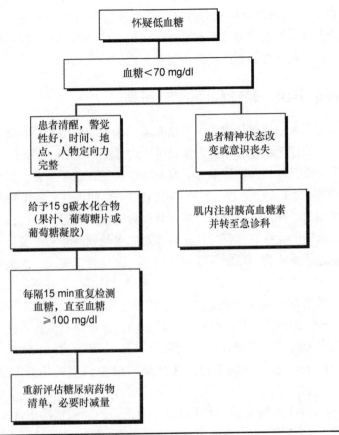

图 21-1　低血糖患者的处理流程

（"15 的原则"）。注意避免过度治疗低血糖，以免低血糖后发生严重的高血糖。调查低血糖事件背后的原因，如果未发现明显的原因如 DM 患者空腹服药，则 DM 治疗方案应做调整，以免再次发生低血糖。接受胰岛素治疗的患者可将剂量降低 20%，口服降糖药的患者也应将药物减量或减少服药种类。

图 21-1 右侧显示，如果患者为重度低血糖，患者虽经口服葡萄糖治疗仍有低血糖反复发作，或已经出现精神状态改变和（或）意识丧失，此时应立即给予肌内注射胰高血糖素，并将患者转诊至

最近的急诊科进行连续治疗。如果建立了静脉输液通道，在转诊前应给予 50% 葡萄糖溶液。

■ 参考文献

Canadian Diabetes Association Clinical Practice Guidelines Expert Committee, Clayton D, Woo V, et al: Hypoglycemia. Can J Diabetes 37:S69–S71, 2013

Cryer PE, Davis SN, Shamoon H: Hypoglycemia in diabetes. Diabetes Care 26(6):1902–1912, 2003

Gordon GG, Lieber CS: Alcohol, hormones, and metabolism, in Medical and Nutritional Complications of Alcoholism. Edited by Lieber CS. New York, Plenum Publishing, 1992, pp 55–90

Lipscombe LL, Austin PC, Alessi-Severini S, et al: Atypical antipsychotics and hyperglycemic emergencies: multicentre, retrospective cohort study of administrative data. Schizophr Res 154(1–3):54–60, 2014

Miller CD, Phillips LS, Zlemer DC, et al: Hypoglycemia in patients with type 2 diabetes mellitus. Arch Intern Med 161:1653–1659, 2001

Moghissi ES: Management of type 2 diabetes mellitus in older patients: current and emerging treatment options. Diabetes Ther 4:239–256, 2013

Mondal S, Saha I, Das S, et al: Oral aripiprazole-induced severe hypoglycemia. Ther Drug Monit 34(3):245–248, 2012

Steven S, Nayar R: Severe recurrent hypoglycaemia following discontinuation of olanzapine. Acute Med 10(1):32–34, 2011

Umpierrez GE, Hellman R, Korytkowski MT, et al: Management of hyperglycemia in hospitalized patients in non-critical care settings: an endocrine society clinical practice guideline. J Clin Endocrinol Metab 97(1):16–38, 2012

第 22 章

严重高血糖、糖尿病酮症酸中毒与高渗状态

Jessica Abramowitz, M.D.   Rifka Schulman, M.D.

■ 临床表现

糖尿病（diabetes mellitus，DM）在美国发生率日益升高，至2010年，65岁以上成人中有将近1090万人被确诊为DM（Centers for Disease Control and Prevention，2011）。糖尿病是导致美国成人下肢截肢、肾衰竭和新发失明的最主要因素。虽然目前也发现了糖尿病的其他亚型，但最常见的仍是1型和2型（表22-1）。2型DM是成人中最常见的糖尿病类型（占所有患者的90%以上），而且随着肥胖症发生率的增加，DM的发病率在过去数十年中也在不断增长。2型DM的临床表现为胰岛素抵抗、高血糖和相对胰岛素

表 22-1 1 型和 2 型糖尿病的主要特征

	1 型糖尿病	2 型糖尿病
发病年龄	儿童，青少年，成年早期	任何年龄（通常＞40岁）
体型	偏瘦	超重
病因	自身免疫	胰岛素抵抗
药物治疗	胰岛素	口服药或胰岛素

缺乏。1 型糖尿病占成人糖尿病的 5% ～ 10%，其病因是自身免疫破坏了胰岛素生成 β 细胞，大多诊断于儿童、青少年和成年早期。

监测血糖（blood glucose，BG）最有效的方法是用血糖仪进行毛细血管快速检测。使用胰岛素的患者应在每次餐前（1 h 内）和睡前测 BG。对非危重护理的患者，BG 的目标值为餐前血糖低于 140 mg/dl，随机血糖低于 180 mg/dl（Umpierrez 等，2012）。在糖尿病管理和低血糖风险方面，精神科住院环境的设置更接近于门诊管理而不是住院。既往有 DM 病史的患者，只要食物和液体充足，可以继续口服降糖药。对于新诊断的糖尿病患者，应检测糖化血红蛋白（HbA$_{1c}$）水平，以明确患者能否口服降糖药治疗，或是否需要注射胰岛素治疗。

大多数患者在轻度高血糖的情况下没有症状，如果发生严重的高血糖，患者可能主诉多尿、烦渴、疲劳和（或）厌食（Maletkovic 和 Drexler，2013）。对高血糖患者关注最多的是潜在进展为糖尿病酮症酸中毒（diabetic ketoacidosis，DKA）或高渗性高血糖状态（hyperosmolar hyperglycemic state，HHS），这两种情况都是医学急症（表 22-2）。导致 DKA 或 HHS 最常见的因素是感染（如肺炎、尿路感染），其他病因学还包括胰岛素缺乏或不足、心肌梗死、胰腺炎、脑血管意外和药物影响（Kitbachi 等，2009）。

DKA 由临床三联征组成，包括高血糖、代谢性酸中毒和酮体

表 22-2　糖尿病酮症酸中毒和高渗高血糖状态的特点

	糖尿病酮症酸中毒	高渗高血糖状态
起病	数小时至数天	数天至数周
精神状态	警觉→昏睡	昏睡→昏迷
是否有酮酸	是	否
血糖水平	> 250 mg/dl	> 600 mg/dl
阴离子间隙	pH < 7.3 阴离子间隙 > 12 mEq/L	pH > 7.3 可有阴离子间隙
治疗	胰岛素，补液	胰岛素，补液

含量增加，该病进展迅速，可在激发事件后数小时发生。通常见于 1 型 DM 患者，也可见于合并严重疾病或应激性 2 型 DM 患者。DKA 患者可表现为脱水、恶心、呕吐、弥散性腹痛、多尿和烦渴，常有精神状态改变。实验室检查可见阴离子间隙代谢性酸中毒，pH 通常小于 7.3，阴离子间隙大于 12 mEq/L，BG 大于 250 mg/dl，酮体含量增加。

HHS 的症状与 DKA 类似，包括高血糖、疲劳和食欲减退，此外，HHS 患者还会出现高渗血症和脱水，但没有酮症酸中毒。HHS 的发病机制尚不清楚，可能是渗透性利尿剂导致的严重高血糖所致。与 DKA 相比，HHS 起病稍缓，可在数周内缓慢起病。20% 的 HHS 见于新发糖尿病患者（Maletkovic 和 Drexler，2013）。

精神科医生对严重高血糖症状识别非常重要，因为很多精神病患者都服用抗精神病药物，而该类药物会增加患者罹患 DM 的风险，其原因可能是二代抗精神病药物有增加患者体重的风险。前驱糖尿病可提示患者发生糖尿病的高风险（表 22-3），所以识别前驱糖尿病很重要，患者可以通过减轻体重（5%～10%）和改变生活方式，包括调整饮食习惯的方法逆转这种状态。虽然前驱糖尿病在普通人群中的发病率很难评估，但是服用抗精神病药物的患者罹患 2 型糖尿病的风险确实增加了。一项队列研究纳入了 783 例服用抗精神病药物且没有糖尿病史的精神病患者，结果显示，37% 的患者有前驱糖尿病，10.2% 的患者有糖尿病（Manu 等，2012）。糖尿病的发生机制是体重增加导致胰岛素的抵抗。抗精神病药物相关的糖尿病通常不能治愈，但是前驱糖尿病通过治疗可避免进展为糖尿病。

不同的第二代抗精神病药物风险各异，氯氮平和奥氮平被认

表 22-3　前驱糖尿病和糖尿病的诊断特征

	前驱糖尿病	糖尿病
糖化血红蛋白	5.7%～6.4%	≥ 6.5%
空腹血糖	100～125 mg/dl	≥ 126 mg/dl
口服葡萄糖耐量试验	140～199 mg/dl	≥ 200 mg/dl

为是导致 2 型糖尿病最高风险的药物，使用这些药物的患者应该密切监测血糖（Kohen 等，2008；Manu 等，2012）。有报道指出，奥氮平和氯氮平可在无显著体重逐渐增加和胰岛素抵抗的情况下，导致高血糖快速发生。有学者猜测奥氮平和氯氮平可快速破坏胰岛素敏感性，且这种作用呈剂量依赖性（Manu 等，2013）。近年的一项研究表明，患者在开始服用抗精神病药物之后，发生高血糖突发事件的情况很少，但对已合并 2 型 DM 的患者风险仍较高（Lipscombe 等，2014）。

■ 鉴别诊断

DKA 和 HHS 的症状和体征都是非特异性的，临床症状和支持性实验室检查结果对确诊至关重要。在 1 型糖尿病、使用胰岛素治疗、老年人或服用抗精神病药物的患者中，尤其要考虑到这些诊断的可能性，注意明确高血糖的原因以便及时纠正（表 22-4）。

患有其他疾病的患者也可能出现阴离子间隙酸中毒、恶心、呕吐和腹痛，应注意识别这些症状，因为有些疾病与 DKA 和 HHS 症状很相似，或可能是其诱因（表 22-5）。

■ 风险分级

对严重的高血糖患者识别及快速治疗是确保后续恰当处理的关

表 22-4　严重高血糖的病因

漏用胰岛素或药物	感染
胰岛素或口服降糖药剂量不足	使用类固醇
应激	新发糖尿病

表 22-5　糖尿病酮症酸中毒的鉴别诊断

饥饿所致酮症	脓毒症休克
乙醇性酮症酸中毒	药物摄入（水杨酸盐、甲醇、乙二醇、
乳酸酸中毒	三聚乙醛）

键，首先评估 DKA 或 HHS 患者是否有高血糖急症的可能，如果存在，应将患者转诊至能深入评估的医院，并开始胰岛素和静脉补液治疗。一旦在精神科确诊为高血糖，就要评估患者有无 DKA 和 HHS 的症状和体征，包括精神状态改变、恶心和呕吐。如果患者无症状，在精神科可先对患者的高血糖进行处理，并立即注射校正后的速效胰岛素（表 22-6）。1 型 DM 合并高血糖的患者必须采取额外的预防措施，2 型 DM 或新发的 DM 伴精神状态改变以及无法保持经口摄入的患者，应转至急诊。

■ 精神科评估与处理

缺乏 DKA 或 HHS 证据的临床病情稳定的高血糖患者可以继续在精神科治疗。治疗的第一步是校正胰岛素的剂量，使用速效胰岛素（赖脯胰岛素，天冬胰岛素，赖谷胰岛素）皮下注射（表 22-6）。有胰岛素抵抗或目前方案不能控制的患者，可以使用中等剂量校正方案。如果高血糖持续存在，可以每隔 4 ~ 6 h 再次给予校正剂量的胰岛素。

如果是新确诊的 2 型 DM 患者，HbA_{1c} 值 > 10% 或口服三种降糖药物依然控制不佳者，最佳方法是采用基础-餐时胰岛素治疗方案。这种方法是指每日使用 1 次或 2 次长效或中效胰岛素，并在进餐时追加速效胰岛素，每日 3 次。首次剂量可以根据体重计算

表 22-6　校正速效胰岛素剂量

血糖（mg/dl）	低剂量（U）	中等剂量（U）
150 ~ 200	1	2
201 ~ 250	2	4
251 ~ 300	3	6
301 ~ 350	4	8
351 ~ 400	5	10
> 400	6	12

（表 22-7），必要时使用校正速效胰岛素剂量。胰岛素总量应根据患者的公斤体重计算，并分两部分使用，第一部分为基础胰岛素剂量，第二部分为三餐前胰岛素剂量。

例如，一名 80 kg 的男性患者，服用二甲双胍和格列美脲治疗，HBA_{1c} 值为 12%。该患者有胰岛素抵抗，因此，基于体重合适的初始胰岛素剂量为 0.5 U/kg（80×0.5 = 40 U）。他的基础胰岛素剂量为 20 U/d（也就是总剂量的 50%），其余 20 U 分成 6～7 U 的速效胰岛素，在三餐前使用。如果患者不进食或因检查、宗教问题需要空腹，那么餐前速效胰岛素需停用，校正胰岛素可继续使用，可给予 50%～80% 的基础胰岛素剂量。如果使用初始方案血糖控制欠佳，可以汇总患者 24 h 接受校正胰岛素的总量并分配至餐前或基础胰岛素剂量，以达到目标血糖水平（表 22-8）。

许多 2 型糖尿病患者通过口服降糖药即可良好地控制血糖（表 22-9）。在大多数精神病患者中，如果没有任何禁忌的情况

表 22-7　胰岛素用量计算

年龄＞ 70 岁，或肾功能受损	0.2 ～ 0.3 U/kg
1 型糖尿病，未使用过胰岛素的患者，血糖 140 ～ 200 mg/dl	0.4 U/kg
胰岛素抵抗患者，重度肥胖，血糖 201 ～ 400 mg/dl，糖化血红蛋白＞ 10%	0.5 U/kg

表 22-8　胰岛素制剂的药物动力学

胰岛素	起效时间	达峰时间	持续时间
赖脯胰岛素，天冬胰岛素，赖谷胰岛素	10 ～ 15 min	1 ～ 2 h	4 ～ 6 h
普通胰岛素	30 min	2 ～ 4 h	5 ～ 8 h
中性鱼精蛋白锌胰岛素	2 h	6 ～ 10 h	12 ～ 15 h
甘精胰岛素	2 h	无	20 ～ 24 h
地特胰岛素	2 h	无	16 ～ 24 h

表 22-9　常用的口服降糖药

分类	名称	作用机制	HbA$_{1c}$ 下降	不良反应	禁忌证	是否导致低血糖
双胍类	二甲双胍	降低胰岛素抵抗	1.5%	胃肠道反应	肌酐＞1.4 mg/dl（女性）或＞1.5 mg/dl（男性）严重心衰或肝衰	否
磺酰脲类	格列吡嗪 格列本脲 格列美脲	增加 β 细胞胰岛素释放	1%～2%	低血糖 体重增加	老年，酒精滥用，肾功能不全	是
美格列脲	瑞格列奈 那格列奈	增加 β 细胞胰岛素释放	0.5%～1%	低血糖 体重增加	肾功能下降者慎用	是
二肽基肽酶 -4 抑制剂	西他列汀 沙格列汀 利拉利汀	增加肠促胰岛素，抑制胰高血糖素，增加胰岛素	0.5%～1%	低血糖	肾功能不全者常需调整剂量	否
胰高血糖素样肽 -1 激动剂	艾塞那肽 利拉鲁肽	减少糖异生作用 减少胃排空	0.5%～1%	胃肠道反应	胰腺炎	否

下，这些药物可以持续使用。新确诊的糖尿病患者若 HbA$_{1c}$ <
10%，没有代谢状态症状（体重下降、多尿、烦渴），这些口服药
也可以作为初始管理使用。口服降糖药在 1 型 DM 患者中是禁忌
使用的。

　　总之，使用第二代抗精神病药物治疗的患者会增加患糖尿病的
风险，在精神科住院患者中，口服降糖药可用于新发 2 型糖尿病初
始管理和病情稳定者的持续治疗。基于体重的基础-餐时胰岛素治
疗方案是糖尿病控制不佳时的有效治疗方法。DKA 和 HHS 是高血
糖的严重类型，被视为糖尿病急症。DKA 和 HHS 患者需要转至急
诊接受进一步诊断和治疗（图 22-1）。

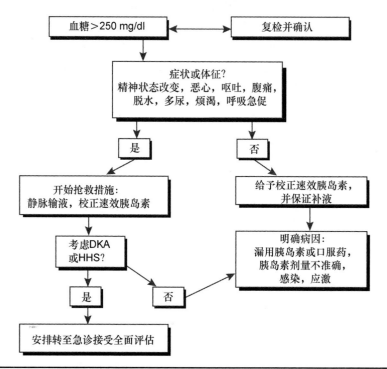

图 22-1　精神科高血糖患者处理流程
DKA，糖尿病酮症酸中毒；HHS，高渗性高血糖状态

■ 参考文献

Centers for Disease Control and Prevention: National Diabetes Fact Sheet: National Estimates and General Information on Diabetes and Prediabetes in the United States, 2011. Atlanta, GA, U.S. Department of Health and Human Services, Centers for Disease Control and Prevention, 2011

Kitbachi AE, Umpierrez GE, Miles JM, et al: Hyperglycemic crises in adult patients with diabetes. Diabetes Care 32(7):1335–1343, 2009

Kohen I, Gampel M, Reddy L, et al: Rapidly developing hyperglycemia during treatment with olanzapine. Ann Pharmacother 42:588–591, 2008

Lipscombe L, Austin PC, Alessi-Severini S, et al: Atypical antipsychotics and hyperglycemic emergencies: multicentre, retrospective cohort study of administrative data. Schizophr Res 154(1–3):54–60, 2014

Maletkovic J, Drexler A: Diabetic ketoacidosis and hyperglycemic hyperosmolar state. Endocrinol Metab Clin North Am 42(4):677–695, 2013

Manu P, Correll CU, van Winkel R, et al: Prediabetes in patients treated with antipsychotic drugs. J Clin Psychiatry 73(4):460–466, 2012

Manu P, Corell CU, Wampers M et al: Insulin secretion in patients receiving clozapine, olanzapine, quetiapine and risperidone. Schizophr Res 143(2–3):358–362, 2013

Umpierrez GE, Hellman R, Korytkowski MT, et al: Management of hyperglycemia in hospitalized patients in non-critical care settings: an Endocrine Society clinical practice guideline. J Clin Endocrinol Metab 97(1):16–38, 2012

第 23 章

低钠血症、高钠血症与多尿

Sairah Sharif，M.D.　　Joseph Mattana，M.D.

低钠血症

▆ 临床表现

低钠血症、高钠血症与多尿是精神科常见的问题，最常见的原因是水代谢紊乱。大多数病例的诊断和处理是非常简单的，但是也有一些患者的诊断和治疗面临巨大的挑战和风险。

低钠血症是最常见的电解质异常，常导致疾病发病率和死亡率增加。其发病率因不同人口特征（如年龄、共病或环境背景）各异，常见于心衰、肝硬化和 65 岁以上老年患者（Manu 等，2012；Verbalis 等，2013）。虽然从字面上看**低钠血症**提示钠缺乏，但是低钠血症的最常见原因是水代谢异常，导致水相对于钠过多。

由于疾病的严重程度、钠浓度的变化速率、细胞内液（intracellular fluid，ICF）与细胞外液（extracellular fluid，ECF）之间的渗透梯度不同，低钠血症的症状也不尽相同。血清渗透压（serum osmolality，Sosm）主要由血清钠（SNa）决定，低钠血症会使 Sosm 降低。低钠血症时水会转移至细胞内使其膨胀，直到形成新的渗透压平衡。低钠血症患者血钠水平在 126 ~ 134 mmol/L 时可能无症状或出现疲劳、恶心、呕吐、跌倒和认知损害等症状。严重低钠血症

（＜115 mmol/L）可导致癫痫发作、昏迷、呼吸衰竭、脑干疝、永久性脑损伤和死亡。

■ 鉴别诊断与风险分级

高渗性和等渗性低钠血症

在正常情况下，SNa 是决定 Sosm 的主要因素，当其他有效溶质浓度较高时，也会使水从 ICF 转移至 ECF，导致低钠血症，但是不伴有 Sosm 降低或总水量增加。常见的原因是高血糖和具有渗透性活性溶质，如使用甘露醇或手术冲洗溶液中的甘氨酸。血糖恢复正常或清除渗透性活性物质可纠正低钠血症。因检测方法不同，可能由于过量的脂类或血浆蛋白质出现人为的低 SNa（假性低钠血症）。如果血浆蛋白或三酰甘油过量聚集，血浆含水率下降，就会使每次测量血浆钠较少，因为钠只能存在于水溶液中。采用离子敏感电极法替代火焰光度分析可以减少这个问题的发生。

低渗性低钠血症

低渗性低钠血症在低钠血症中所占的比例最高，当患者有低钠血症的临床表现时，明确其病因是很困难的。医生首先要全面了解病史并完善体格检查，包括对患者容量状态的评估，判断是低钠血症、低血容量、正常血容量还是高血容量。通过血清学和尿液的进一步检查，可以为医生提供更多信息以明确诊断（表23-1）。

在**低血容量的低钠血症**患者中，通过病史、躯体检查和实验室检查结果，可以判断出 ECF 容量下降。患者可能存在胃肠道液体丢失、摄入减少的病史和（或）检查时出现体位性低血压，常可见尿钠（urine sodium，UNa）下降（＜20 mEq/L）。但在肾功能下降的患者中，应排除可能由于利尿治疗或钠消耗的原因（Maesaka 等，2009）。尿渗透压（urine osmolality，Uosm）常有明显升高（表23-1）。抗利尿激素（antidiuretic hormone，ADH）是调节水

表23-1　低钠血症分类

容量状态	低血容量		等血容量		高血容量	
	肾性丢失伴低血容量所致 ADH 增加	肾外丢失伴低容量所致血容量 ADH 增加	保水异常	水摄入过多	有效动脉血容量下降激活 ADH 和肾素－血管紧张素系统	肾病
体液总量	下降		增加		增加	
总体钠含量	下降		正常		增加	
病因	利尿剂	经皮肤（出汗，烧伤）	SIADH	烦渴	心衰	钠分泌受损
	渗透性利尿	胃肠道情况（腹泻，呕吐，肠外瘘，肠梗阻）	甲状腺功能减退	过度使用低渗液体	肝硬化	尿稀释受损
	盐皮质激素缺乏	出血	糖皮质激素缺乏		肾病综合征	
	脑性耗盐综合征	第三间隙	疼痛			
尿钠	通常 > 20 mEq/L	通常 < 20 mEq/L	通常 > 20 mEq/L	通常 > 20 mEq/L	通常 < 20 mEq/L	通常 > 20 mEq/L
尿渗透压	> 100 mOsm/L	> 100 mOsm/L	> 100 mOsm/L	< 100 mOsm/L	> 100 mOsm/L	> 100 mOsm/L
初始治疗	0.9% NaCl		限水 NaCl（口服或静脉注射）	限水	限水和袢利尿剂	

注：ADH，抗利尿激素；NaCl，氯化钠；SIADH，抗利尿激素分泌异常综合征。

代谢的主要激素，通过集合管水平的肾单位增加水的重吸收，导致 Uosm 升高。ADH 受两个主要因素影响：Sosm 和容量状态。这是一种非常敏感的调节机制，Sosm 的轻微改变也会使 ADH 分泌发生明显变化。轻度低血容量不会检测到 ADH 的变化，如果有效的动脉血容量明显减少，即使 Sosm 较低，足够的压力感受器被激活后，也会导致 ADH 的大量增加。因此，有效的动脉血容量对 ADH 的影响高于 Sosm 的作用，这也解释了为什么在很多情况下低钠血症患者需要保水，而不是生成稀释的尿液，通过排出过多的水来纠正低钠血症。如果临床评估 ECF 容量和（或）UNa 检查结果并未明确证实，但又不能除外低钠血症，可以通过生理盐水试验进行确诊。这样可以纠正低血容量对 ADH 的影响，使低血容量的低钠血症患者 SNa 逐步增高。

在**高血容量的低钠血症**患者中，由于总体盐和水的过量，通常 ECF 容量也会增加（表 23-1）。值得注意的是，低钠的概念并不是指血液中或全身钠含量减少。体格检查可见容量超负荷的体征，如外周水肿、腹水和肺部湿啰音。虽然全身水钠超负荷，但患者通常出现有效的动脉容量减少，引发压力感受器介导的 ADH 增加，同时交感神经输出增加和肾素-血管紧张素系统的激活，导致 UNa 降低（ < 20 mmol/L），Uosm 升高。在这种情况下，即使全身水钠严重超负荷，患者仍然需要保水保钠，这只能用有效的动脉容量降低加以解释。

由于抗利尿激素分泌异常综合征（the syndrome inappropriate antidiuretic hormone secretion，SIADH）的发生率较高，**等血容量的低钠血症**很常见，这类患者通过检查可见血容量正常。血尿素氮水平可能正常或降低，血尿酸水平下降。在正常血容量状态下，UNa 至少应为 20 mmol/L。医生应该注意 UNa 检测有其局限性，随着钠摄入的减少，UNa 也会降低，但在接受利尿剂治疗时，UNa 则会升高。Uosm 有助于原发性烦渴症与 SIADH 的鉴别，前者是等血容量低钠血症的另一种常见病因。原发性烦渴症患者 Uosm 低于 100 mOsm/L（最大稀释），而 SIADH 患者则高于 100 mOsm/L，提示后者尿液浓度异常（表 23-1）。SIADH 中的**异常**是指等血容量的低钠血症患者在正常情况下 Uosm < 100 mOsm/L，如果高于 100 mOsm/L 则提示存在稀释缺陷或"抗利尿激素分泌异常"。尿酸水平可用于鉴别低血容量低钠血症与 SIADH，如果 UNa 和其他结果确定诊断比较模糊时，尿酸水平降低可能是 SIADH，正常或升高则可能是低血容量状态。此外，低钠血症患者还要排除甲状腺功能减退和肾上腺功能不全。

■ 精神科评估与处理

在处理低钠血症的过程中，如果治疗不足或治疗过度，都可能造成永久性脑损伤和死亡（Verbalis 等，2013）。首先要明确患者的低钠血症是急性（< 48 h）还是慢性（> 48 h）的。通常来说，症状严重的低钠血症患者需要积极的治疗。急性低钠血症患者会因水由细胞外进入细胞内而发生神经元肿胀，引起脑水肿，导致癫痫发作和（或）昏迷。但慢性低钠血症患者随着时间推移逐渐适应了低 Sosm 并达到一个稳定状态，细胞内和细胞外的渗透压是匹配的。因此，为了避免发生明显的水转移，应缓慢纠正钠的缺失。**渗透性脱髓鞘综合征**既往被称为**脑桥中央髓鞘溶解症**，是一种已知的快速纠正慢性低钠血症时发生的并发症。最初认为，该病局限于脑桥部位，这些病变可以通过磁共振成像识别出来。患者可能发生神经系统后遗症，包括四肢瘫痪和其他障碍。不过在起初数日并不明显，常常在病情初步改善后才会发现。有些患者更易发生渗透性脱髓鞘综合征，尤其是酗酒、营养不良和晚期肝病患者（Sterns，2009）。

我们应该特别关注精神科患者，因为这类患者有发生低钠血症的高风险因素，这些风险因素与潜在的精神疾病、海马介导的渴觉失调和药物不良反应有关（Goldman，2010）。精神分裂症、偏执性障碍、强迫障碍和神经性厌食症多有精神性多饮症状，在这些患者中，常可见到水过度摄入，有时候会超过 8 L/d。在精神分裂症患者中，海马前部体积减小与 ADH 分泌增加、渴觉失调有关。有抗胆碱能作用的精神药物（如神经阻滞剂及和三环类抗抑郁药）会引起口干，导致水摄入增加。在选择性 5- 羟色胺再摄取抑制剂、第二代抗精神病药物、单胺氧化酶抑制剂、三环抗抑郁药、美沙酮、丙戊酸盐和经皮或经黏膜对尼古丁的治疗过程中，可观察到 SIADH 介导药物所致的中枢 5- 羟色胺和多巴胺浓度的变化。

如果患者的精神状态急剧变化或出现癫痫发作，在严重低钠血症发生前 24 h 的 SNa 记录可能正常，那么 SNa 在最初会迅速增加。根据现有的知识，严重低钠血症时，应该在 6 h 左右使 SNa 升高 4～6 mmol/L，以缓解低钠症状（Sterns 等，2009）。但是校正 SNa 时也不能始终按照这个速度输入，一旦 SNa 升高 6 mmol/L，就应该把校正速度放慢，例如在第一个 24 h（包括之前的迅速纠正的时间），SNa 累积增加不能超过 6～8 mmol/L。在慢性低钠血症患者，专家小组最新的建议应以 SNa 4～8 mmol/（L·d）的速度矫正；当患者发生渗透性脱髓鞘综合征的风险较高时，则应以较慢的速度 4～6 mmol/（L·d）为目标（Verbalis 等，2013）。在校正 SNa 时，必须经常监测尿量和血 SNa。

伐普坦类（vaptans）是 ADH 拮抗剂，有多项临床试验研究了不同的伐普坦类药物。一项双盲、安慰剂对照、多中心试验证实托伐普坦 15～60 mg/d 对 19 例精神分裂症患者低钠血症的疗效（Josiassen，2008）。口服血管加压素受体拮抗剂治疗第 4 天低钠血症的纠正效果优于安慰剂，不良反应的发生率也低于对照组。美国食品药品监督管理局已批准托伐普坦用于 30 d 以内的持续治疗，并明确规定禁用于肝病患者。目前仍需大样本的队列研究来验证伐普坦类药物对精神疾病患者的低钠纠正效果。

SIADH 的潜在病因可能是暂时性的，如药物不良反应，也可能是中枢神经系统或肺部疾病，包括恶性肿瘤。详细的病史及体格检查和适当的实验室检查有助于医生识别病因，SIADH 可能只是表现的一个症状。

高钠血症

■ 临床表现

高钠血症和多尿状态在住院患者和精神科患者中是很常见的，这些疾病的机制相互重叠，因此我们要综合考虑。临床医生在接诊这类疾病和选择安全有效的治疗方案时，应谨记以下原则：①高钠血症是指体内总体钠含量和水含量相对不足——血钠水平升高与总体钠水平没有直接的关系，后者可能表现正常、增加或者减少；②高钠血症和多尿状态主要是水代谢紊乱，钠代谢紊乱较少见；③在选择治疗方案时，应考虑到急性或慢性高钠血症时的细胞适应因素。

高钠血症（SNa > 145 mEq/L）常可见到，在住院患者中可有 1% ～ 3% 的人发生高钠血症（Sam 和 Feizi，2012），虽然很多临床因素都可影响死亡率，但高钠血症导致死亡率可能上升至 37%（Sam 和 Feizi，2012）。医生通过临床状况和血清及尿液检测，可以对病因进行识别。我们治疗的目标是合理校正，避免因校正不足或过度而发生潜在的神经系统并发症。由于预测方程的局限性，医生应对高钠血症患者进行频繁的 SNa 监测，这一原则与低钠血症的治疗是一致的。

水平衡依赖于水和溶质的摄入以及 ADH 分泌的特定受体调节。在大脑的某些部位，如下丘脑视上核的渗透压感受器可以感知 Sosm（图 23-1）。颈动脉窦压力感受器可以感知到有效循环容量下降，血容量下降 5% ～ 10%，Sosm 增加 1%，ADH 也开始上调。ADH 上升会导致肾小管中的水通道增加，从而使水重吸收增加（Moeller 等，2013），这就导致了等离子体内水的增加，SNa 和渗透压降低。

高钠血症的症状主要涉及神经系统，最初可表现为嗜睡、虚弱和易激惹，这些症状可能继续进展为异常运动、癫痫发作、昏迷和死亡。严重的高钠血症可引起显著的神经元收缩，导致脑静脉破

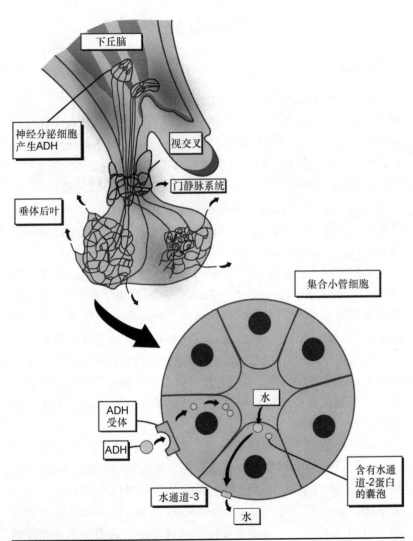

下丘脑

神经分泌细胞
产生ADH

视交叉

门静脉系统

垂体后叶

集合小管细胞

ADH
受体

ADH

水

含有水通
道-2蛋白
的囊泡

水通道-3

水

图 23-1 抗利尿激素（ADH）的分泌和作用

裂、脑出血和蛛网膜下腔出血。边缘系统对高钠性损伤特别敏感，曾有报道描述了与高钠血症相关的紧张症（Nasti 和 Sud，2011）。有时很难辨别神经系统症状是高钠血症的病因还是结果，因为下丘脑病变的患者很容易出现渴觉下降和水摄入减少。

■ 鉴别诊断与风险分级

高钠血症是指相对于 ECF 水含量钠增加的一种状态，SNa 也仅指血清钠而不是指总体钠水平。渴觉障碍、水摄入减少、肾功能受损、ADH 分泌和功能受损均可导致高钠血症（Sam 和 Feizi，2012）。在大多数情况下，通过详细询问病史、完善体格检查和实验室检查可以明确高钠血症的原因。确定 ECF 容量状态是正常的、增加或减少是一个既重要又棘手的问题（表 23-2）。有效的实验室数据包括血生化（至少包括电解质、葡萄糖、尿素氮、肌酐、钙）、Sosm、尿液分析、尿电解质（钠、钾、氯）和Uosm。

在治疗高钠血症患者时，临床医生有很多问题需要考虑：患者的血容量耗竭了吗？如果是，应首先给予什么治疗？患者有哪些症状？高钠血症是急性还是慢性的？患者的缺水量是多少？高钠血症应该用什么样的速度进行纠正？这是一个长期的问题吗？如果是，患者需要持续接受治疗吗？是否需要会诊？高钠血症初始治疗的基本原则与低钠血症的治疗相似，主要处理低血容量血症。临床上很容易被电解质的检查结果分散注意力，却忽略了血容量缺失的情况，而与电解质异常相比，血容量对患者的预后可能产生直接的威胁。

■ 精神科风险评估与处理

在**伴有水和溶质丢失**的高钠血症患者中，水钠负平衡导致血容量不足，这主要是因为液体丢失时相对于等离子水稀释，水损失量多于钠损失量。治疗方法是恢复 ECF 容量和水的缺失，生理盐水是较理想的初始替代液体。

伴纯水流失的高钠血症以水的负平衡、不伴钠缺乏为特征，这可能是由于水摄入减少或 ADH 分泌缺乏［中枢性糖尿病尿崩症（DI）］或 ADH 作用下降（肾性 DI）所致。值得注意的是，DI 患者是在限制水摄入时才会出现高钠血症。精神疾病患者发生肾性

表 23–2　高钠血症分类

容量状态	低血容量性	等血容量性	高血容量性
体液总量	减少	减少	增加
总体钠含量	减少	正常	增加
病因	肾性丢失：渗透性利尿（如高血糖），袢利尿剂（呋塞米），去梗阻后利尿 ／ 肾外丢失：皮肤（出汗、烧伤），肠泻，肠皮肤瘘	肾性丢失：中枢性和肾源性糖尿病性尿崩症 ／ 肾外丢失：经皮肤和呼吸道水摄入不充分	静脉输入高渗液体（碳酸氢钠，高渗生理盐水，肠外营养），原发性高血糖症，库欣综合征
尿钠	通常 > 20 mEq/L ／ 通常 < 20 mEq/L	可变 ／ 减少	通常 > 20 mEq/L
尿渗透压	低于或等于血浆渗透压（低渗或等渗）／ 高于血浆渗透压（高渗）	通常低渗 ／ 通常高渗	高渗或等渗
初始治疗	0.9% 或 0.45% 生理盐水	水置换法（静脉或口服）	袢利尿剂（实现水钠丢失和水置换）
长期治疗	对因治疗	中枢性 DI：去氨加压素 ／ 肾性 DI：噻嗪类利尿药 ／ 治疗潜在病因，保证充分的水摄入	对因治疗

注：DI，糖尿病尿崩症。

来源：Adapted from Manu P, Suarez RE, and Barnett BJ (eds): Handbook of Medicine in Psychiatry. Washington, DC, American Psychiatric Publishing, 2006, pp. 388–389. Used with permission. Copyright © 2006 American Psychiatric Publishing.

DI 的常见病因是服用锂盐（Bendz 等，2010）。治疗方案应包括充分的水摄入。当患者不能或不愿意饮用充足的水时，应将其转至急诊接受 5% 葡萄糖溶液静脉注射治疗。

全身体内钠含量增加的高钠血症特点是钠含量增加且不伴水含量的减少，这种情况可能是医源性因素，如输入高渗溶液、意外或有意使用高达危险量的盐（Furukawa 等，2011）。治疗方法包括袢利尿剂，如呋塞米可使钠和水的排泄增加；水置换，当两种治疗联合使用时，可以对钠过量进行矫正，并降低 SNa。

对慢性高钠血症患者或高钠血症持续时间不明的患者来说，让医生做出治疗决策就显得更加复杂，应避免快速纠正水缺失。高钠血症会导致细胞内水分迅速丢失，当这一状态持续 2～3 天后，细胞就会适应细胞外高渗透压状态，通过调节自身的渗透压最终与细胞外渗透压相匹配，避免水移动，维持正常容量。在这种情况下，应缓慢矫正慢性高钠血症，最多以 0.5 mmol/（L·h）的速度对 SNa 进行矫正，在 2～3 天的时间内使 SNa 达到目标值（Alshayeb，2011）。

与处理血钠水平紊乱相反，计算体液丢失量更适用于治疗失水为主的患者，如口渴中枢受损和中枢性或肾性尿崩症患者。体液丢失量可按以下公式计算：

计算体液总量（TBW）：TBW = 0.5× 体重（kg）（男性 0.6）

计算体液缺失量：体液缺失量（L）= TBW×（SNa 当前值－SNa 目标值）/SNa 目标值

以 1 位 60 kg 的女性患者为例，如果测得的血清钠水平为 160 mmol/L，目标值为 140 mmol/L，则体液丢失量为 4.3 L：60×0.5×（160 － 140）/140。如果以每小时 0.5 mmol/L 的速度降低患者的血清钠水平，则需要 60×0.5×0.5/140 = 0.107 L/h（以 5% 葡萄糖为例）。对严重的高钠血症患者，应请肾病科会诊帮助解决这些问题。

多　尿

■ 临床表现

多尿的定义是尿量大于 3 L/d。最常见的原因是心因性多饮、DI（中枢性和肾性）、慢性肾病和未控制的糖尿病。通常，超过99% 的肾小球滤过被重新吸收，因此控制尿流速主要靠调节水的重吸收。两个因素对水的重吸收很重要：远端肾单位应该是透水的，且有高渗透梯度。如果由于 ADH 活性降低或髓质张力下降（如肾病）而导致远端肾单位对水的渗透性下降，就会使水重吸收减少，发生多尿。

■ 鉴别诊断与风险分级

DI 是以多尿（由于尿浓缩机制受损）和代偿性烦渴为特征的一种临床综合征。它有两种类型：中枢性和肾性，两种类型既可以是先天的，也可以是后天获得的。中枢性 DI 存在 ADH 缺乏，而肾性 DI 则是对 ADH 作用有抵抗。两种情况都是水重吸收减少并出现多尿。表 23-3 列出了与肾性尿崩症有关的一些药物和代谢性疾病。其中锂盐是已知导致肾性 DI 的药物。

对中枢性 DI 患者来说，一旦任何明显的水分不足得到纠正，就可以进行有效的长期治疗。只要患者的口渴机制未受损，水分不足就不至于发生危险，但是水分过量则会导致低钠血症。考虑到渴觉问题，通过监测 SNa 水平和每日至少调整一次剂量适应口渴的

表 23-3　肾性尿崩症的病因

先天性疾病	肾病
药物	急性肾损伤
锂盐	慢性肾病
磷甲酸	代谢性疾病
异环磷酰胺	高钙血症
	低钾血症

感觉就可以有效避免治疗过量。中枢性 DI 可能存在完全或部分问题，因此，治疗完全或部分中枢性 DI 时需要请专科会诊。

■ 精神科风险评估与处理

肾性 DI 患者只要口渴机制未受损、水分摄入充足，就不会发生高钠血症。治疗目标并不是过多地影响 SNa 水平（患者的口渴中枢最终可以调节 SNa 水平），而是控制多尿，因为后者会干扰患者的很多活动，严重影响其生活质量。噻嗪类利尿剂，包括氢氯噻嗪（非保钾利尿剂）和阿米洛利（保钾利尿剂），已被证实可降低肾源性 DI 患者的尿量。医生应向患者详细介绍治疗的基本原理，因为患者可能认为使用利尿剂的治疗方案是不合逻辑的，因此不依从治疗。如果患者的钾水平偏高，可选用氢氯噻嗪，而对于钾水平较低的患者，阿米洛利可能会更适合。也有人提出，阿米洛利可能是锂盐诱导的肾性 DI 的优选治疗。此外，减少溶质的摄入也可能有助于减少尿量。

■ 参考文献

Alshayeb HM, Showkat A, Babar F, et al: Severe hypernatremia correction rate and mortality in hospitalized patients. Am J Med Sci 341(5):356–360, 2011

Bendz H, Schon S, Attman PO, et al: Renal failure occurs in chronic lithium treatment but is uncommon. Kidney Int 77(3):219–224, 2010

Furukawa S, Takaya A, Nakagawa T, et al: Fatal hypernatremia due to drinking a large quantity of shoyu (Japanese soy sauce). J Forensic Leg Med 18(2):91–92, 2011

Goldman MB: The assessment and treatment of water imbalance in patients with psychosis. Clin Schizophr Relat Psychoses 4(2):115–123, 2010

Josiassen RC, Goldman M, Jessani M, et al: Double-blind, placebo-controlled, multicenter trial of a vasopressin V2-receptor antagonist in patients with schizophrenia and hyponatremia. Biol Psychiatry 64:1097–1100, 2008

Maesaka JK, Imbriano LJ, Ali NM, et al: Is it cerebral or renal salt wasting? Kidney Int 76:934–938, 2009

Manu P, Ray K, Rein JL, et al: Medical outcome of psychiatric inpatients with admission hyponatremia. Psychiatry Res 198(1):24–27, 2012

Moeller HB, Rittig S, Fenton RA: Nephrogenic diabetes insipidus: essential insights into the molecular background and potential therapies for treatment. Endocr Rev 34(2):278–301, 2013

Nasti J, Sud R: Catatonia associated with hypernatraemia in an elderly patient. Aust NZ J Psychiatry 45(1):88, 2011

Sam R, Feizi I: Understanding hypernatremia. Am J Nephrol 36(1):97–104, 2012

Sterns RH, Nigwekar SU, Hix JK: The treatment of hyponatremia. Semin Nephrol 29(3):282–299, 2009

Verbalis JG, Goldsmith SR, Greenberg A, et al: Diagnosis, evaluation, and treatment of hyponatremia: expert panel recommendations. Am J Med 126(10 suppl 1):S1–S42, 2013

第24章

氮质血症与脱水

Hitesh H. Shah, M.D.　　　Louis R. Spiegel, M.D.

■ 临床表现

氮质血症或称急性肾损伤（acute kidney injury，AKI），以肾小球滤过率（GFR）急剧下降而导致人体含氮的代谢物蓄积为临床特征。目前 AKI 尚无被普遍接受的定义，改善全球肾病预后组织（the Kidney Disease：Improving Global Outcomes，KDIGO）急性肾损伤工作组（2012）将其定义为符合以下情形之一：在 48 h 内血清肌酐上升 ≥ 0.3 mg/dl；已知或假定肾功能损害发生在 7 d 之内，血清肌酐上升至基础值的 1.5 倍或以上；尿量 < 0.5 ml/（kg·h），持续 6 h。AKI 疾病或病理机制有很多原因，因此，关键是对每个病例的评估采用系统的方法。

以传统的观念来说，根据肾损伤的位置可以将 AKI 分为三类：**肾前性**（肾灌注减少所致）、**肾性**（损伤发生在肾内部）和**肾后性**（与尿道阻塞有关），见表 24-1。肾性 AKI 可进一步分为小管型、间质型、肾小球型和血管型。需要指出的是，这种分类其实过于简单化了，因为不同类型的肾损伤带来的影响会相互重叠。例如，放射性造影剂可能同时导致肾前性氮质血症和缺血性急性肾小管坏死（ATN）。在精神科，肾前性因素是 AKI 的主要原因。

表 24-1　急性肾损伤（AKI）的临床分类

肾前性氮质血症

肾灌注不足［血管内血容量减少；有效血容量减少；入球小动脉收缩和（或）出球小动脉扩张导致的肾内血流动力学改变］

肾性 AKI

急性肾小管坏死（缺血性，肾毒性）

急性间质性肾炎（药物、感染、免疫介导性疾病）

急性肾小球肾炎（感染性肾小球肾炎、抗肾小球基底膜疾病、ANCA 相关性血管炎，冷沉淀球蛋白血症，自身免疫性疾病如系统性红斑狼疮）

急性血管综合征（肾动脉或肾静脉血栓形成）

肾后性 AKI

膀胱颈梗阻（良性前列腺增生），输尿管梗阻（结石，腹膜后纤维变性），膀胱功能障碍（神经源性膀胱，抗胆碱能药物使用所致）

注：ANCA，抗中性粒细胞胞浆抗体

■ 鉴别诊断

肾前性氮质血症

肾前性氮质血症是由肾灌注量急剧减少所致。出血、呕吐、腹泻、利尿剂使用、经皮肤体液丢失或经口摄入减少均可导致肾灌注不足。此外，肾灌注不足还可继发于静脉造影剂或非甾体类抗炎药（NSAIDs）的使用，这种情况下会导致入球小动脉收缩。锂盐可以引起多种形式的肾损伤，包括肾前性氮质血症和肾性尿崩症。

肾前性氮质血症还可见于明显的容量超负荷，如充血性心力衰竭（CHF）、肝硬化或肾病综合征。在 CHF 患者中，心输出量减少会导致低灌注状态，为了保持血容量，肾会增加钠水潴留。这种代偿性机制会造成明显的超负荷状态，并出现水肿、腹水和胸腔积液。表 24-2 列出了肾前性氮质血症的常见原因。

肾对低灌注的代偿性反应是通过扩张入球小动脉和收缩出球小动脉来维持 GFR（表 24-3）。灌注压下降会刺激球旁器官，激活肾素-血管紧张素-醛固酮系统，这些激素会使出球小动脉收缩，入球小动脉扩张，并增强肾小管对钠的重吸收。此外，肾低灌注患者

表 24-2　肾前性氮质血症：有效循环血容量减少的原因

体液丢失
　出血
　经胃肠道丢失（腹泻，呕吐，经
　　鼻胃管抽吸）
　经肾丢失（利尿剂，尿崩症）
　大量出汗
　第三间隙丢失（胰腺炎，烧伤，
　　挤压伤）
心输出量减少（心源性休克，充血
　性心力衰竭，心脏压塞）
静脉回流减少
　大面积肺栓塞
　下腔静脉血栓形成
血管收缩
　药物作用（血管升压药，神经钙蛋

白抑制剂）
血管舒张
　外周血管（脓毒症，过敏反应，
　　药物作用）
　内脏血管（肝肾综合征）
肾内血流动力学改变（肾自我调节
　功能丧失）
　肾小球前（入球）小动脉血管收缩
　　（非甾体抗炎药，环加氧酶 -2 抑
　　制剂，高钙血症，肝肾综合征，
　　放射性造影剂，环孢素，他克
　　莫司）
　肾小球后（出球）小动脉扩张
　　（血管紧张素转换酶抑制剂，血
　　管紧张素 Ⅱ 受体阻断剂）

来源：Adapted from Manu P，Suarez RE，and Barnett BJ（eds）：Handbook of Medicine in Psychiatry. Washington，DC，American Psychiatric Publishing，2006，p. 358. Used with permission. Copyright © 2006 American Psychiatric Publishing.

表 24-3　继发于 NSAID、ACE 抑制剂和 ARB 的血流动力学改变所致的急性肾损伤

	对入球小动脉的影响	对出球小动脉的影响	肾小球滤过率
肾灌注不足	扩张	收缩	不变
NSAID 影响	收缩	不变	下降
ACE 抑制剂或 ARB 影响	不变	扩张	下降

注：ACE，血管紧张素转换酶；ARB，血管紧张素 Ⅱ 受体阻断剂；NSAID，非甾体抗炎药

还会依赖前列腺素扩张入球小动脉的作用来维持 GFR。NSAIDs 抑制前列腺素的合成，因此会影响这种代偿反应。血管紧张素 Ⅱ 可通过收缩出球小动脉来维持 GFR，因此，使用血管紧张素转换酶抑制剂或血管紧张素 Ⅱ 受体阻断剂会破坏这种代偿机制，并发生血液

动力学改变所致的 AKI（表 24-3）。肾的这种代偿能力是很有限的，长期的代偿性调节会导致缺血性急性肾小管坏死。

肾实质性急性肾损伤

急性肾小管坏死（acute tubular necrosis，ATN）是院内发生肾实质性 AKI 的最常见病因，其比例可以达到 50% 以上。肾毒素暴露、肾缺血和脓毒症是 ATN 的三个主要原因。肾毒素暴露所致的肾小管损伤可能直接源于药物、碘化放射造影剂或色素、晶体造成的小管内闭塞（Mehta 等，2004）。表 24-4 列出了 ATN 的常见病因。

对乙酰氨基酚是一种肾毒性药物，可导致 ATN，这种细胞的损伤和坏死是由 N- 乙酰氨基乳糖的毒性中间产物介导的，该物质可通过细胞色素 P450 酶合成，因此，服用抗惊厥药或其他可激活 P450 酶系统的药物的患者更容易出现肾损伤。这些细胞损伤通常是可逆的，肾功能一般可在 2 ～ 4 周内恢复至基线水平。

严重的**横纹肌溶解**患者会因肌红蛋白大量释放入血而出现 ATN，常见的横纹肌溶解的原因包括挤压伤、烧伤、感染、药品、违禁药物、酒精滥用和过度运动。肌红蛋白主要通过以下三种机制

表 24-4　急性肾小管坏死的常见病因

肾血管收缩	素、两性霉素、顺铂、西多福
毒品（可卡因、苯丙胺类、合成	韦、膦甲酸、静脉注射免疫球
大麻酚类）	蛋白、甘露醇、羟乙基淀粉、
静脉造影剂	喷他脒、泰诺福韦）
肾小管直接毒性作用（肾毒素）	肾小管内梗阻（管型；结晶，包
内源性（色素，包括血红蛋白和	括阿昔洛韦、印地那韦、甲氨
肌红蛋白；轻链蛋白）	蝶呤、草酸盐、磺胺类药物、
外源性（碘化造影剂；药物，包括	尿酸）
对乙酰氨基酚、氨基糖苷类抗生	脓毒血症

来源：Adapted from Manu P，Suarez RE，and Barnett BJ（eds）：Handbook of Medicine in Psychiatry. Washington，DC，American Psychiatric Publishing，2006，p. 358. Used with permission. Copyright © 2006 American Psychiatric Publishing.

引起 ATN：①色素管型导致梗阻性尿路疾病；②肌肉损伤导致体液受阻，引起血容量下降；③肌红蛋白本身直接引起肾内血管收缩。上述三种机制均会导致 AKI，并伴有肌酸激酶升高（通常＞10 000 U/ml）、红褐色尿和尿沉渣色素颗粒管型。肌红蛋白会导致尿潜血试验阳性，但尿镜检不会发现红细胞。

单独使用可卡因，或与海洛因、苯丙胺及盐酸苯环己哌啶联合应用时可导致**肌肉坏死**，这主要是由动脉血管痉挛引起的缺血性损伤造成的。此外，血管痉挛还可发生在肾、脑、心脏、皮肤和肠道，导致多器官缺血性损伤（Parks 等，1989）。像镰状细胞危象、ABO 血型不合输血、肿瘤溶解综合征、自身免疫性溶血性疾病或服用某些药物时，细胞溶解后释放亚铁血红素导致肾小管内梗阻。

肾小管内**结晶沉积**也有肾毒性反应，这种沉积可继发于乙二醇中毒，该物质是防冻剂的成分之一。乙二醇经由乙醇脱氢酶代谢生成羟基乙酸和草酸，羟基乙酸是一种直接肾毒素，而草酸可以导致尿路梗阻。少尿性 AKI 伴有高阴离子间隙代谢性酸中毒和血清渗透压升高，提示患者可能摄入了防冻剂。尿流量率降低是肾小管内结晶沉积的主要风险因素，并最终导致 AKI。

急性间质性肾炎（acute interstitial nephritis，AIN）也是 AKI 的重要病因。AIN 在临床上可以表现为一些非特异性症状，如恶心、呕吐和疲劳感，但是大多数患者是无症状的。一项研究通过活检确诊了 60 例 AIN 患者，其中 51% 表现为少尿，5% 有肉眼血尿（Praga 和 González，2010）。大多数病例是药物所致的 AIN，常见的药物包括 NSAIDs、质子泵抑制剂、青霉素、头孢菌素、利尿剂和环丙沙星（表 24-5）。典型的发热、皮疹和嗜酸性粒细胞增多并不常见，因为有些药物如 NSAIDs 和质子泵抑制剂不会引起上述典型的临床表现。药物暴露后，患者的肾功能可能会在数周至数月内才出现下降，但是，一旦再次暴露于同种药物，可能仅需 3 ～ 5 天就可发展为 AKI。AIN 还可见于自身免疫疾病如红斑狼疮、干燥综合征、结节病，及感染，如肺结核、链球菌感染、细胞病毒和 EB 病毒感染。

表 24-5　引起急性间质性肾炎的常见药物

镇痛药 / 抗炎药（柳氮磺胺吡啶、美沙拉嗪、阿司匹林、非甾体类抗炎药）	抗菌药（青霉素、头孢菌素、磺胺类药物、利福平、异烟肼、乙胺丁醇、干扰素、环丙沙星）
抗惊厥药（丙戊酸盐、苯妥英、苯巴比妥、地西泮、卡马西平）	非典型抗精神病药物（氯氮平）
	利尿剂（呋塞米、噻嗪类、氯噻酮）
	质子泵抑制剂

来源：Adapted from Manu P，Suarez RE，and Barnett BJ（eds）：Handbook of Medicine in Psychiatry. Washington，DC，American Psychiatric Publishing，2006，p. 360. Used with permission. Copyright © 2006 American Psychiatric Publishing.

　　AIN 的实验室检查异常表现包括血清肌酐升高和尿异常沉积，如白细胞、红细胞、白细胞管型或罕见红细胞管型（rarely red blood cell casts）。从传统观念来讲，尿嗜酸性粒细胞的存在或缺失被视为 AIN 的标志，但是，新近研究发现，某些尿嗜酸性粒细胞阴性的病例经肾活检也被证实为 AIN（Muriithi 等，2013）。该研究还发现，其他一些肾病也可见尿嗜酸性粒细胞，如 ATN。因此，嗜酸细胞尿液在 AIN 临床诊断中的作用可能很有限。AIN 患者蛋白尿通常低于 1 g/d，如果存在潜在的肾小球病变，也会出现肾性蛋白尿（> 3.5 g/d）。进一步明确诊断 AIN 需要行肾活检。有报道指出，氯氮平可致严重的无尿 AIN，常常需要透析治疗（Elias 等，1999）。

　　锂盐是精神科的常用药物，它可引发**慢性间质性肾炎**，使肾肌酐清除率在数十年内缓慢下降。前驱性 AIN 和锂盐中毒都不是慢性间质性肾炎的主要诱发因素。虽然只有少数患者会发展为终末期肾病并需要透析治疗，但医生仍需要严密监测服用锂盐患者的肌酐清除率。一项肾活检研究调查了 24 名使用锂盐的患者，结果显示平均血清肌酐水平为 2.8 mg/dl，蛋白尿 > 1 g/d，平均锂盐使用时间为 13.6 年。所有患者均存在慢性小管间质性肾炎，表现为特征性皮质和髓质囊肿或扩张。9 例血清肌酐水平 > 2.5 mg/dl 的患者中有 7 例经活检确诊为终末期肾病（Markowitz 等，2000）。

　　急性肾小球肾炎是 AKI 的罕见病因，临床上可以表现为无症状、血压正常、伴有非肾病性蛋白尿，也可表现为快速进行性急性肾衰竭，伴有高血压、水肿、少尿、血尿、蛋白尿和尿的活性沉淀物。

锂盐很少与肾小球疾病如微小病变疾病相关，在这些病例中，肾性蛋白尿可能在患者服用锂盐后 1.5 ～ 10 个月出现。一旦停用锂盐，患者可在 1 ～ 4 周内部分或完全缓解。另一种与锂盐相关的肾小球疾病是局灶性节段性肾小球硬化症。

肾动脉闭塞导致的 AKI 并不常见，有关风险因素包括潜在的血液高凝状态、外伤性血管损伤或血栓性疾病。胆固醇粥样硬化性疾病如弥漫性动脉粥样硬化性疾病，尤其是接受过动脉介入治疗如心导管插入术的患者是高风险人群。体格检查可见网状青斑和伴有疼痛的紫趾综合征。急性肾动脉闭塞表现为腰痛和血尿，恶性高血压和微血管性溶血性贫血可引起小血管病变。肾静脉闭塞可见于肾病综合征、下腔静脉闭塞、腹膜后纤维变性或明显脱水患者。肾动脉闭塞时，应用非增强计算机断层扫描可发现楔形缺损，肾静脉多普勒超声和核磁共振血管造影术可分别用于评估静脉和动脉异常。治疗方法包括抗凝、介入放射学和外科治疗，不过后两种方法在临床中较少使用。

肾后性急性肾损伤

尿路梗阻可发生于膀胱颈、肾盂输尿管连接部、输尿管内或肾盂水平。梗阻原因包括泌尿系统本身病变（结石、血凝块或乳头坏死）和泌尿系统任何部位受压。梗阻性尿路疾病往往会影响正常的排尿，但很少导致完全无尿。只有在双侧输尿管完全阻塞的情况下，患者才会出现无尿。

如果梗阻位于膀胱颈，患者可主诉尿频、尿急，伴有前列腺肥大的男性患者还会出现排尿延迟。大多数部分性尿路梗阻患者尿量正常或轻度增加，体格检查可见膀胱膨胀。膀胱颈梗阻患者插入导尿管既有诊断作用，也有治疗作用。排尿后残余尿量在 200 ～ 300 ml 或更多时提示存在梗阻状态。在易感个体中，抗胆碱能药物、阿片类镇痛药以及三环类抗抑郁药会加重患者的膀胱功能障碍和梗阻现象。

■ 风险分级

某些因素会使患者倾向于某一种 AKI 类型，例如，体液丢失增加或经口摄入减少的患者，肾前性因素很容易导致氮质血症。如果体液丢失持续存在或加重，肾前性氮质血症就会进展为 ATN。同样，由于 ATN 可导致 AKI，因此，当患者暴露于已知的肾毒素时，应该予以监测。再举一个例子，如果已知一名男性患者有前列腺肥大的病史，当他主诉腹部饱胀感或疼痛、尿量减少或无尿时，应考虑是否存在肾后性 AKI。

一项关于观察性研究的系统回顾和 meta 分析提出了一些危重患者发生 AKI 的风险因素。这些风险因素包括老年、糖尿病、高血压、基线血清肌酐水平较高、心衰、败血症或全身炎症反应综合征、使用肾毒性药物、疾病严重程度高、使用血管升压药或肌红蛋白、高风险手术、急诊手术、使用主动脉内球囊反搏泵和长时间使用体外循环泵（Cartin-Ceba 等，2012）。

该研究还发现了一些造影剂所致 AKI 的风险因素，包括既往肾病史、老年、糖尿病、脱水、慢性心衰、使用高渗透性造影剂、注射大剂量造影剂。因此，对所有肾功能受损的患者进行造影剂所致 AKI 的风险评估是非常重要的。对静脉注射造影剂后肾功能发生改变的患者，在评估造影剂所致 AKI 风险的同时，还要注意其他可能导致 AKI 的因素。

■ 精神科评估与处理

明确 AKI 的病因是及时合理治疗的关键，全面详尽的病史和躯体检查有助于医生明确诊断。尿常规、血清生化检查及影像学检查有助于医生证实初步诊断（表 24-6 和表 24-7）。

血尿素氮（BUN）和肌酐的正常比值为（10～15）∶1，肾前

表 24-6　基于尿液指标对肾前性氮质血症和急性肾小管坏死的鉴别

尿液指标	肾前性氮质血症	急性肾小管坏死
尿比重	> 1.020	< 1.012
尿钠浓度	< 10 mmol/L	> 40 mmol/L
尿渗透压	> 500 mOsm/kg	< 300 mOsm/kg
滤过钠分数	< 1%	> 2%

表 24-7　基于临床表现、尿沉渣和超声对急性肾损伤进行评估

病因	临床表现	尿沉渣检查	超声
肾前性氮质血症	有效血容量丢失、下降，药物所致肾内血液动力学改变	正常	正常
急性肾实质性肾损伤			
急性肾小管坏死	暴露于肾毒性物质、缺血、败血症	"土棕色"颗粒管型	正常
急性间质性肾炎	用药史，可有药疹和发热；感染	白细胞尿和白细胞管型	回声正常或增强，肾体积增大
急性肾小球肾炎	高血压、水肿、血尿、蛋白尿、伴或不伴少尿	畸形红细胞，红细胞管型	回声正常或增强，肾体积增大
肾后性急性肾损伤	尿频、尿急、排尿延迟	正常	肾集合系统或膀胱扩张

来源：Adapted from Manu P，Suarez RE，and Barnett BJ（eds）：Handbook of Medicine in Psychiatry. Washington，DC，American Psychiatric Publishing，2006，p. 363. Used with permission. Copyright © 2006 American Psychiatric Publishing

性氮质血症由于肾单位近端小管对尿素的重吸收增加，这一比值可升高至 20：1。此外，胃肠道出血、蛋白摄入量增加、分解代谢状态和皮质类固醇摄入也会使该比值增加。在住院患者中，BUN 升高者往往预示疾病恶化或死亡，在慢性心衰、急性冠脉综合征、肺炎、急性甲型肝炎、自发性细菌性腹膜炎、脑出血、菌血症发热患者中尤为突出。近年来的研究表明，在专科精神病院住院患者中，BUN 升高可以预测其疾病预后较差。精神病住院患者 BUN＞25 mg/dl 或年龄（岁）＋ BUN（mg/dl）≥ 90 时，会增加其疾病恶化的风险并需要转至综合医院治疗（Manu 等，2014）。

尿比重可用于鉴别肾前性氮质血症和 ATN。前者由于肾最大限度地浓缩尿液，尿比重通常＞ 1.020，而 ATN 由于小管受损，导致尿液无法浓缩，尿比重常常＜ 1.012。尿渗透压在肾前性氮质血症患者中通常＞ 500 mOsm/kg，而 ATN 患者则＜ 300 mOsm/kg。

在肾前性氮质血症患者中，近端小管会最大限度对溶质和水进行重吸收，导致尿液高度浓缩，钠排泄减少。AKI 患者的肾小管细胞损伤导致钠重吸收受损，钠排泄增加。可见滤过钠分数（FENa）也有助于肾前性氮质血症与 ATN 的鉴别。有效动脉血容量下降可促使近端小管重吸收钠，导致 FENa＜1%。FENa 值可通过血清和尿电解质水平计算得出，公式如下：FENa ＝（尿钠浓度 / 血浆钠浓度）/（尿肌酐浓度 / 血肌酐浓度）× 100。虽然 FENa 值可有效地鉴别 ATN 与肾前性氮质血症，但是在临床应用中，这种方法仍有一定的局限性。例如，当 FENa＜1% 时与肾前状态是无关的，这种情况可见于急性肾小球肾炎、造影剂肾病、血红素色素肾病、ATN 叠加慢性肾前疾病如慢性心衰或肝硬化、严重程度较低的 ATN、继发于败血症的 ATN 以及 AIN。由于无法保存钠，肾前性氮质血症和慢性肾病患者 FENa 也可大于 1%。同样，FENa ≥ 1% 也见于使用利尿剂、甘露醇、丙三醇、AIN 以及由于梗阻性尿路疾病导致的肾后性 AKI。

血尿或持续蛋白尿多提示膀胱或肾小球病变，这种情况下应请肾内科会诊。如果患者出现肾性尿沉渣改变，则需要通过肾活检明确诊断并确定治疗方法。

肾超声有助于评估梗阻情况。双侧肾积水常与膀胱颈梗阻并存，结石、血凝块或腹膜后纤维变性可引起单侧或双侧（较少见）输尿管狭窄，超声波见肾体积增大是提示肾病的重要线索。肾体积增大可见于多囊性肾病、浸润性肾病、肾淀粉样变、糖尿病和

HIV。体积缩小则提示存在慢性肾病。

如果临床、尿液和血清学检查均提示血容量减少所致的肾前性氮质血症，恰当的治疗是大量补液并检测尿量、血压和每日的体重变化。如果肾前性氮质血症是急性失代偿心力衰竭所致，则可尝试使用利尿剂。有许多种药物（呋塞米、甘露醇、小剂量多巴胺、钙通道阻滞剂、N- 乙酰半胱氨酸、心房钠尿肽、胰岛素样生长因子、甲状腺激素）已被证实可减少损伤或使 ATN 患者加速康复，但没有一种药物能使患者持续获益。ATN 的主要治疗方法还是支持性疗法、纠正潜在病因并及时处理 AKI 的并发症。液体输入量应严格限制为净损失量并避免钾的输入。容量超负荷合并少尿时，应限制液体并使用利尿剂。AIN 的主要治疗为支持性治疗，停用有潜在危害的药物，控制可能存在的感染。药物所致 AIN，特别是停用潜在危害的药物后肾功能仍持续恶化的患者，可考虑使用类固醇治疗。强的松的使用方法为 1 mg/kg，持续 4 ～ 6 周，再经过 4 周逐渐减量（Perazella 和 Markowitz，2010）。多数 AIN 患者的病情是可逆的，肾功能可以自行恢复，但是需要数周肾功能才能恢复至基线水平。不过，仍有高达 40% 的患者肾功能不能完全恢复。如果停用有害药物后患者的血清肌酐水平持续恶化无改善，应请肾内科会诊。

任何肾功能下降的患者都应停用锂盐，另外，如果患者服用锂盐过程中出现多尿、烦渴症状，也应立即停用。当患者使用替代药物疗效不好时，医生应告知患者，如果继续使用锂盐，则存在小而确实的风险，即可能发展为进展性或不可逆的肾病。

肾透析替代治疗适用于难治性酸中毒、容量超负荷且利尿剂治疗无效、药物治疗无效的高钾血症、未控制的高血压以及有症状的尿毒症患者。锂盐中毒的透析指征为血清锂浓度＞ 4 mEq/L，无论是否伴有临床症状或血清锂浓度＞ 2.5 mEq/L，或伴有精神状态改变、癫痫或肾衰竭都需要透析治疗。

在住院患者中，静脉造影剂的使用应受到特别关注。由于造影剂可能引起 AKI，因此，需要采取一些措施以降低既往有肾病史的患者使用造影剂所致 AKI 的风险。这些措施包括换用其他影像学检查方法、使用最低有效剂量的造影剂、对高风险患者使用等渗或低渗碘造影剂、使用等张氯化钠液或碳酸氢钠溶液有助于等血容量或低血容量患者静脉扩张容量、高风险患者静脉补液时合并使用N- 乙酰半胱氨酸（KDIGO 急性肾损伤工作组，2012）。

　　用药剂量应基于残余肾功能加以确定，并注意避免使用肾毒性药物。在 AKI 患者中，还应避免使用 NASIDs 和二甲双胍。对任何发生 AKI 的患者，都应该请肾病学家进行评估。

■ 参考文献

Cartin-Ceba R, Kashiouris M, Plataki M et al: Risk factors for development of acute kidney injury in critically ill patients: a systematic review and meta-analysis of observational studies. Crit Care Res Pract 2012:691013, 2012

Elias TJ, Bannister KM, Clarkson AR, et al: Clozapine-induced acute interstitial nephritis. Lancet 354:1180–1181, 1999

Kidney Disease: Improving Global Outcomes (KDIGO) Acute Kidney Injury Work Group: KDIGO clinical practice guideline for acute kidney injury. Kidney Int 2(suppl):1–138, 2012

Manu P, Al-Dhaher Z, Khan S, et al: Elevated blood urea nitrogen and medical outcome of psychiatric inpatients. Psychiatr Q 85:111–120, 2014

Markowitz GS, Radhakrishnan J, Kambham N, et al: Lithium nephrotoxicity: a progressive combined glomerular and tubulointerstitial nephropathy. J Am Soc Nephrol 11:1439–1448, 2000

Mehta RL, Pascual MT, Soroko S, et al: Spectrum of acute renal failure in the intensive care unit: the PICARD experience. Kidney Int 66:1613–1621, 2004

Muriithi AK, Nasr SH, Leung N: Utility of urine eosinophils in the diagnosis of acute interstitial nephritis. Clin J Am Soc Nephrol 8:1857–1862, 2013

Parks JM, Reed G, Knochel JP: Cocaine-associated rhabdomyolysis. Am J Med Sci 297:334–336, 1989

Perazella MA, Markowitz GS: Drug-induced acute interstitial nephritis. Nat Rev Nephrol 6:461–470, 2010

Praga M, González E: Acute interstitial nephritis. Kidney Int 77:956–961, 2010

第 25 章

肝功能异常

Deyun Yang, M.D., Ph.D.

■ 临床表现

肝功能检查（liver function tests，LFTs）包括天冬氨酸氨基转移酶（AST）、丙氨酸氨基转移酶（ALT）、胆红素（直接和间接）、碱性磷酸酶和 β - 谷氨酰转移酶的血清测定。实际上，"肝功能检查"用词不当，因为此类测试不提供有关肝功能的任何信息，而是在临床情况中提示肝的"健康"状况（Green 和 Flamm，2002）。此外，许多肝外的病变也可导致 LFTs 异常（Pratt 和 Kaplan，2000）。血清凝血酶原时间 / 国际标准化比率通常作为肝合成功能的替代标志物。

精神科临床中常见 LFTs 异常。遇以下常见症状时，医生需要为患者进行 LFTs 检查：黄疸、尿色加深、恶心、食欲不振和无明显原因的不适。LFTs 异常通常为偶然发现，无任何特定症状，因为全面的代谢检查包括 LFTs 的大多数项目。

■ 鉴别诊断

当 LFTs 检查结果异常时，临床医生必须进行鉴别诊断，并做进一步检查，以明确诊断。首先，必须确定 LFTs 异常，特别是氨基转移酶（AST 和 ALT）升高的原因是肝外还是肝内，因为各种肝外的问题也可导致血清转氨酶升高（表 25-1）。

LFTs 异常的某些特征表现有助于鉴别诊断。如果氨基转移酶显著异常，则应怀疑肝细胞坏死。当以胆红素增高为主时，应考虑病因为胆汁淤积（表 25-2）。许多患者可能存在混杂的异常模式，在这些情况下，重点应放在主要的异常模式上。

LFTs 最常见的是氨基转移酶（也称为转氨酶）升高。由于转氨酶几乎遍布所有器官系统，转氨酶升高并不完全提示肝的病理过程（Green 和 Flamm，2002；Pratt 和 Kaplan，2000）。全面的病史采集和体格检查有助于鉴别诊断。转氨酶水平显著升高（> 1000 U/L）与缺血性急性肝损伤、暴发性病毒性肝炎和药物 / 毒素过量，或横纹肌溶解症等严重的肝外疾病有关（Welbrecht 等，2010）。转氨酶像这样显著升高的患者应立即接受医学评估，以评估肝衰竭或其他可能的严重的肝以外病因。血清转氨酶的轻度升高需要更广泛的鉴别诊断，在一些急性疾病中，如败血症、AST 和（或）ALT 的升高可能与患者潜在的躯体疾病或药物有关。因此，应该积极治疗急性疾病并回顾药物使用情况。如果处理急性躯体疾病后转氨酶仍然升高，才需要进一步检查。AST/ALT 比值在鉴别诊断中非常重要，所有肝外疾病都与 AST/ALT 比率大于 1.0 有关，除了肝损伤、酒精性肝炎、肝硬化和 Wilson 病（肝豆状核变性）的急性期（Robert 和 Schilsky，2008）以外，肝细胞损伤倾向于 AST/ALT 比率小于 1.0。

许多药物可导致 LFT 结果异常（表 25-3）。对转氨酶升高的初步评估永远是仔细审查患者服用的所有药物，包括处方药、非处方药、违禁药和草药制剂。大多数药物引起的肝酶升高通常在药物服用后 1 ～ 2 个月内发生（Green 和 Flamm，2002；Sgro 等，2002），停药后几天内转氨酶就会改善。

血清转氨酶水平升高的其他常见原因包括病毒性肝炎、酒精性肝炎、非酒精性脂肪性肝炎、自身免疫性肝炎、血色素沉着症、Wilson 病、α_1 抗胰蛋白酶缺乏症、缺血、浸润性疾病、恶性肿瘤

表 25-1　血清氨基转移酶升高的鉴别诊断

	升高水平	AST/ALT	症状	辅助检查
肝外疾病				
肌肉损伤				
横纹肌溶解症	非常高	>1	虚弱	CPK，醛缩酶
急性心肌梗死	轻度至中度	>1	胸痛，呼吸困难	CK-MB，肌钙蛋白
抗精神病药恶性综合征	轻度至重度	>1	发热，僵直	CPK
癫痫发作	轻度至中度	>1	强直-阵挛运动	CPK，EEG
多发性肌炎	轻度至中度	>1	虚弱，肌痛	CPK，MRI，活检
内分泌				
甲状腺功能减退症	轻度	>1	虚弱，畏寒	TFT
甲状腺功能亢进症	轻度	>1	心动过速，怕热	TFT
肾上腺功能不全	轻度	>1	虚弱，低血压	促肾上腺皮质激素刺激试验
血液				
溶血	轻度	>1	贫血，黄疸	LDH，网状细胞增多症
镰刀型细胞贫血症	轻度	>1	疼痛，黄疸	涂片，LDH，网状细胞增多症

表25-1　血清氨基转移酶升高的鉴别诊断（续表）

	升高水平	AST/ALT	症状	辅助检查
感染性				
脓毒血症	轻度至重度	>1	发热、寒战，症状与疾病有关	血培养、白细胞增多、影像学检查
其他				
乳糜泻	轻度	>1	腹泻、营养不良	血清学（tTG、DGP）、组织活检
肝内疾病				
药物				
他汀类、抗生素、对乙酰氨基酚、违禁药、草药	轻度至重度	不同	任何这些物质的暴露史	毒理学
肝炎				
病毒性肝炎（A、B、C、D、E、腺病毒、Epstein-Barr病毒、巨细胞病毒）	轻度至重度	<1	萎靡不振、恶心、黄疸	病毒血清学、PCR
非酒精性脂肪性肝炎	轻度	<1	通常无临床症状	血脂分析、活检
酒精性肝炎	轻度至中度	>1	重度饮酒史	血清乙醇含量

表 25-1　血清氨基转移酶升高的鉴别诊断（续表）

	升高水平	AST/ALT	症状	辅助检查
其他				
缺血	轻度至重度	不同	右上腹疼痛，腹水	超声
充血性心力衰竭	轻度	不同	呼吸困难，水肿	心脏超声，X 线平片，BNP
恶性肿瘤	轻度至中度	不同	潜在癌症的症状	CT，超声
浸润性病变	轻度至中度	不同	潜在疾病的症状	活检，影像学
Wilson 病	轻度至重度	> 1	Kayser-Fleischer 环	血浆铜蓝蛋白水平
α_1-AT 缺乏	轻度	< 1	肺气肿	血清 α_1-AT 水平
血细胞增多症	轻度至中度	< 1	糖尿病，性腺功能减退	转铁蛋白饱和度，活检

注：α_1-AT，α_1 抗胰蛋白酶；ALT，丙氨酸氨基转移酶；AST，天冬氨酸氨基转移酶；BNP，脑利尿钠肽；CK-MB，肌酸激酶同工酶；CPK，肌酸磷酸激酶；CT，计算机断层扫描；DGP，脱酰胺醇溶蛋白肽；EEG，脑电图；LDH，乳酸脱氢酶；MRI，磁共振成像；PCR，聚合酶链反应；TFT，甲状腺功能检查；tTG，组织型转谷氨酰胺酶（tissue transglutaminase）

表 25-2　高胆红素血症的常见病因

以直接胆红素升高为主	心源性肝病（右心衰竭）
胆管结石	药物
胆管狭窄	以间接胆红素升高为主
胰腺肿块	溶血
胆管癌	遗传性疾病，如 Gilbert 综合征
原发性胆汁性肝硬化	混合性高胆红素血症
原发性肝硬化	急性病毒性肝炎
自身免疫性胰腺炎	肝硬化
浸润性肝病、结节病、肺结核、淀粉	重度酒精性肝炎
样变性、淋巴瘤、神经内分泌肿瘤	

表 25-3　引起肝功能异常的药物

麻醉药	**抗病毒药**
氟烷	齐多夫定
甲氧氟烷	地达诺新
安氟醚	扎西他滨
镇痛药	**心血管系统用药**
对乙酰氨基酚	血管紧张素转换酶抑制剂
阿司匹林	甲基多巴
舒林酸	肼苯哒嗪
双氯芬酸	胺碘酮
抗惊厥药	奎尼丁
苯妥英钠	**降胆固醇药**
卡马西平	他汀类药
丙戊酸盐	**糖尿病药**
抗生素	噻唑烷二酮类
阿莫西林 / 克拉维酸	**激素**
氟喹诺酮类药物	合成代谢类固醇
头孢唑啉	雄激素
红霉素	雌激素
四环素	**限制药物**
磺胺类药物	合成代谢类固醇
呋喃妥因	

表 25-3　引起肝功能异常的药物（续表）

抗结核药	可卡因
异烟肼	摇头丸（MDMA）
利福平	苯环利定（PCP）
吡嗪酰胺	**精神类药物**
抗真菌药	神经阻滞剂
酮康唑	单胺氧化酶抑制剂
氟康唑	三环类抗抑郁药
伊曲康唑	曲唑酮
特比萘芬	**其他**
抗肿瘤 / 免疫抑制药物	别嘌呤醇
甲氨蝶呤	双硫仑
硫唑嘌呤	草药
6- 巯基嘌呤	
5- 氟尿嘧啶	
环磷酰胺	
环孢素	
他克莫司	

注：MDMA，3,4- 亚甲基二氧甲基胺

来源：Adapted from Manu P，Suarez RE，and Barnett BJ（eds）：Handbook of Medicine in Psychiatry. Washington，DC，American Psychiatric Publishing，2006，p. 260. Used with permission. Copyright © 2006 American Psychiatric Publishing.

和肝硬化（Pratt 和 Kaplan，2000）。还要考虑几种肝外的病因，包括甲状腺疾病、乳糜泻、肾上腺皮质功能不全和肌病（表 25-1）。

　　由于精神障碍人群中慢性丙型肝炎的患病率较高（Dinwiddie 等，2003），因此建议转氨酶升高的患者接受丙型肝炎筛查（Smith 等，2012）。精神障碍患者人群中非法药物使用率以及与感染个体的性接触率较高，所以乙型和丙型肝炎病毒引起的慢性病毒性肝炎的患病率较高（Rosenberg 等，2001）。丙型肝炎病毒抗体和乙型肝炎血清学检查是排除慢性病毒性肝炎的初筛（表 25-4）。已经证实患有慢性病毒性肝炎，尤其是丙型肝炎的患者，应该转诊至肝病专家进行抗病毒治疗，因为 80% 以上的丙型肝炎患者可

表 25-4 诊断病毒性肝炎的血清学检测

病毒	抗原	抗体	PCR
甲型肝炎		IgM Ab（＋）	
乙型肝炎	HBSAg（＋）	HBcAb（IgM）	（＋）DNA
丙型肝炎		Ab（＋）	（＋）RNA
丁型肝炎	HDAg（＋）[a]	总的和 IgM Ab（＋）	（＋）RNA
戊型肝炎		IgM Ab（＋）	（＋）RNA

注：HBcAb，乙型肝炎核心抗体；HBSAg，乙型肝炎表面抗原；HDAg，丁型肝炎抗原；IgM，免疫球蛋白 M；IgM Ab，免疫球蛋白 M 抗体；PCR，聚合酶链反应。
[a] 在美国不可用

对其目前的治疗方案产生持续的病毒反应（Lawitz 和 Lalezari，2013）。

　　胆汁淤积型 LFTs 异常患者，常因黄疸或胆红素和（或）碱性磷酸酶水平升高而引起医学关注。胆汁淤积的最常见原因是胆管结石阻塞胆管，通常表现为右上腹象限性腹痛和黄疸。如果胆汁淤积型 LFT 异常并伴有发热、寒战、右上腹痛，应考虑上行性胆管炎，这时必须在急诊科进行评估。上行性胆管炎发病率和死亡率较高，应及时治疗胆管阻塞的其他病因包括良性狭窄、寄生虫、乳头状狭窄、胆管癌和胰腺癌。如果可以排除胆管阻塞问题，胆汁淤积还需与药物不良反应、原发性胆汁性肝硬化、原发性硬化性胆管炎和肝浸润性疾病（结节病、肺结核、淀粉样变性和淋巴瘤）加以鉴别。

　　有几种先天性胆红素代谢紊乱与血清胆红素水平升高有关，通常为良性的，包括 Gilbert 综合征、Dubin-Johnson 综合征和 Rotor 综合征。如果高胆红素血症主要是间接胆红素，则应排除溶血现象。临床医生应关注丙戊酸盐（一种在肝中广泛代谢的支链短链脂肪酸）用于稳定情绪时会出现血氨水平增加。药物进入肝线粒体后需要肉毒碱，长时间使用高剂量的丙戊酸盐会导致肉毒碱耗尽并增加血氨的水平（Vazquez 等，2014）。

■ 风险分级

如果肝酶呈慢性或轻度升高, 特别是患者无症状时, 肝酶数值不是呈上升趋势, 评估可以在非紧急情况下进行。如果肝酶急性升高并且与症状相关, 则应立即进行躯体评估。转氨酶水平显著升高（即 > 1000 U/L）的患者, 如有精神状态改变、严重虚弱或低血压, 或伴有血清肌酐或凝血酶原时间延长等症状, 必须转诊至设备齐全的综合医院急诊科, 以排除急性肝衰竭或严重的肝外疾病, 如败血症或横纹肌溶解症。

伴有发热、寒战、右上腹痛和白细胞增多症的胆汁淤积型 LFTs 异常患者应该进行紧急躯体评估, 以排除上行性胆管炎; 需要静脉注射抗生素并通过内镜逆行胰胆管造影术或经皮肝穿刺胆管造影术进行紧急减压。

无痛性黄疸提示应排除胰腺肿块。对于肝内胆汁淤积, 应考虑进行肝活检以排除浸润性疾病。

■ 精神科评估与处理

评估 LFTs 异常的第一步是全面采集病史和体格检查。临床医生应该注意危险体征, 例如发热、寒战、急性腹痛、黄疸、精神状态改变和扑翼样震颤, 其中任何一种情况都表明有严重的疾病。如果存在任何这些危险体征, 应立即向内科医生咨询。

许多药物是 LFTs 异常的常见原因, 应被视为潜在的病因。许多药物可能对肝酶水平产生不良影响（表 25-3）, 并且在治疗期间的任何时候都可能产生肝毒性。与肝不良反应有关的精神药物包括氯氮平（Brown 等, 2013）、帕罗西汀、舍曲林、曲唑酮、三环类抗抑郁药、安非他酮、丙戊酸盐、文拉法辛、卡马西平和利培酮（Stadlmann 等, 2012）。

转氨酶水平显著升高（> 1000 U/L）通常表明肝严重损伤和肝细胞大量坏死。这种严重的急性肝损伤可能是由缺血、毒素、药物或急性病毒性肝炎引起的。严重的肌肉损伤也可能导致肌酸磷酸激酶和转氨酶显著升高。全面询问病史和体格检查，同时进行一些简单的实验室检查，如血清肌酸磷酸激酶水平检测，可能有助于鉴别不同的病因。急性病毒性肝炎是由甲型、乙型、丙型、丁型或戊型肝炎病毒，腺病毒，Epstein-Barr 病毒或巨细胞病毒引起的。急性病毒性肝炎的诊断是基于病毒血清学或聚合酶链反应技术获得的。大多数急性病毒性肝炎患者只需支持性治疗即可完全恢复；不过，乙肝和丙肝导致慢性病毒性肝炎分别占 20% 和 80% 左右（Hayashi 和 Di Bisceglie，2005）。

在大多数胆汁淤积型 LFTs 异常的患者中，首先应考虑药物或胆管阻塞所致。一旦排除药物的原因，应该进行右上腹的超声波检查。如发现胆管扩张，则表明存在胆管梗阻，可能由胆结石、良性狭窄、乳头状狭窄、胆管癌或胰腺肿块引起。疑似胆道梗阻的患者应转诊至消化内科进一步评估和处理。如果怀疑上行性胆管炎，应将患者送往急诊室或内科病房进行静脉抗生素治疗和急诊内镜或外科手术。如果没有发现胆管阻塞的证据，应与消化内科医生协商，考虑其他罕见的诊断，如原发性胆汁性肝硬化、浸润性疾病和几种遗传性疾病。

对已知的慢性肝病患者，应密切关注肝毒性药物的使用，并且需与内科医生讨论治疗方案的变化。一般而言，慢性肝病并不排除使用肝毒性药物，但需要密切监测。如果患者的 LFT 值升高，则必须停止用药。

精神障碍患者的酗酒率高于一般人群，并且存在酒精性肝炎的风险。严重者表现为恶心、厌食和右上腹痛、转氨酶和胆红素升高。转氨酶中度升高，通常不超过 300 U/L，AST/ALT 比率大于 2.0（Halegoua-De Marzio 和 Fenkel 等，2013）。这些患者应在内科接受治疗。肝硬化的患者可以在精神科管理，但需要密切监测终末期肝病的并发症，如胃肠道出血、肝性脑病和自发性细菌性腹膜炎。应努力避免低钾血症和便秘，这是肝性脑病的危险因素。肝硬化患者一旦出现精神状态的改变应立即评估，以排除肝性脑病。尽管动脉和静脉血氨浓度升高通常与肝性脑病相关，但肝性脑病的诊断不需血氨水平升高。此外，在没有肝性脑病的患者中也可以出现血氨水平升高。例如，服用丙戊酸盐的患者常见血氨水平升高（Raja 和 Azzoni，2002）。如果患者出现低血压、氮质血症、黑便、发热或腹痛，应立即就诊于内科相关科室。

■ 参考文献

Brown CA, Telio S, Warnock CA, et al: Clozapine toxicity and hepatitis. J Clin Psychopharmacol 33:570–571, 2013

Dinwiddie SH, Shicker L, Newman T: Prevalence of hepatitis C among psychiatric patients in the public sector. Am J Psychiatry 160:172–174, 2003

Green RM, Flamm S: AGA Technical review on the elevation of liver chemistry tests. Gastroenterology 123:1367–1384, 2002

Halegoua-De Marzio DL, Fenkel JM: Treatment of severe alcoholic hepatitis with corticosteroids and pentoxifylline. JAMA 310:1029–1030, 2013

Hayashi PH, Di Bisceglie AM: The progression of hepatitis B- and C-infections to chronic liver disease and hepatocellular carcinoma: epidemiology and pathogenesis. Med Clin North Am 89(2):371–389, 2005

Lawitz E, Lalezari JP: Sofosbuvir in combination with peginterferon alfa-2a and ribavirin for non-cirrhotic treatment-naïve patients with genotypes 1,2 and 3 hepatitis C infection: a randomized, double-blind, phase 2 trial. Lancet Infect 13(5):401–408, 2013

Pratt DS, Kaplan MM: Evaluation of abnormal liver-enzyme results in asymptomatic patients. N Engl J Med 342(17):1266–1271, 2000

Raja M, Azzoni A: Valproate-induced hyperammonaemia. J Clin Psychopharmacol 22:631–633, 2002

Robert EA, Schilsky ML: Diagnosis and treatment of Wilson disease: an update. Hepatology 47(6):2089–2111, 2008

Rosenberg SD, Goodman LA, Oscher FC, et al: Prevalence of HIV, hepatitis B, and hepatitis C in people with severe mental illness. Am J Public Health 91:31–37, 2001

Sgro C, Clinard F, Ouazir K, et al: Incidence of drug induced hepatic injuries: a French population-based study. Hepatology 36(2):245, 2002

Smith BD, Morgan RL, Beckett GA, et al: Recommendations for the identification of chronic hepatitis C virus infection among persons born during 1945–1965. MMWR 61:1–18, 2012

Stadlmann S, Portmann S, Tschopp S, et al: Venlafaxine-induced cholestatic hepatitis: case report and review of literature. Am J Surg Pathol 36:1724–1728, 2012

Vazquez M, Fagiolino P, Maldonado C, et al: Hyperammonemia associated with valproic acid concentrations. Biomed Res Int 2014:217269 2014

Weibrecht K, Dayno M, Darling C, et al: Liver aminotransferases are elevated with rhabdomyolysis in the absence of significant liver injury. J Med Toxicol 6(3):294–300, 2010

第 26 章

高钙血症

Sandy Balwan, M.D., FACP Haley S. Poland, D.O.

■ 临床表现

在正常生理学中，血清钙浓度受甲状旁腺激素（PTH）和 1,25- 二羟基维生素 D_3（骨化三醇）的调节。中度高钙血症（10.5～12 mg/dl）通常耐受良好，尤其是血钙逐渐升高时患者可以没有任何症状。如果血钙大于 12 mg/dl 则存在心律失常和昏迷的风险，需要紧急纠正，此时肾、骨骼、心血管、神经肌肉和胃肠道症状显著（表 26-1）。发生高钙血症危象在血钙大于 14 mg/dl 时（Carroll 和 Schade，2003）。

原发性甲状旁腺功能亢进患者可能出现精神病性症状，但患病率尚不清楚（Coker 等，2005；McAllion 和 Paterson，1989）。神经精神症状包括焦虑、抑郁、精神病性障碍、睡眠障碍、烦躁、疲劳、记忆力改变、注意力集中困难、悲伤和躯体不适。症状可能与高钙血症的程度无关，一些研究表明，轻度高钙血症患者的抑郁、骨骼或关节疼痛、便秘可能比中重度高钙血症患者更为常见（Bargren 等，2011）。甲状旁腺手术后这些症状也可显著改善（Bargren 等，2011；Coker 等，2005；Joborn 等，1988；McAllion 和 Paterson，1989；Walker 等，2009）。

表 26-1　高钙血症的临床表现

肾	神经肌肉
肾结石	认知受损
多尿，口渴	易激惹
脱水	心境障碍
肾钙质沉着症	昏迷
骨骼	嗜睡
骨痛	肌病
关节炎	带状角膜病变（Band keratopathy）
骨质疏松	**胃肠道**
骨膜下吸收（囊状纤维性骨炎）	恶心
心血管	呕吐
高血压	食欲不振
QT 间期缩短	便秘
心脏阻滞	腹痛
心律失常	胰腺炎
血管钙化	消化性溃疡
心肌病	

来源：Adapted from Carroll and Matfin 2010；Carroll and Schade 2003.

■ 鉴别诊断

大多数高钙血症是由原发性甲状旁腺功能亢进引起的，或是恶性肿瘤的并发症。高钙血症也可能是由肠道钙吸收、骨吸收、肾再吸收增加或钙排泄减少所致（表 26-2）。高钙血症时 PTH 水平可能升高、降低或出现异常。高 PTH 水平相关的高钙血症原因是甲状旁腺增生、腺瘤或癌所致的原发性甲状旁腺功能亢进。三发性甲状旁腺功能亢进症可能是由于晚期慢性肾病、严重维生素 D 缺乏或钙吸收不良引起的。

低 PTH 水平的高钙血症可能是由于恶性肿瘤中 PTH 相关蛋白（PTHrPs）模拟 PTH 的功能，或由于其他与激素相关的因素所致。头部、颈部、肺部、食管、肾细胞和乳房肿瘤可导致 PTHrP 介导

表 26-2 高钙血症的鉴别诊断

甲状旁腺激素相关病	内分泌疾病
甲状旁腺增生、腺瘤、癌	甲状腺毒症
三发性甲状旁腺功能亢进症	Addison 病
	VIPoma
恶性肿瘤相关疾病	肢端肥大症
PTHrP 相关	嗜铬细胞瘤
维生素 D 介导	多发性骨髓瘤
溶骨性骨转移	
多发性骨髓瘤	**遗传相关疾病**
	家族性低尿钙高钙血症
药物诱导	
钙补充剂	**混合因素**
乳-碱综合征	活动受限
维生素 D 中毒	Paget 病
维生素 A 中毒	肉芽肿性疾病
噻嗪类利尿剂	
锂盐	

注：PTHrP，甲状旁腺激素相关蛋白；VIPoma，分泌血管活性肠肽的内分泌肿瘤。
来源：Adapted from Carroll and Schade 2003.

高钙血症（Carroll 和 Matfin，2010；Carroll 和 Schade，2003）。低 PTH 水平的高钙血症有时由维生素 D、多发性骨髓瘤和溶骨性骨转移介导。内分泌疾病如甲状腺功能亢进症、Addison 病（又称原发性慢性肾上腺皮质功能减退症）、嗜铬细胞瘤和肢端肥大症也可导致高钙水平和低 PTH 水平。其他病因需考虑活动受限和肉芽肿性疾病如结节病或肺结核（Carroll 和 Matfin，2010；Carroll 和 Schade，2003）。某些药物（如噻嗪类利尿剂和锂盐）、维生素的蓄积（如维生素 D 中毒、维生素 A 中毒、包括用于治疗痤疮的类似物）和矿物质补充过量［如乳-碱（milk-alkali）综合征、继发于钙基抗酸剂］也可能导致伴有低 PTH 水平的高钙血症（Carroll 和 Schade，2003）。

在精神科，锂盐诱导的高钙血症并不罕见。长期锂盐治疗可能与持续性甲状旁腺功能亢进和高钙血症有关。在服用锂盐治疗的患者中，钙和 PTH 水平较正常值增高 10%（McKnight 等，2012）。其发病机制是钙敏感受体的失活和锂盐对细胞内第二信使信号的干扰，导致甲状旁腺调定点的偏移（McKnight 等，2012）。血清钙升高无法像预期的那样抑制 PTH 的分泌，从而导致 PTH 和钙水平的升高（Broome 和 Solorzano，2011）。此外，除了可能直接刺激甲状旁腺细胞分泌 PTH 外，在服用锂盐的最初数年内还可能导致甲状旁腺腺瘤，或者在治疗较长时间后导致甲状旁腺增生（Broome 和 Solorzano，2011；Mallette 和 Eichhorn，1986）。服用锂盐治疗时间较短的患者，停用锂盐 1 ～ 4 周后血清钙水平可能恢复正常；然而，某些患者在停用锂盐数月后，钙水平可能仍未下降（Mallette 和 Eichhorn，1986）。

■ 风险分级

虽然在精神科很少见到严重的高钙血症，但是在精神状态急剧恶化、高钙血症和已知甲状旁腺疾病或恶性肿瘤的患者中，必须考虑到这一点。轻度甲状旁腺功能亢进的患者通常预后较好，钙水平高于 14 mg/dl 或者钙水平高于 12 mg/dl 且伴有症状的患者将面临危及生命的紧急情况，应立即转入相关的医疗机构（Carroll 和 Matfin，2010；Carroll 和 Schade，2003）。

■ 精神科评估与处理

高钙血症评估首先应检查钙离子水平，这种血钙水平的评估更可靠，因为它可以纠正白蛋白结合的钙。如果确认高钙血症，还应检测 PTH 水平，以及 25- 羟基维生素 D、甲状腺功能、血清蛋白电泳、尿本周（Bence Jones）蛋白、血清肌酐和碱性磷酸酶水平。还可以检测 PTHrP 水平以评估恶性肿瘤相关的高钙血症，并且针对服用维生素 D 补充剂和疑似肉芽肿性疾病或淋巴组织增生性疾病的患者进行 1,25- 二羟基维生素 D_3 水平的检测。另外，还要做心电图检查。

严重高钙血症患者应转诊至内科住院治疗。采用液体复苏纠正容量浓缩是处理急性高钙血症的关键。建议在第一个小时内给予 500 ～ 1000 ml 生理盐水，之后每天 2 ～ 6 L，持续数天。以前常使用袢利尿剂（loop diuretics）来诱导尿钙；然而，最近研究表明，这可能会加剧体容量浓缩（Carroll 和 Matfin，2010）。对于积极的水合作用可能导致心源性液体超负荷的患者，袢利尿剂可能仍然有效。

体液容量恢复后，应静脉注射双膦酸盐以抑制破骨细胞活性。可使用帕米膦酸盐、伊班膦酸盐和唑来膦酸盐抑制剂。如果计划进行甲状旁腺切除术，应避免使用这些药物，以免术后发生低钙血症。对于难治性高钙血症，可考虑使用糖皮质激素（特别是维生素 D 诱导的高钙血症）、降钙素和镓治疗。业已证明，新的疗法如拟钙剂（calcimimetics）、抗破骨细胞和 PTHrP 的单克隆抗体可有效降低血清钙水平（Carroll 和 Matfin，2010）。具体而言，通过钙敏感受体的变构激活，拟钙剂可降低细胞外钙激活甲状旁腺主要细胞的阈值，继而减少 PTH 分泌（Broome 和 Solorzano，2011）。严重的肾衰竭需透析治疗，严重的高钙血症和其他治疗失败时可能要选择甲状旁腺切除术。

对于无症状的锂盐诱导的甲状旁腺功能亢进，一旦排除了钙代谢的原发性疾病，大致的流程建议：首先，排除由于过量使用或代谢或清除受损导致的急性锂中毒。然后，临床医生可以选择停用锂盐，进行替代治疗，或者维持锂盐治疗，同时每 6 ～ 12 个月监测钙水平（Broome 和 Solorzano，2011）。如果出现钙水平升高、精神症状恶化、骨密度降低或肾结石等症状，停用锂盐后高钙血症仍持续，可能需要进行甲状旁腺切除术（Broome 和 Solorzano，2011）。

无症状的原发性甲状旁腺功能亢进的治疗应遵循第三届管理国际研讨会针对无症状原发性甲状旁腺功能亢进症提出的修订标准（Bilezikian 等，2009）。手术标准包括年龄小于 50 岁、血清钙浓度 1.0 mg/dl（0.25 mmol/L）或高于正常上限、肌酐清除率降低至小于 60 ml/min、任何部位骨密度测量 T 值低于 - 2.5，和（或）既往有脆性骨断裂。

对于 50 岁以上无症状患者，血清钙浓度低于正常上限 1.0 mg/dl 且不适合手术的患者，甲状旁腺切除术可能需要推迟。在这些情况下，必须请内分泌专家会诊。除了使用拟钙剂以外，专家还必须确定患者是否需要维生素 D 类似物和抗再吸收剂（如双膦酸盐）治疗骨量减少。应禁用可能加重高钙血症的药物，并且应当遵循指南中关于行走、充足的水合作用（adequate hydration）以及适度摄入钙和维生素 D（钙 1000 mg/d 和维生素 D_3 400 ～ 600 IU/d）的指导原则（Carroll and Matfin，2010）。

高钙血症患者需要定期监测疾病进展情况。每年检查血清钙和肌酐。骨密度应在每 1 ～ 2 年进行 1 次检测（Bilezikian 等，2009）。

■ 参考文献

Bargren EA, Repplinger D, Chen H, et al: Can biochemical abnormalities predict symptomatology in patients with primary hyperparathyroidism? J Am Coll Surg 213:410–414, 2011

Bilezikian JP, Khan AA, Potts JT Jr, et al: Guidelines for the management of asymptomatic primary hyperparathyroidism: summary statement from the Third International Workshop. J Clin Endocrinol Metab 94:335–339, 2009

Broome JT Solorzano CC: Lithium use and primary hyperparathyroidism. Endocr Pract 17 (suppl 1):31–35, 2011

Carroll R, Matfin G: Review: endocrine and metabolic emergencies: hypercalcemia. Ther Adv Endocrinol Metab 1:225–234, 2010

Carroll MF, Schade DS: A practical approach to hypercalcemia. Am Fam Physician 67:1959–1966, 2003

Coker LH, Rorie K, Cantley L, et al: Primary hyperparathyroidism, cognition, and health-related quality of life. Ann Surg 242(5):642–650, 2005

Joborn C, Hetta J, Johansson H, et al: Psychiatric morbidity in primary hyperparathyroidism. World J Surg 12(4):476–480, 1988

Mallette LE, Eichhorn E: Effects of lithium carbonate on human calcium metabolism. Arch Intern Med 146(4):770–776, 1986

McAllion SJ, Paterson CR: Psychiatric morbidity in primary hyperparathyroidism. Postgrad Med J 65(767):628–631, 1989

McKnight RF, Adida M, Budbe K, et al: Lithium toxicity profile: a systematic review and meta-analysis. Lancet 379:721–728, 2012

Walker MD, McMahon DJ, Inabnet WB, et al: Neuropsychological features in primary hyperparathyroidism: a prospective study. J Clin Endocrinol Metab 94(6):1951–1958, 2009

第 27 章

低钾血症与低镁血症

Hitesh H. Shah, M.D.　　Sam Leung, M.D.

■ 临床表现

钾离子是细胞内主要的阳离子，决定静息状态时的细胞膜电位。低钾血症为血钾水平 < 3.5 mmol/L，可由摄入减少、细胞内迁移增加、尿道或胃肠道丢失引起。

由于肾先天性保钾功能和美国饮食中钾摄入较多，低钾血症在美国普通人群中很少见，健康个体的发生率不到 1%（Wingo 和 Weiner，2000）。然而，一项研究发现，在急诊精神科病房中，精神病患者低钾血症的发生率较高（27.7%）（Lam 等，2009）；另一项研究发现，1/3 的急性精神分裂症男性患者在急诊入院时发现低钾血症（Hatta 等，1998）。低钾血症与急性精神病患者的激越评分高相关；镇静时激越评分改善，低钾血症也得到恢复（Hatta 等，1999）。

神经性厌食症是一种常见的精神疾病，可以影响肾，导致肾衰竭、电解质紊乱和肾结石。低钾血症是神经性厌食症最常见和最严重的后果之一，估计患病率接近 20%（Bouquegneau 等，2012）。

虽然大多数轻度低钾血症患者（血钾水平为 3 ～ 3.5 mmol/L）无症状，但临床表现的严重程度取决于低钾血症水平（血钾低于

3 mmol/L 时）和持续时间。低钾血症的许多症状显现在电兴奋的组织中，例如心脏、神经和肌肉组织。症状通常通过纠正低钾血症来改善。

在心脏方面，低钾血症可致心律失常，如心动过速、房室传导阻滞和心室颤动。心电图（ECG）的特征变化是 ST 段压低，心前导联 V4 ～ V6 中出现 U 波，QT 间期延长。血钾水平严重偏低者（< 2.5 mmol/L）可出现肌无力和痉挛、麻痹和（或）横纹肌溶解症。

累及胃肠肌肉可导致便秘和肠梗阻。低钾血症的肾症状包括肾性尿崩症、代谢性碱中毒、高磷酸盐尿和高钙尿。长期低钾血症也与继发于慢性间质性肾炎的进行性慢性肾病相关。长期低钾血症的患者也会出现肾囊肿。胰岛素分泌受损和内源性胰岛素敏感性下降与低血钾有关。

据报道，低钾血症会引起神经精神症状，如疲劳、营养不良、恶劣心境（dystrophic mood）、烦躁不安和紧张情绪，但是并不常见。有趣的是，在一个案例报道中，单独补钾可逆转慢性精神分裂症患者急性失代偿期精神分裂症发作（Hafez 等，1984）。

有接近 12% 的住院患者会出现**低镁血症**（Agus 1999）。在重症监护病房中发生率更高（Tong 和 Rude，2005；Rubeiz 等，1993）。低镁血症与重症患者的死亡率较高有关（Rubeisz 等，1993），并且在神经性厌食症住院患者中很常见（Birmingham 等，2004）。症状性镁缺乏症通常与其他电解质和酸碱紊乱有关，如低钙血症、低钾血症和代谢性碱中毒。低镁血症的主要临床表现包括心血管、神经肌肉和钙代谢异常以及低钾血症（表 27-1）。

除钾离子以外，镁是细胞内另一种主要的阳离子。镁离子在三磷酸腺苷（ATP）参与的所有反应中充当辅助因子，是激活钠-钾腺苷三磷酸酶（Na-K-ATP 酶）泵所必需的因子。镁缺乏时 Na-K-ATP 酶活性受损。低镁血症与多种心电图改变有关，通常反映心脏复极异常。血镁水平中度降低，可能会出现宽大的 QRS 波群和 T 波高尖。重度低镁血症患者中可见 PR 间期延长和尖端扭转型室

表 27-1 低镁血症的临床表现

心脏	搐、癫痫发作)
心电图改变（宽大 QRS 波群、T 波高尖、PR 间期延长）	全身乏力、嗜睡、谵妄和昏迷
	钙代谢异常
心房颤动、室性心律失常、尖端扭转型室性心动过速	低钙血症
	甲状旁腺功能减退症
神经肌肉	低钾血症
神经肌肉过度兴奋（震颤、手足抽	

性心动过速。严重的镁消耗（< 1.0 mg/dl）也可能导致室性心律失常和心房颤动（Khan 等，2013）。

低镁血症还可能出现神经肌肉过度兴奋，例如震颤、手足抽搐、癫痫发作和舞蹈样运动。其他神经肌肉症状包括乏力、嗜睡、谵妄和昏迷。这些症状可伴有或不伴有低钙血症和碱中毒。垂直性眼球震颤是严重低镁血症的罕见并发症。呼吸肌无力导致的呼吸衰竭是重症患者中需要重点关注的问题。

由于镁可以促进甲状旁腺激素（PTH）释放，改善低血钙水平，因此低钙血症也可能由低镁血症所致。除了 PTH 释放受损以外，低镁血症患者出现低钙血症的其他因素还包括 PTH 抵抗和维生素 D 缺乏。当镁水平低于 0.5 mmol/L 时，可出现低钙血症的症状。一些研究表明，尽管血镁水平正常，但镁补充剂可改善难治性低钙血症（Al-Ghamdi 等，2004），这可能是细胞内镁缺乏的原因。

低血镁水平常伴有的另一种电解质紊乱是低钾血症。这可能继发于躯体状况，如腹泻或使用利尿剂导致的低钾血症和低镁血症。低镁血症患者也会出现肾丢失钾增加。细胞内镁能够抑制细胞内钾分泌至肾小管的集合小管和皮质集合管中。然而，当患者处于低血镁时，这种对钾外流的抑制作用可能受损，导致尿钾丢失增加。在这种情况下，除非首先纠正镁的缺乏，否则补钾对低钾血症也是效果不佳。

■ 鉴别诊断

假性低钾血症

实验室误差和严重的白细胞增多可导致假性低钾血症。当存在严重的白细胞增多时，即使血液样本被运送到实验室，白细胞也会继续吸收钾，从而导致低钾值。为了避免这种影响，血液样本应在采血后立即离心并冷藏，直至进行检测分析。

钾离子细胞内迁移

人体 98% 以上的钾位于细胞内，由细胞膜中的 Na-K-ATP 酶泵维持。促进 Na-K-ATP 酶活性的因素是胰岛素和儿茶酚胺释放。然而，胰岛素过量极少引起显著的低钾血症，除非有一些诱因，例如使用利尿剂。代谢或呼吸性碱中毒时细胞氢离子外移，缓冲血浆碱性状态，为了维持细胞电位的平衡，会促进细胞钾内移。代谢性碱中毒常见于神经性厌食症患者，也可能通过增加钾转运至细胞内而导致低钾血症。

虽然急性精神病患者中低钾血症的确切机制尚不清楚，但人们认为可能继发于激越症状。急性激越可能通过血液中肾上腺素激活 β_2 受体增加钾转运到细胞内，从而导致低钾血症（Hatta 等，1999）。

低钾性周期性麻痹是一种罕见的遗传或获得性疾病，可能是细胞内钾转移的罕见原因。这种疾病的特征是肌肉无力和低钾血症的急性发作，是由运动、应激和高碳水化合物膳食引起的，即与肾上腺素或胰岛素释放增加有关。在麻痹发作间期血钾正常（Falhammar 等，2013）。获得性的表现形式最常见于甲状腺功能亢进的亚洲男性。可以通过口服小剂量钾来治疗低钾性周期性麻痹，但需要谨慎，因为曾有出现反弹性高钾血症的报道。获得性低钾引起的周期性麻痹需要长期治疗，包括治疗任何甲状腺疾病和避免高碳水化合物膳食。β - 受体阻滞剂对一些患者也可能有效（Vijayakumar 等，2014）。

钡和氯喹中毒与低钾血症有关。无论是食用受污染的食物或是企图自杀，钡摄入都会阻断细胞钾通道而阻止细胞内钾扩散到细胞外（Sigue 等，2000）。急性氯喹中毒的低钾血症是由钾向细胞内转移介导的（Bradberry 和 Vale，1995）。

在极少数情况下，某些抗精神病药如利培酮和喹硫平与低钾血症有关。虽然这些药物所致低钾血症的确切机制尚不清楚，但这些药物被认为可以阻断细胞的钾流出通道，从而抑制细胞内的钾向外转移（Lin 等，2008）。

钾缺乏

钾摄入量不足或丢失过多会导致机体总血钾水平的下降。经典的美国饮食中含钾 60～80 mmol/d，因此，患者很少出现钾摄入量减少。

较常见的低钾血症由胃肠道或肾丢失钾过量所致。胃肠道丢失主要见于腹泻，因为粪便中钾的含量较高。呕吐和鼻胃管引流会促进肾钾的丢失，从而导致低钾血症。呕吐和鼻胃抽吸术都会造成胃酸的流失，导致碱中毒，这会使肾近端小管重吸收碳酸氢钠的功能降低。当这种未吸收的碳酸氢钠到达肾集合管时，在醛固酮的作用下钠被重吸收，钾离子则通过尿液排出，从而导致低钾血症。

钾离子经肾丢失主要见于肾小管吸收钾离子功能受损或盐皮质激素过量。去梗阻后利尿、镁耗竭、急性肾小管坏死恢复期以及利尿剂的使用均可导致肾小管重吸收钾的功能下降。如果钾与不可吸收的阴离子在肾小管管腔内形成复合物，如糖尿病酮症酸中毒产生 β-羟基丁酸盐，也会发生肾钾丢失。此外，在血糖显著升高期间，血浆高渗透压状态下将诱导利尿而增加钾的丢失。

神经性厌食症患者的低钾血症可能是饮食中钾摄入量低、滥用利尿剂、泻药和（或）反复呕吐的结果。此外，这些患者的容量在长期耗竭的状态下会刺激肾素-血管紧张素-醛固酮系统，从而维持钾的丢失（Bouquegneau 等，2012）。

盐皮质激素过量通常与高血压有关，可见于原发性醛固酮增多症，如 Conn 综合征、双侧肾上腺增生或糖皮质激素治疗的醛固酮增多症。继发性醛固酮增多可见于肾动脉狭窄、球旁细胞瘤和恶性高血压。Cushing 病和先天性肾上腺增生也可导致高盐皮质激素状态和低钾血症。此外，摄入黑甘草浸膏和某类咀嚼烟草可以导致明显的盐皮质激素过高，并引起高血压和低钾血症。

透析患者在透析后血钾水平低于 3 mmol/L 的情况很常见，这类患者大多数都存在体内总钾量超负荷。数小时后血钾水平正常化是因为钾离开细胞并进入血液循环。除非患者有低钾症状，否则不需补钾，但应当在第二天检测血钾水平。表 27-2 列出了低钾血症最常见的原因。

低镁血症的鉴别诊断必须考虑到由于胃肠道或肾镁离子丢失增加导致的疾病（表 27-3）。可见于慢性酒精中毒和营养不良，饮食中镁摄入不足也可导致低镁血症。尽管大多数镁储存在细胞内，特别是在骨骼中，但镁离子从细胞内转移到细胞外比钾离子缓慢。因此，低镁血症出现镁缺乏的情况较少。

镁的胃肠道丢失

低镁血症可能是由于上、下消化道镁丢失增加所致。因为下消化道分泌物中镁含量高于上消化道，所以低镁血症在腹泻时比呕吐更常见。低镁血症的常见临床疾病包括急性或慢性腹泻、吸收不良

表 27-2　低钾血症的常见原因

假性低钾血症	呕吐或鼻胃管吸引
实验室误差	腹泻
重度白细胞增多症	泻药滥用
细胞内迁移	使用利尿剂（袢类或噻嗪
使用胰岛素或 β_2-受体激动剂	类利尿剂）
代谢性或呼吸性碱中毒	渗透性利尿（如高血糖症）
低钾性周期性麻痹	镁缺乏
药物诱导（β_2-受体激动剂，如沙丁胺醇）	药物诱导（顺铂，两性霉
摄入毒素	素 B）
钾缺乏	醛固酮增多症
钾摄入不足（严重营养不良）	肾小管酸中毒

表 27-3　低镁血症的常见原因

摄入减少	单抗、马妥珠单抗）
慢性酒精中毒	急性肾小管坏死多尿期
营养不良	梗阻性利尿
经胃肠道丢失	血糖控制不佳的糖尿病
急性或慢性腹泻	扩容
滥用泻药	原发性肾性镁消耗（Gitelman 综
吸收不良综合征	合征，Bartter 综合征）
小肠切除术或旁路手术	高钙血症
药物诱导（质子泵抑制剂）	乙醇摄入
经肾丢失	其他原因
药物诱导（袢类或噻嗪类利尿剂、顺	急性胰腺炎
铂、两性霉素 B、环孢菌素、他克	骨饥饿综合征
莫司、喷他脒、氨基糖苷类抗生	再喂养综合征
素、膦甲酸钠、帕尼单抗、西妥昔	

和脂肪泻以及小肠旁路手术。急性胰腺炎时会发生钙和镁的沉淀，因此也会发生低镁血症。

长期使用质子泵抑制剂（PPI）会导致低镁血症（Luk 等，2013），这主要与肠吸收镁受损有关。使用利尿剂时也常见此种情况，建议在 PPI 治疗前和治疗期间定期监测血镁水平。停用 PPI 可以解决低镁血症。

镁的经肾丢失

有一些药物与尿镁消耗增加有关。袢类和噻嗪类利尿剂可通过抑制肾小管净镁离子的重吸收而引起低镁血症。一般而言，诱导急性肾损伤或急性肾小管坏死的肾毒性药物可通过限制镁重吸收来诱导低镁血症（Dimke 等，2013）。这些肾毒性药物包括氨基糖苷类抗生素、两性霉素 B、顺铂、环孢菌素、喷他脒、他克莫司和靶向表皮生长因子受体的抗体治疗（如西妥昔单抗、马妥珠单抗和帕尼单抗）。

还有增加镁的肾损失的相关其他获得性疾病，包括未控制的糖尿病、乙醇中毒、细胞外容积扩张和高钙血症。在急性肾小管坏死、梗阻性利尿或肾移植恢复期间所见的管状功能障碍，也与尿镁消耗的增加和低镁血症有关。

原发性肾性镁消耗障碍是罕见的，可以是散发性或遗传性的。肾性镁消耗损是排除性诊断，在低镁血症伴高镁尿的情况下，肾性镁耗损是可能发生的。Gitelman 综合征是一种以盐消耗、低钾血症、代谢性碱中毒和低钙尿症为特征的常染色体隐性遗传疾病，是家族性肾性镁消损的最常见形式（Nakhoul 等，2012）。

神经性厌食症患者的低镁血症可由营养不良、腹泻或滥用利尿剂所致。据报道，神经性厌食症患者在重新喂食期间也会出现镁缺乏（Birmingham 等，2004）。

■ 风险等级

大多数轻度低钾血症患者没有症状；在血清钾浓度低于 3 mmol/L 之前，通常不会出现症状。精神科医生可以在门诊处理绝大多数低钾血症病例。

如果低钾血症患者患有心律失常，或钾持续不断减少而不能充分补足，或者患者不能口服钾，应该送到急诊室或转到内科病房。如果患者的血钾水平低于 3 mmol/L，或患者服用地高辛，或患者有低血钾伴高血压且未服用利尿剂，或低钾血症不能迅速纠正，则应向内科医生咨询。

无症状患者的轻度至中度低镁血症可以在门诊安全治疗。尽管有足够的补充，难治性低镁血症仍需要咨询内科医生。在血清镁水平低于 0.5 mmol/L 前，可能不会出现低镁血症的体征和症状。与严重低钾血症的患者相似，低镁血症患者如果出现心电图或神经系统变化，需立即转到急诊或内科病房进行评估与治疗。

■ 精神科评估与处理

低钾血症定义为血钾水平低于 3.5 mmol/L，可能是由于钾摄入量减少、细胞内迁移增加、尿道或消化道丢失所致。临床表现多种多样，包括心律失常伴心电图特征性改变、肌无力、横纹肌溶解、肠梗阻、肾性尿崩症、慢性间质性肾炎或糖尿病患者血糖控制恶化。胰岛素、儿茶酚胺释放和代谢或呼吸性碱中毒可以促使钾向细胞内转移。肾丢失是肾小管重吸收钾功能受损或盐皮质激素过量的结果，这通常与高血压有关。低镁血症主要是由于饮食中镁摄入不足或消化道或经肾镁丢失增加。低镁血症的主要临床表现包括心血管、神经肌肉、钙代谢异常和低钾血症。严重的镁消耗可能导致危及生命的心律失常并造成神经肌肉过度兴奋，如手足抽搐和痉挛。症状性低镁血症通常与其他电解质和酸碱平衡紊乱有关，例如低钙血症、低钾血症和代谢性碱中毒。由于低镁血症可能导致低钙血症和低钾血症，因此应在有效补充钙和钾之前纠正镁消耗。急性症状性低镁血症患者需要静脉注射镁补充剂并持续心脏监护。

低钾血症

低钾血症的初步评估应包括完整的询问病史和相关的体格检查，大多数情况下可以找出病因。具体而言，应核实关于呕吐、腹泻或尿量增加的主诉。应对患者的病史进行回顾，以了解与低钾血症相关的疾病，包括高血压、进食障碍、利尿剂或滥用泻药和甲状腺功能亢进。回顾之前和目前药物的使用情况非常重要。还应回顾与低钾血症相关的药物（如利尿剂、泻药、顺铂、两性霉素 B）。

实验室评估应包括血清碳酸氢盐、钾和镁的检测。可采集晨尿来分析尿液中钾和氯化物的水平。尿钾水平低于 20 mmol/L 表明肾适度保存钾水平，低钾血症的原因是继发于低钾摄入或非肾丢失。尿钾水平等于或高于 20 mmol/L 表明钾肾丢失增加。此外，应做心电图以评估与低钾血症相关的变化。在低血钾水平，有 QT 延长或其他心电图变化证据时，可能需要进行持续性心脏动态性监护。

治疗低钾血症的目标是补充当前的钾不足，并预防或治疗危及生命的并发症。首先应停用或避免与低血钾相关的药物，特别是严重的低血钾或经过补充血钾仍然较低的患者。引起低血钾的医学疾病应得到治疗。由于镇静作用已被证明可以改善低钾血症（Hatta 等，1999），因此，对于急性激越精神病患者应该考虑使用镇静剂治疗。

钾替代疗法是主要的治疗方法，且在胃肠道或泌尿道钾持续丢失的情况下是必要的。然而，低钾血症患者的钾缺乏只能粗略估计。

只要没有明显的持续性钾丢失，钾水平达到或高于 3 mmol/L 时，可以口服补钾（表 27-4）。替代治疗后 1 天应重新检查血钾水平。对于严重低钾血症患者，建议频繁监测血钾水平。如果患者的肾功能异常，应谨慎补钾，给予少量钾并经常检测血钾水平。

对于症状性低钾血症、无法耐受口服替代或持续钾丢失的患者，应静脉补钾。静脉滴注钾的速度不应超过 10 mmol/h（Kruse 等，1994）。在严重低钾血症的情况下，静脉补钾在 ECG 监护下应考虑转到内科病房，并且需要经常抽血来重新检测血钾水平。钾静脉输入到外周静脉期间可能产生疼痛。降低输液速度或降低钾浓度可

表 27-4　住院患者补钾原则的建议

实测血钾水平（mmol/L）	静脉补钾	口服补钾	复查血钾时间
3.3 ～ 3.5		KCl 20 mmol，每 2 小时 1 次，共计 3 次	次日早上
3.0 ～ 3.2		KCl 20 mEq，每 2 小时 1 次，共计 4 次	次日早上
＜ 3.0	10 mmol KCl 溶于 100 ml 生理盐水中，1 小时以上时间输完，共计 3 次		最后一次输液后 1 小时

注：KCl，氯化钾。
来源：Reprinted from Manu P，Suarez RE，and Barnett BJ（eds）：Handbook of Medicine in Psychiatry. Washington，DC，American Psychiatric Publishing，2006，p. 399. Used with permission. Copyright © 2006 American Psychiatric Publishing.

以避免疼痛。

　　服用失钾利尿剂的患者有发生低钾血症的风险。因此，在肾功能正常的患者中，使用利尿剂时即开始补钾可能是合理的。另一种方法是给予保钾利尿剂（阿米洛利、氨苯蝶啶或螺内酯）与袢类或噻嗪类利尿剂联合治疗；该策略具有维持镁平衡的优点，并且可能比使用氯化钾在维持钾平衡方面更有效。添加保钾利尿剂所带来的风险是患者将不再对钾负荷作出适当的钾利尿反应，而且易于发生高钾血症。

低镁血症

　　低镁血症在住院患者中并不常见，并且很容易被忽略，因为通常在常规血液检查中不会检测血镁。镁的正常范围是 1.8 ～ 2.2 mg/dl。当镁水平低于 1.0 mg/dl 时，定义为严重低镁血症，在 1.1 ～ 1.5 mg/dl 时定义为中度低镁血症。

　　对低镁血症的初步评估始于病史，尤其是呕吐或腹泻症状是否存在以及对药物治疗的回顾。如果从病史中不易辨别其病因，那么进一步检查应该包括其他电解质钠、钾和钙血清水平。对于严重低镁血症患者，也需要做心电图检查。

　　24 小时尿镁离子的排泄水平可能有助于区分肾和胃肠镁的丢失。镁耗竭的患者应减少尿镁的排泄。然而，24 小时尿镁排泄升高提示低镁血症和肾功能正常患者的尿镁丢失增加。

　　治疗低镁血症的目标是充分补充镁，并预防或治疗危及生命的并发症。应该治疗引起低镁血症的躯体疾病（如呕吐、腹泻）。如有可能，应停用袢类或噻嗪类利尿剂。对于不能停用这些利尿剂的患者，添加保钾利尿剂（如阿米洛利）可能会有所帮助。阿米洛利通过增加远端肾单位中镁的重吸收以减少镁的排泄。对于持续性或严重的低镁血症患者，应避免使用其他导致镁耗竭的药物。

　　严重症状的低镁血症（< 1.0 mg/dl）患者需要静脉补镁。可以在 15 ～ 30 分钟内静脉给予硫酸镁 1 ～ 2 g，然后在 12 ～ 24 小时内给予 4 ～ 8 g。严重症状性低镁血症的患者应接受动态监测，并在

内科病房进行管理。每日应重新检查血镁水平，如果镁水平仍然较低，则重新评估检查。对于轻度至中度低镁血症患者，应静脉给予较低剂量的镁。

对于没有症状和中度镁缺乏（1.0 ～ 1.5 mg/dl）的患者，可以口服镁补充剂。轻度无症状的低镁血症患者可以通过食用富含镁的食物来补充，如全麦谷物、豆类、坚果和海鲜（Ayuk 和 Gittoes，2014）。通常患者可以留在精神科继续观察和管理。可以使用几种口服镁制剂。氧化镁是最容易获得的形式，它经常与腹泻和胃肠道不适有关。对中度低镁血症患者，可以分次给予氧化镁 800 ～ 1600 mg/d。镁的持续释放制剂如氯化镁和 L- 乳酸镁，优点是胃肠道副作用较少，每日 2 ～ 4 片分次服用足以治疗轻度低镁血症，严重的低镁血症可能需要每日 6 ～ 8 片治疗。对于不能口服镁制剂的患者，应考虑静脉给予镁。

肾功能正常的患者在血镁水平恢复正常后，补充镁应持续至少 1 ～ 2 天，因为细胞内镁的储存可能需要更长的时间来补充。

急性肾损伤或慢性肾病患者应谨慎补充镁，减少补充的总剂量，并且需频繁地监测血清镁水平。关于肾衰竭患者补充镁的合理剂量尚无公布数据和详细的指南。一般而言，有严重低镁血症和中度肾功能减退有症状的患者，可在 4 ～ 12 小时内缓慢静脉给予镁 2 ～ 4 g。有严重低镁血症和中度肾功能减退且无症状的患者，口服制剂的量可减少 25% ～ 50%。在重新给药前应再次检查血清镁水平。具体而言，应积极监测补充镁的患者，高镁血症的表现包括低反射、低血压和房室传导阻滞。

■ 参考文献

Agus ZS: Hypomagnesemia. J Am Soc Nephrol 10:1616–1622, 1999

Al-Ghamdi SM, Cameron EC, Sutton RA: Magnesium deficiency: pathophysiologic and clinical overview. Am J Kidney Dis 24:737–752, 2004

Ayuk J, Gittoes NJ: Treatment of hypomagnesemia. Am J Kidney Dis 63:691–695, 2014

Birmingham CL, Puddicombe D, Hlynsky J: Hypomagnesemia during refeeding in anorexia nervosa. Eat Weight Disord 9:236–237, 2004

Bouquegneau A, Dubois B, Krzesinski JM, et al: Anorexia nervosa and the kidney. Am J Kidney Dis 60:299–307, 2012

Bradberry SM, Vale JA: Disturbances of potassium homeostasis in poisoning. J Toxicol Clin Toxicol 33:295–310, 1995

Dimke H, Monnens L, Hoenderop JG, et al: Evaluation of hypomagnesemia: lessons from disorders of tubular transport. Am J Kidney Dis 62:377–383, 2013

Falhammar H, Torén M, Calissendorff J: Thyrotoxic periodic paralysis: clinical and molecular aspects. Endocrine 43:274–284, 2013

Hafez H, Strauss J, Aronson M, et al: Hypokalemia-induced psychosis in a chronic schizophrenic patient. J Clin Psychiatry 45:277–279, 1984

Hatta K, Takahashi T, Nakamura H, et al: Abnormal physiological conditions in acute schizophrenic patients on emergency admission: dehydration, hypokalemia, leukocytosis and elevated serum muscle enzymes. Eur Arch Psychiatry Clin Neurosci 248:180–188, 1998

Hatta K, Takahashi T, Nakamura H, et al: Hypokalemia and agitation in acute psychotic patients. Psychiatry Res 96:85–88, 1999

Khan AM, Lubitz SA, Sullivan LM, et al: Low serum magnesium and the development of atrial fibrillation in the community: the Framingham Heart Study. Circulation 127:33–38, 2013

Kruse JA, Clark VL, Carlson RW, et al: Concentrated potassium chloride infusions in critically ill patients with hypokalemia. J Clin Pharmacol 34:1077–1082, 1994

Lam MH, Chau SW, Wing YK: High prevalence of hypokalemia in acute psychiatric inpatients. Gen Hosp Psychiatry 31:262–265, 2009

Lin YC, Chen HZ, Chang TJ, et al: Hypokalemia following rapid titration of quetiapine treatment. J Clin Psychiatry 69:165–166, 2008

Luk CP, Parsons R, Lee YP, et al: Proton pump inhibitor-associated hypomagnesemia: what do FDA data tell us? Ann Pharmacother 47:773–780, 2013

Nakhoul F, Nakhoul N, Dorman E, et al: Gitelman's syndrome: a pathophysiological and clinical update. Endocrine 41:53–57, 2012

Rubeiz GJ, Thill-Baharozian M, Hardie D, Carlson RW: Association of hypomagnesemia and mortality in acutely ill medical patients. Crit Care Med 21:203–209, 1993

Sigue G, Gamble L, Pelitere M, et al: From profound hypokalemia to life-threatening hyperkalemia: a case of barium sulfide poisoning. Arch Intern Med 160:548–551, 2000

Tong GM, Rude RK: Magnesium deficiency in critical illness. J Intensive Care Med 20:3–17, 2005

Vijayakumar A, Ashwath G, Thimmappa D: Thyrotoxic periodic paralysis: clinical challenges. J Thyroid Res 2014:649502, 2014

Wingo C, Weiner D: Disorders of potassium imbalance, in Brenner and Rector's The Kidney, 6th Edition. Edited by Brenner BM. Philadelphia, PA, WB Saunders, 2000, pp 1015–1020

第 28 章

甲状腺功能障碍

Aren Skolnick，D.O.   Rifka Schulman，M.D.

甲状腺激素对人体的生长、发育和新陈代谢至关重要。甲状腺受垂体前叶分泌的促甲状腺激素（TSH）调节。TSH 的分泌和产生主要来自下丘脑的促甲状腺素释放激素（TRH）以及下丘脑和垂体水平的甲状腺激素反馈调节（图 28-1）。甲状腺分泌两种激素，L-甲状腺素（T_4）和 L- 三碘甲腺原氨酸（T_3），它们依靠碘合成。摄入的碘通过小肠吸收并在血浆中运输到甲状腺滤泡细胞。T_4 由两分子二碘酪氨酸（DIT）偶联产生，T_3 由单碘酪氨酸（MIT）与 DIT 结合而成，以及在甲状腺和外周组织中 T_4 脱碘（通过 5′- 脱碘酶而形成）（图 28-2）。释放的激素分泌到体循环中，特异性结合蛋白将其带到靶组织（Bahn 等，2011）。

甲状腺功能减退症

■ 临床表现

甲状腺功能减退症是指甲状腺激素分泌减少（原发性甲状腺功能减退症）或 TSH 或 TRH 分泌减少（中枢性或继发性甲状腺功能减退）所致甲状腺激素产生不足。在原发性甲状腺功能减退症

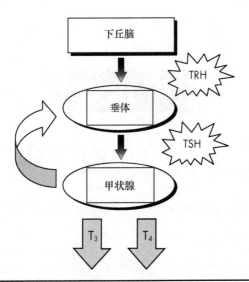

图 28-1　甲状腺激素产生的调节

T_3，L- 三碘甲腺原氨酸；T_4，L- 甲状腺素；TRH，促甲状腺激素释放激素；TSH，促甲状腺激素

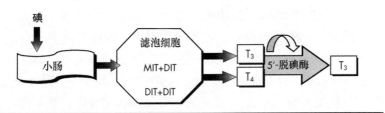

图 28-2　碘代谢

DIT，二碘酪氨酸；MIT，单碘酪氨酸；T_3，L- 三碘甲腺原氨酸；T_4，L- 甲状腺素

中，当 T_3 和 T_4 血清水平降低时，向垂体的反馈信号刺激 TSH 分泌增加，导致血清 TSH 浓度升高。在继发性甲状腺功能减退症中，TSH 无法补偿低 T_4 和 T_3 水平，导致 TSH、T_4 和 T_3 水平均低。甲状腺功能减退症可表现出许多症状（表 28-1）和体征（表 28-2）。

　　最严重的甲状腺功能减退症表现是**黏液性水肿昏迷**，可能发生在长期未治疗的甲状腺功能减退症患者中。因为死亡率超过 50%，这些患者需要转至综合医院，通常是重症监护病房。维持稳态的身

表 28-1　甲状腺功能减退的症状

全身症状	神经症状	认知症状	精神症状
畏寒	共济失调	计算困难	抑郁
便秘	腕管综合征	注意力持续时间缩短	精神病性症状
皮肤干燥	头疼	认知下降	
疲劳	感觉异常	记忆力下降	
月经不调	头晕		
体重增加			

表 28-2　甲状腺功能减退的体征

心动过缓	皮肤干燥	低体温
反射延迟	舌体增大	眶周水肿
舒张压升高	脱发	言语迟缓

体衰竭通常是由应激或感染引起的。促发因素包括感冒、感染、创伤和中枢神经系统抑制剂。诊断可能具有一定困难，特别是在老年患者中，因为低血糖、败血症和肾衰竭的表现可能与黏液性水肿类似。黏液性水肿昏迷的典型特征包括精神状态改变、心动过缓、低血压、低体温和低通气导致的高碳酸血症（表 28-3）。

■ 鉴别诊断

　　甲状腺功能减退症的症状是非特异性的，与内分泌和感染性疾病存在显著的重叠（表 28-4）。

　　甲状腺功能减退症的最佳标志物是血清 TSH。如果 TSH 大于 4 mU/L 但小于 10 mU/L，除了检测游离 T_4 和甲状腺过氧化

表 28-3　黏液性水肿昏迷的特征

精神状态改变	低血压
心动过缓	低体温
低血糖	低通气
低钠血症	

表 28-4　甲状腺功能减退的鉴别诊断

肾上腺功能不全	疑病症
痴呆	垂体功能减退症
贫血	睡眠呼吸暂停
抑郁	莱姆病
药物介导（锂、胺碘酮、碘摄入）	传染性单核细胞增多症
纤维肌痛	

物酶（TPO）抗体外，还应在 6～8 周内重复检测。如果复查的 TSH 浓度仍保持在此范围内，患者仅存在症状、怀孕、TPO 抗体阳性、高脂血症或甲状腺肿时需接受左旋甲状腺素（LT_4）治疗。如果 TSH 高于 10 mU/L，则需要 LT_4 小剂量起始治疗并监测患者的反应。

亚临床甲状腺功能减退症定义为轻度升高的血清 TSH（< 10 U/ml），而外周甲状腺激素水平（T_4 和 T_3）在正常范围内。它影响了 4%～20% 的人群，更常见于女性和高龄者。发病率受种族、年龄、性别、碘摄入量和体重指数的影响。桥本甲状腺炎（自身免疫性甲状腺炎）是亚临床甲状腺功能减退症的最常见原因。关于这种轻度甲状腺功能减退症是否具有临床意义，以及是否需要治疗仍存在争议，尤其是甲状腺功能减退症状是非特异性的，而且在频率和严重程度上与甲状腺功能正常对照者是相似的（Chueire 等，2007）。亚临床甲状腺功能减退症可能增加甲状腺功能减退症的风险。

健康人群中血清 TSH 的分布显示，血清 TSH 水平随着个体年龄的增长而升高。因此，80 岁的老年人正常的 TSH 可能是 8 U/ml 而不需要治疗（Cooper，2013；Fontes 等，2013）。在老年人中，亚临床甲状腺功能减退症与认知功能障碍、抑郁、焦虑或躯体功能下降无关（Garber 等，2012），85 岁以上患者的死亡率甚至低于甲状腺功能正常对照组（Grozinsky-Glasberg 等，2006）。心境障碍如抑郁症和亚临床甲状腺功能减退症之间的关系存在矛盾的结果。一些研究表明，亚临床甲状腺功能减退症的老年受试者患抑郁症的风险增加（Gussekloo 等，2004），而其他研究则表明与老年受试者的认知障碍、抑郁情绪或生活质量低下无关（Jorde 等，2006）。在最近的一项调查中，亚临床甲状腺功能减退症患者汉密尔顿抑郁量表评分显示抑郁症状的发生率为 63.4%，17.9% 的患者处于重性抑郁发作期；在甲状腺功能正常的对照组中，汉密尔顿抑郁量表评分显示仅有 27.6% 有抑郁情绪，5.7% 符合抑郁症的临床诊断（Demartini 等，2014）。还有证据表明，用 LT$_4$ 治疗后抑郁症状并无改善（Garber 等，2012；Lee 和 Chung，2013）。尽管在亚临床甲状腺功能减退症患者中抑郁症可能更常见，但没有直接相关的证据证实。需要进一步的研究来评估 TSH 与心境障碍之间的关系。

■ 风险分级

如果临床上怀疑有黏液性水肿，应立即开始治疗，无须等待甲状腺功能检查结果。因存在伴有肾上腺功能不全的风险，需要在甲状腺激素之前使用应激性类固醇。如果患者肾上腺功能不全，甲状腺激素会增加皮质类固醇的代谢并导致肾上腺危象。

黏液性水肿的处理需要从正确的临床评估开始；诊断不应基于甲状腺功能检查结果。如果患者具有警觉性和定向力，则不存在黏液性水肿的情况。实验室评估可能会产生误导，因为 TSH 水平与甲状腺功能减退的程度无关。TSH 极度升高（＞ 100 U/ml）的患者可能没有黏液性水肿，而仅有轻度升高的 TSH 和低游离 T$_4$ 的患者可能有黏液性水肿。同样需牢记的是，继发于甲状腺功能减退的黏液性水肿患者的 TSH 可以降低或正常。

黏液性水肿昏迷的治疗应包括初步实验室评估 TSH、游离 T$_4$和皮质醇，然后给予葡萄糖静脉注射液支持治疗，必要时使用机械通气进行呼吸支持、毯子保暖和经验性抗生素治疗，因为最常见的促发因素是感染（图 28-3）（Wartofsky，2006）。在使用甲状腺激素之前，应给予应激剂量的氢化可的松（stress dose hydrocortisone）100 mg。LT$_4$ 应静脉一次注射 150 ～ 300 μg，随后为 75 ～ 100 μg/d。

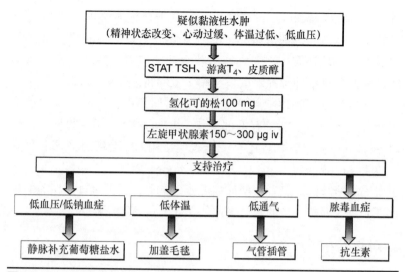

图 28-3 黏液性水肿的评估和处理

iv，静脉注射；STAT，即刻；T_4，L-甲状腺素；TSH，促甲状腺激素

■ 精神科评估与处理

　　甲状腺功能减退症的评估基于实验室的检测，可能需要在 8 周内重复检查（图 28-4）。

　　甲状腺功能减退症可选择 LT_4 和三碘甲状腺原氨酸钠（LT_3）治疗。LT_4 是首选治疗方法，因为它最接近于正常的腺体分泌，且每日给药即可达到稳定水平。LT_3 的半衰期为 1 天，因此需要每日多次给药，较 LT_4 更难获得最佳稳态水平。与 LT_4 相比，LT_3 具有较高的毒性风险，可能增加心律失常和骨质疏松症的风险。有研究表明，T_4/T_3 联合治疗并不优于 T_4 单药治疗（Park 等，2010）。治疗的目标是维持正常的甲状腺水平并改善症状。由于食物吸收和钙、铁等补充剂的影响，建议患者在早晨饭前至少 30 分钟、服用维生素与补充剂前至少 2 小时空腹服用甲状腺药物，或者夜间服用。

　　亚临床甲状腺功能减退症或轻度甲状腺功能减退症的患者可以低至 25 ～ 50 μg/d 的剂量起始治疗，特别是有冠状动脉疾病史、

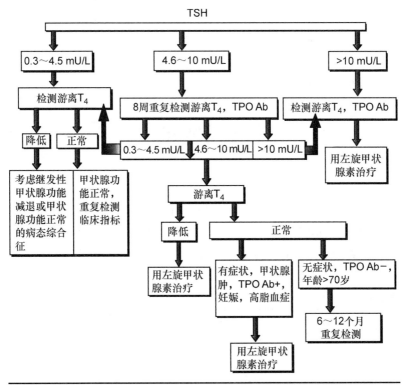

图 28-4　甲状腺功能减退症的评估

T_4，L-甲状腺素；TPO Ab，甲状腺过氧化物酶抗体；TSH，促甲状腺激素

年龄大于 60 岁或长期严重甲状腺功能减退的患者。6 周后，应重新检测 TSH，并重新评估甲状腺功能减退的症状和体征。TSH 的半衰期约为 4 周，因此，在治疗 4 周之前重复检测 TSH 可能无法证实整体的疗效。治疗 1 周后可评估游离 T_4，因为其半衰期为 6～7 天。

如果经过足够的补充剂治疗，TSH 仍持续升高，就要怀疑药物依从性差或吸收不良。有些患者在随访前几天才服用他们的应服剂量。除了 TSH 升高外，在这些病例中还可以看到游离 T_4 升高；我们处理这类患者不是调整药物剂量，重要的是进行健康教育并讨论依从性问题。对于依从性差或健忘的患者，一种选择是在直接监督下每周一次服用 7 片 LT$_4$。在需要高剂量 LT$_4$ 却难以达到正常甲状腺水平的情况下，应排除吸收不良综合征，如腹腔疾病。由于大多数甲状腺功能减退症是由于自身免疫问题所致，因此也可能共存其他自身免疫性疾病。

甲状腺功能亢进症

■ 临床表现

甲状腺激素会增加组织产热和基础代谢率并降低全身血管阻力。甲状腺功能亢进的症状（表 28-5）和体征（表 28-6）是由于甲状腺激素过多和肾上腺素能活性增加所致。

表 28-5　甲状腺功能亢进的症状

全身症状	神经症状	精神症状
疲劳	复视 / 视物模糊	焦虑
怕热	头疼	精神病
体重下降	震颤	失眠
腹泻	虚弱	强制言语
心悸		易激惹
月经不规律		情绪不稳定
呼吸困难		
头发稀疏		
食欲增加		
颈部肿胀		

表 28-6　甲状腺功能亢进的体征

体重下降	甲状腺肿
心动过速	皮肤干燥
反射亢进	震颤
强制言语	皮温高 / 潮湿
眼球突出和眼睑迟滞（lid lag）	

甲状腺功能亢进最常见的原因包括毒性弥漫性甲状腺肿（Graves 病）、毒性结节性甲状腺肿和腺瘤以及甲状腺炎。Graves 病是一种自身免疫性疾病，其中促甲状腺激素受体抗体刺激 TSH 受体，增加甲状腺激素的产生。毒性腺瘤导致甲状腺激素的自主产生，且在老年人中可能更常见。甲状腺炎是甲状腺组织的炎症，会将预先形成的激素释放到循环中。无痛性甲状腺炎可能发生在产后（产后甲状腺炎）或服用锂盐或胺碘酮后。亚急性甲状腺炎被认为是由病毒感染引起的，其特征是发热和甲状腺疼痛。在极少数情况下，亚急性甲状腺炎可由细菌或真菌感染引起，特别是免疫功能低下的患者易于发生。

甲状腺危象是一种严重的危及生命的甲状腺毒症，通常是由于感染或严重应激等诱发因素所致。典型的特征包括发热、显著的心动过速、胃肠道症状、充血性心力衰竭、精神病症状或谵妄。

■ 鉴别诊断

甲状腺功能亢进症的精神病症状需与惊恐发作鉴别。甲状腺功能亢进症患者的静息心率增加，全天存在心动过速（不仅是在发作期间），并且皮肤是温暖的，而惊恐发作时皮肤寒冷、潮湿。

■ 风险分级、精神科评估与处理

甲状腺功能障碍在精神疾病患者中很常见，甲状腺功能减退症和甲状腺功能亢进症的症状与精神疾病的表现明显重叠。原发性甲状腺功能减退症为外周低甲状腺激素水平，最常见的病因是慢性淋巴细胞性甲状腺炎（桥本甲状腺炎）所致的分泌减少。继发性甲状腺功能减退是由于垂体前叶 TSH 的产生减少所致，不过不太常见。根据临床特征，患者的表现可以从亚临床症状至黏液性水肿、TSH 水平升高和 T_4 水平正常或降低。LT_4 可有效治疗典型的甲状腺功能减退症，对于亚临床甲状腺功能减退患者，如果年龄小于 70 岁且抗体阳性，甲状腺肿大、高脂血症或孕妇有症状时应考虑使用。黏液性水肿昏迷的临床症状，如精神状态改变、心动过缓和低体温，应立即在重症监护病房住院和观察。甲状腺功能亢进是由于过度刺激正常甲状腺合成激素或甲状腺激素过度释放引起的。在甲状腺功能亢进症中，游离 T_4 和 T_3 升高，TSH 受到抑制（除少数垂体因素所致甲状腺功能亢进病例外）。碘摄取和甲状腺扫描评估对确定诊断非常重要。甲状腺危象是由未经治疗或治疗不当的严重甲状腺功能亢进症所致，并且是危及生命的紧急情况。

当临床上怀疑甲状腺功能亢进时，应检测 TSH 以明确诊断。T_4 和（或）T_3 升高并且 TSH 降低与甲状腺功能亢进一致。如果在高 T_4 水平的情况下 TSH 正常或升高，则应评估垂体促甲状腺激素腺瘤的可能，不过这一疾病非常罕见。TSH 水平低也可能发生在其他疾病（甲状腺功能正常的病态综合征）或使用类固醇药物时。在这些情况下，T_3 和 T_4 水平通常较低或正常。血清 TSH 水平降低或检测不到时，T_4 和 T_3 水平在正常参考值范围，与亚临床甲状腺功能亢进时一致。TSH 水平持续低于 0.1 mU/L 的亚临床甲亢患者，年龄大于 65 岁、绝经后女性骨质疏松症、心房颤动和心脏病等存在心脏危险因素的患者，以及有甲亢症状的患者应接受治疗（Burch 和 Wartofsky，1993）。甲状腺功能亢进症的评估和管理方法见图 28-5。

甲状腺功能亢进症的治疗可能很复杂，因为有多种治疗方式。应根据患者的偏好并考虑每种治疗的风险和益处，为每位患者进行个体化治疗。

有症状的甲状腺毒症患者的一线治疗方法是使用 β - 受体阻滞剂，通常与其他治疗联合应用。任何有助于控制心率的 β - 受体阻滞剂都是可以接受的，因为普萘洛尔可以抑制甲状腺外的 T_4 转化为 T_3。普萘洛尔通常需每日给药三次，所以应使用长效 β - 受体阻滞剂，如美托洛尔或阿替洛尔，以提高患者的依从性。

硫脲类［丙硫氧嘧啶（PTU）和甲巯咪唑］通过抑制甲状腺过氧化物酶和防止碘的氧化来抑制甲状腺激素的合成。PTU 抑制 T_4 向 T_3 转化。轻症患者首选硫脲类药物，在副作用方面，甲巯咪唑优于 PTU，但是 PTU 应该在怀孕的前三个月使用。最严重的并发症是粒细胞缺乏症，有 0.1% ～ 0.5% 的患者可能在治疗的任何时间

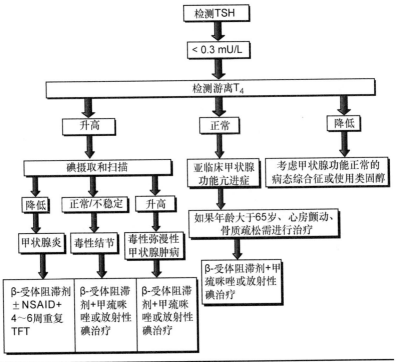

图 28-5　甲状腺功能亢进症的评估与处理

NSAID，非甾体类抗炎药；T₄，L- 甲状腺素；TFT，甲状腺功能检查；TSH，促甲状腺激素

发生粒细胞减少症（Bartalena 等，1996）。应告知患者如果出现发热或咽痛等症状，立即通知医生。其他罕见的反应包括神经炎、肌痛、关节痛、肝炎、血小板减少、味觉丧失、水肿和精神疾病。

放射性碘（¹³¹I）通过破坏甲状腺组织发挥治疗作用。¹³¹I 耐受性良好，但在急性甲状腺眼病患者中应避免使用，因为放射性碘可能会使病情恶化。¹³¹I 治疗的主要并发症是甲状腺功能减退症，大多数患者接受这种治疗后会出现这一问题。放射性碘治疗可以在门诊进行，通常不需要住院治疗。服用甲巯咪唑的患者应在放射性碘治疗前停药 3～5 天，并且在治疗前应遵循低碘饮食约 2 周。对于怀孕或希望在治疗后 6 个月内怀孕的患者，应避免使用 ¹³¹I。在进

行任何放射性碘扫描之前，必须进行妊娠试验。对于不能遵守核监
管安全规程的患者，如住在福利机构中或周围有幼儿的患者，可能
需要考虑其他治疗方式。

可以进行次全或近全甲状腺切除术，特别是有症状的大型甲状
腺肿患者或甲巯咪唑治疗超过 18 个月后无治疗反应的患者。手术
并发症包括永久性甲状腺功能减退症、喉返神经损伤以及短暂性或
永久性甲状旁腺功能减退症引起的低钙血症。

如果怀疑甲状腺危象，应立即将患者送往急诊科。甲状腺功能
检查异常伴有轻微症状的患者可以在门诊进行处理，在 4 ～ 6 周内
进行重复甲状腺功能和（或）内分泌检查随访。临床上需要确定甲
状腺危象的诊断。评分系统（Burch 和 Wartofsky，1993）可用于评
估甲状腺功能亢进的严重程度及甲状腺危象的风险（表 28-7）。

表 28-7　甲状腺危象严重程度的标准

参数	评分
体温 37.22 ～ 40℃以上	5 ～ 30[a] 分
易激惹	5 分
谵妄、精神病症状、嗜睡	10 分
癫痫发作、昏迷	15 分
腹泻、恶心、呕吐、腹痛	10 分
原因不明的黄疸	20 分
突发史	10 分
心率 90 ～ 140 次 / 分以上	5 ～ 25[b] 分
足水肿	5 分
双侧基底水泡音	10 分
肺水肿	15 分
房颤	10 分

注：45 分或以上高度提示甲状腺危象，25 ～ 44 分提示甲状腺危象，25 分以下提示不太可能甲状腺危象。

[a] 37.22 ℃以上每升高 1 ℃加 5 分。

[b] 110 次 / 分以上每 10 次加 5 分。

来源：Adapted from Burch and Wartofsky 1993.

甲状腺危象的治疗包括支持措施和降低甲状腺激素水平，有以下治疗方式：①抑制新的甲状腺激素合成；②预防甲状腺激素释放；③抑制外周 T_4 转化为 T_3。治疗应尽快开始，最好是在重症监护室治疗。其他治疗策略还有应用消胆胺（cholestyramine）抑制甲状腺激素和类固醇的肠肝循环。应继续使用抗甲状腺药物治疗，直至患者甲状腺功能正常。

■ 参考文献

Bahn RS, Burch HB, Cooper DS, et al: Hyperthyroidism and other causes of thyrotoxicosis: management guidelines of the American Thyroid Association and American Association of Clinical Endocrinologists. Endocr Pract 17:456–520, 2011

Bartalena L, Bogazzi F, Martino E: Adverse effects of thyroid hormone preparations and antithyroid drugs. Drug Saf 15:53–63, 1996

Burch HB, Wartofsky L: Life-threatening thyrotoxicosis: thyroid storm. Endocrinol Metab Clin North Am 22(2):263–277, 1993

Chueire VB, Romaldini JH, Ward LS: Subclinical hypothyroidism increases the risk for depression in the elderly. Arch Gerontol Geriatr 44:21–28, 2007

Cooper DS: Subclinical hypothyroidism. Thyroid Research and Practice 10:9–10, 2013

Demartini B, Ranieri R, Masu A, et al: Depressive symptoms and major depressive disorder in patients affected by subclinical hypothyroidism: a cross sectional study. J Nerv Ment Dis 202(8): 603–607 2014

Fontes R, Coeli CR, Aguiar F, et al: Reference interval of thyroid stimulating hormone and free thyroxine in a reference population over 60 years old and in very old subjects (over 80 years): comparison to young subjects. Thyroid Res 6(1):13, 2013

Garber J, Cobin R, Gharib H, et al: Clinical practice guidelines for hypothyroidism in adults: cosponsored by the American Association of Clinical Endocrinologists and the American Thyroid Association. Endocr Pract 8(6):988–1028, 2012

Grozinsky-Glasberg S, Fraser A, Nahshoni E, et al: Thyroxine-triiodo-thyronine combination therapy versus thyroxine monotherapy for clinical hypothyroidism: meta-analysis of randomized controlled trials. J Clin Endocrinol Metab 91:2592–2599, 2006

Gussekloo J, van Exel E, de Craen AJ, et al: Thyroid status, disability and cognitive function, and survival in old age. JAMA 292:2591–2599, 2004

Jorde R, Waterloo K, Storhaug H, et al: Neuropsychological function and symptoms in subjects with subclinical hypothyroidism and the effects of thyroxine treatment. J Clin Endocrinol Metab 91:145–153, 2006

Lee J, Chung WY: Subclinical hypothyroidism; natural history, long-term clinical effects and treatment, in Current Topics in Hypothyroidism With Focus on Development. Edited by E. Potluková . Rijeka, Croatia, INTECH, 2013, pp 166–181

Park YJ, Lee EJ, Lee YJ: Subclinical hypothyroidism (SCH) is not associated with metabolic derangement, cognitive impairment, depression or poor quality of life (QoL) in elderly subjects. Arch Gerontol Geriatr 50:e68–e73, 2010

Wartofsky L: Myxedema coma. Endocrinol Metab Clin North Am 35:687–698, 2006

第五部分

精神药物威胁生命的不良反应

第 29 章

QTc 延长与尖端扭转型室性心动过速

Sara Wildstein, M.D.　　Imran Karim, M.D.　　Mark Goldin, M.D.

■ 临床表现

　　无论先天的还是后天因素，有多种疾病可以导致心脏复极时间延长或异常，如心电图显示 QT 间期延长和（或）异常 T 波或 T/U 波形态学改变。心电图 QT 间期是指从心室除极（Q 波开始）到心室复极（T 波结束）的时间。QTc 间期是经过计算的校正值，因为 QT 间期会随着心率增加而缩短，随着心率降低而延长（Mackin, 2008）。

　　QT 间期延长是已知的导致心律失常的危险因素，包括尖端扭转型室性心动过速。**尖端扭转型室性心动过速**，顾名思义有一个"扭转点"，是一种多形态的室性心动过速，表现为 QRS 波以正弦方式围绕等电位线"扭转"，典型者多伴有 QT 间期延长（O'Brien, 2003）。

　　目前，精神病患者尖端扭转型室性心动过速的发病率尚不确定。这种情况的发生与非特异性症状有关，包括但不限于心悸、眩晕、晕厥和癫痫发作。尽管症状是非特异性的，但一旦发生就需要高度重视，因为结局可能是致命的（O'Brien, 2003）。通常尖端扭转型室性心动过速是一种自限性疾病，但它可能会转为心室颤动并导致心脏猝死（Mackin，2008）。

心脏静息电位由 4 期动作电位表示。去极化过程（0 期）钠离子（Na^+）迅速流入心肌细胞，膜内电位迅速上升。之后，在 1 期瞬时钾离子（K^+）外流引起局部复极；在 2 期平台期钙离子（Ca^{2+}）内流（和相对浓度较低的 K^+ 外流）；3 期快速复极钾离子（K^+）外流。

引起 QT 间期延长最常见的机制是心肌细胞钾通道阻断复极延迟，阻止钾外流，而这是心室复极所必需的。

■ 鉴别诊断

抗精神病药物如氯丙嗪、氟哌利多、氟哌啶醇、匹莫齐特、舍吲哚、齐拉西酮、阿米替林、氯丙咪嗪、地昔帕明、去甲替林、西酞普兰、锂盐和水合氯醛等都与 QT 间期延长有关。其他常见可导致 QT 间期延长和尖端扭转型室性心动过速的药物还包括抗心律失常药物（ⅠA 类、ⅠC 类和Ⅲ类药物）、抗组胺剂（如羟嗪、氯雷他定和咪唑斯汀）、抗菌素 / 抗疟药物（如克拉霉素、克林霉素、红霉素、酮康唑、戊烷脒、奎宁、氯喹和金刚烷胺）、免疫抑制剂（如他克莫司）、抗利尿激素（血管加压素）和其他药物如腺苷、罂粟碱、可卡因和美沙酮。

安非他明和哌醋甲酯是儿童常用的兴奋剂，可以引起血压和心率有临床意义的轻微增加。三环类抗抑郁药（TCAs）可在心电图上引起明显的改变，如心率上升 20% ~ 25%、QRS 波延长 7% ~ 25%、QT 间期延长 3% ~ 10%（Gutgesell 等，1999）。

最常见的引起 QT 间期延长的机制是心肌细胞钾离子通道阻断复极延迟，阻止钾离子外流，而这是心室复极所必需的。一项对 495 例精神病患者的研究表明，抗精神病药物特别是氟哌利多和甲硫哒嗪可导致剂量依赖性 QTc 延长（Reilly 等，2000）。另一项研究表明，服用甲硫哒嗪的患者死亡人数较多（Reilly 等，2002）。

Correll 等（2009 年）在一项病例对照研究中报告，两种非典型抗精神病药物联合治疗与 QTc 间期延长或 QTc 离散度无显著相关。一项研究纳入 38 例接受两种非典型抗精神病药物的患者，QTc 间期平均数值为 403 ms，这与之前一项小样本数据研究显示多种抗精神病药联合治疗的患者，QTc 间期平均数值 403 ms 的结果完全一致。在这项研究中，接受一种或两种非典型抗精神病药物的患者 QTc 延长发生概率还是很小的，这些结果引起了人们对非典型抗精神病药物是否以剂量依赖的方式延长心肌复极的疑问（Correll 等，2009）。

　　TCAs 可增加儿茶酚胺的活性，产生心血管刺激并导致心血管副作用。TCAs 具有与 I A 类抗心律失常药物相似的作用机制。在缺血性心脏病患者中，应避免使用 I A 类或 I C 类的药物，因为这类药物可导致死亡率增加。TCAs 由于其抗心律失常的特性，可以减缓心脏传导，抑制异位活动节律，降低心室的应激性。因此，如果患者既往有病窦综合征、束支传导阻滞、QT 间期延长或 II 度房室传导阻滞，则应禁用 TCAs。否则，TCAs 可以通过引起 QT 间期延长而导致心律失常，这一问题在过量使用 TCA 时更常见（Shah，2005）。

　　大多数精神药物通过细胞色素 P450 酶系统代谢，其中包括阿米替林、地昔帕明、去甲替林、氯米帕明、丙咪嗪和硫利哒嗪。还有许多其他种类的药物也通过细胞色素 P450 酶系统代谢或对其有抑制作用，如抗抑郁药、钙通道阻滞剂、组胺拮抗剂、胃肠动力药物和类固醇。不推荐合并使用通过细胞色素 P450 酶系统代谢和抑制细胞色素 P450 酶系统的药物，这样可能导致药物的药理和毒性作用增加。如果有必要联合使用药物，医生应仔细监测药物水平并观察中毒症状（Gutgesell 等，1999）。

■ 风险分级

　　QT 间期并不是潜在的心律失常发作的直接标志。QT 间期延长的程度与尖端扭转型室性心动过速发生的概率之间并没有明确的关系。然而，随着 QT 间期的延长，尖端扭转的风险似乎明显增加。如果 QT 间期小于 500 ms，尖端扭转的发生还是比较罕见的（Mackin，2008）。服用精神药物后，如果 QTc 增加 30 ms，那么就应引起医生的关注，如果增加 60 ms 就需要特别注意了。此外，QT 离散度（12 导联 ECG 上最长和最短 QT 间期之间的差值）为 40 ～ 60 ms 不是病理性的，但是当其大于 100 ms 或较基线成倍增加时需要引起高度关注。QT 离散度可提示跨心室复极不同步，是尖端扭转型室性心动过速的危险因素（表 29-1）。

高效价抗精神病药物（例如氟哌啶醇和哌嗪吩噻嗪类药物）产生的心血管副作用较少，有严重心血管疾病、心脏传导异常和心脏术后患者可首选上述药物。氟哌啶醇用于重症心脏病患者已被证明是安全有效的。口服氟哌啶醇不会引起 EEG 明显改变。静脉注射氟哌啶醇常用于精神科急症（如激越、谵妄），这种情况应该监测 QT 间期，因为静脉注射氟哌啶醇可能导致尖端扭转型室性心动过速（Shah，2005）。

■ 精神科评估与处理

在抗精神病药物治疗之前，应进行 ECG 检查并分析是否存在左室肥厚和复极异常的证据。为了评估 QT 间期的变化，ECGs 应在严格的休息后检查。当患者确诊有心血管疾病、服用高风险药物或计划使用注射药物治疗时，获得 ECG 基线数据就显得尤为重要。QTc 间期没有公认的正常上限值。小于 440 ms 的 QTc 无疑是正常的。男性的 QTc 界限值为 440 ～ 460 ms，女性界限值为 440 ～ 470 ms。

在根据 QTc 间期停用某种精神药物之前，临床医生必须仔细权衡风险及获益，并慎重地与心脏科医生讨论。此外，目前还没有证据表明接受精神药物治疗的患者应该多久接受一次心电图监测。

在治疗严重的精神疾病患者时，应该全面评估患者的健康状

表 29-1　增加尖端扭转型室性心动过速风险的临床特征

电解质紊乱	低钾血症
	低镁血症
	低钙血症
药物	导致 QT 间期延长的药物
	联合咪唑 / 大环内酯类药物
	利尿剂
中枢神经系统	颅内出血
	脑卒中
心脏系统	先天性长 QT 综合征
	缺血性心脏病
	扩张型心肌病
	肥厚型梗阻性心肌病
	左心功能不全 / 充血性心力衰竭
	心肌炎
	室性心律失常
	高血压
	心动过缓
	窦房或房室传导阻滞
全身性疾病	肝病
	肾病
	甲状腺功能减退
心电异常	QT 间期延长
	T/U 波异常
	束支传导阻滞
	室性期前收缩
	QTc 离散度（在 ECG 中最长和最短的 QTc 之间的差值为 100 ms）
女性	
年龄	

注：ECG，心电图。

来源：Adapted from Mackin 2008.

况，并特别注意心血管危险因素。当患者存在心律失常的危险因素时，治疗应选择心脏复极异常发生风险小的抗精神病药物。医生应注意药物的剂量，只有在有显著的治疗优势时，才可以使用高剂量的精神药物。

在开始抗精神病药物治疗之前，还应该检查患者的血电解质水平，因为低钾血症、低镁血症和低钙血症都会增加发生尖端扭转型室性心动过速的风险。

■ 参考文献

Correll CU, Frederickson AM, Figen V, et al: The QTc interval and its dispersion in patients receiving two atypical antipsychotics. Eur Arch Psychiatry Clin Neurosci 259:23–27, 2009

Gutgesell H, Atkins D, Barst R, et al: AHA scientific statement: cardiovascular monitoring of children and adolescents receiving psychotropic drugs. J Am Acad Child Adolesc Psychiatry 38(8):1047–1050, 1999

Mackin P: Cardiac side effects of psychiatric drugs. Hum Psychopharmacol 23(suppl 1):S3–S14, 2008

O'Brien P: Psychotropic medication and the heart. Advances in Psychiatric Treatment 9(6):414–423, 2003

Reilly JG, Ayis SA, Ferrier IN, et al: QTc-interval abnormalities and psychotropic drug therapy in psychiatric patients. Lancet 355:1048–1052, 2000

Reilly JG, Ayis SA, Ferrier IN, et al: Thioridazine and sudden unexplained death in psychiatric in-patients. Br J Psychiatry 180:515–522, 2002

Shah SU: Heart and mind: psychotropic and cardiovascular therapeutics. Postgrad Med J 81.951:33–40, 2005

第 30 章

心肌炎与心肌病

James Gabriels，M.D.　　Zubair Hasan，M.D.　　Omid Kohani，M.D.，FACC

■ 临床表现

心肌炎和心肌病是比较罕见的，但使用抗精神病药物可能会引起这种致命的并发症，特别是氯氮平。氯氮平是一种用于治疗难治性精神分裂症的三环二苯二氮衍生物。

心肌炎是指心肌细胞的炎症反应。心肌损伤导致心肌收缩效率下降，并可导致心力衰竭（Cooper，2009）。氯氮平诱导心肌炎的机制被认为是 I 型超敏反应（由免疫球蛋白 E 和肥大细胞介导的），这种反应是非药物剂量依赖性的（De Berardis 等，2012；Ronaldson 等，2010）。氯氮平可以导致心肌坏死和嗜酸性粒细胞或混合炎性细胞浸润，这一结论已经在氯氮平引起的心肌炎死亡病例的尸检标本中得到证实（Roaldson 等，2011）。这一副作用的发生率为 0.187% ~ 1.2%（De Berardis 等，2012；Haas 等，2007），在某些疾病谱中高达 2%（Turrabi，2006）。这种情况下死亡率至少为 10%（Haas 等，2007）。

心肌病是指心肌收缩力受损。氯氮平诱发的心肌病通常会导致扩张性心肌病，在这种情况下，左心室被"拉伸"，收缩能力下降并导致充血性心力衰竭（De Berardis 等，2012）。

氯氮平引起的心肌炎可早在药物使用后 4 天就出现，也可晚至 22 周后，通常在 14～33 天内就能确诊（De Berardis 等，2012；Ronaldson 等，2010）。患者的临床症状多种多样，可以无症状，也可出现心悸、皮疹、胸痛、不适、喉咙痛、颈痛、呕吐、腹泻、头痛和呼吸困难。单凭这些症状诊断心肌炎是很困难的，因为无躯体疾病的患者服用氯氮平也可能出现发热、心动过速、疲劳症状（De Berardis 等，2012）。在一项关于 38 例患者的病例分析中，体格检查发现 34% 的患者有**心动过速**（心率＞100 次 / 分钟），33% 的患者有**发热**（温度＞37℃）（Ronaldson 等，2010）。患者的初期表现也可能比较危重，包括暴发性肺水肿、心源性休克或猝死（De Berardis 等，2012）。

氯氮平诱导的心肌炎实验室检查可见心脏的生物标志物水平升高，特别是肌钙蛋白 I 或肌钙蛋白 T。C- 反应蛋白（C-reactive protein，CRP）水平升高一般早于心脏生物标志物（Roaldson 等，2010），CRP 水平高于 50 mg/L 可作为氯氮平诱导心肌炎的早期指标（Drew，2010）。在大多数非致命性氯氮平诱导的心肌炎患者中可见外周嗜酸性粒细胞增多，嗜酸性粒细胞计数在肌钙蛋白 I 或肌钙蛋白 T 达到峰值后 4 天可达到峰值，提示在临床中即使未出现嗜酸性粒细胞增多症也并不意味着心肌炎发生率低（Roaldson 等，2010）。然而，嗜酸性粒细胞增多在氯氮平治疗中并不少见，但对心肌炎诊断的特异性比较低。

在确诊心肌炎的患者中，有不到一半的患者出现心电图改变，包括非特异性 T 波异常和（或）ST 段抬高或倒置。超声心动图可提示心脏收缩或舒张功能障碍。心内膜心肌活检很少进行，其结果可能是假阴性（Drew，2010）。

■ 鉴别诊断

鉴别诊断时最重要的考虑因素是病毒性心肌炎，可能由下列因素所致：柯萨奇病毒、腺病毒、细小病毒 B_{19}、丙型肝炎病毒、EB 病毒、巨细胞病毒、人类疱疹病毒 6 和 HIV。其他需要评估的传染病是细菌感染、莱姆病和**克氏锥虫病**。此外，药物所致心肌炎可见接受抗生素或抗惊厥药物治疗的患者，心肌病可能由治疗癌症的化疗药物诱导。其他还包括嗜酸粒细胞性心肌炎（嗜酸粒细胞增多综合征，变应性肉芽肿血管炎，Loeffler 心内膜心肌纤维化，恶性肿瘤或寄生虫、蠕虫或原虫感染）、自身免疫性疾病、巨细胞性心肌炎和结节病（Cooper，2009）。

有胸痛或呼吸急促表现的患者，有可能是氯氮平引起的心肌炎或心肌病，因此，要考虑更广泛的鉴别诊断，而不只限于心肌梗死、肺水肿、气胸或肺炎。

■ 风险分级

疑有氯氮平引起的心脏异常患者的风险分级是很重要的，需要观察生命体征，进行体格检查、实验室检查、心电图和超声心动图检查。氯氮平诱导心肌炎的风险没有药物剂量依赖性（De Berardis 等，2012；Ronaldson 等，2010）。

■ 精神科评估与处理

氯氮平引起的心肌炎一般发生在服用药物后 2 ～ 4 周，可以表现为许多症状和体征，也可以是无症状的。如果怀疑氯氮平所致的心肌炎，应立即停用氯氮平，并马上进行实验室检查（包括心脏生物标志物如肌钙蛋白、肌酸激酶、肌酸激酶-同工酶、CRP、白细胞计数与分类）以及心电图和超声心动图检查。如果患者存在左室功能不全、心律失常或血流动力学不稳定，应立刻进入重症监护室接受严密观察。

目前对氯氮平所致心肌炎尚未建立正规的监测指南。一种方法是在患者使用氯氮平治疗之前获得超声心动图、肌钙蛋白和 CRP 的基线值，并在用药后第 7 天、第 14 天、第 21 天和第 28 天监测肌钙蛋白和 CRP，评估患者的症状和生命体征（Drew，2010）。对疑似氯氮平所致心肌炎的患者应监测其生命体征、心肌酶和心电图，并检测 CRP 和白细胞分类计数，确认是否有嗜酸粒细胞增多。疑似心肌病患者应做超声心动图来评估心脏收缩或舒张功能是否异常（表 30-1）。

对疑似心肌炎和心肌病患者，如果有心力衰竭的临床体征（颈静脉压力升高、肺水肿或周围组织水肿、低血压），或者肌钙蛋白值大于正常值上限的两倍，应立即停用氯氮平。CRP 水平高于 100 mg/L 时也应停用药物。氯氮平早期停用与临床预后的改善有关。如果患者出现心脏衰竭的症状或体征，通常对利尿剂、血管紧张素转换酶抑制剂或血管紧张素受体拮抗剂和 β - 受体阻滞剂的治疗反应较好。心肌炎或心肌病复发的可能性较大，因此禁忌再次使用氯氮平（Manu 等，2012）。临床疑似的心肌炎患者应迅速转诊至综合医院急诊科，以便在重症监护室接受密切监测。

表 30-1　疑似氯氮平所致心肌炎或心肌病的支持证据

既往史和临床表现	实验室检查
胸痛	肌钙蛋白升高
呼吸困难或端坐呼吸	CRP > 50 mg/L
时间：在氯氮平开始服用后的 2～4 周内出现症状	全血细胞计数的外周嗜酸粒细胞增多
体格检查	脑利尿钠肽升高
发热	影像学及诊断性辅助检查
心动过速	心电图显示新 T 波异常、ST 改变（压低或抬高）
啰音	经胸超声心动图显示新的左室功能异常
颈静脉扩张	
下肢水肿	

■ 参考文献

Cooper L: Myocarditis. N Engl J Med 360:1526–1538, 2009

De Berardis D, Serroni N, Campanella D, et al: Update on the adverse effects of clozapine: focus on myocarditis. Curr Drug Saf 7(1):55–62, 2012

Drew L: Controls on clozapine must be reviewed. Aust NZ J Psychiatry 44(5):490, 2010

Haas S, Hill R, Krum H, et al: Clozapine associated myocarditis: a review of 116 cases of suspected myocarditis associated with the use of clozapine in Australia during 1993–2003. Drug Saf 30(1):47–57, 2007

Manu P, Sarpal D, Muir O, et al: When can patients with potentially life-threatening adverse effects be rechallenged with clozapine? Schizophr Res 134(2–3):180–186, 2012

Ronaldson K, Taylor AJ, Fitzgerald PB, et al: Diagnostic characteristics of clozapine-induced myocarditis identified by an analysis of 38 cases and 47 controls. J Clin Psychiatry 71(8):976–981, 2010

Ronaldson K, Fitzgerald PB, Taylor AJ, et al: Clinical course and analysis of ten fatal cases of clozapine-induced myocarditis and comparison with 66 surviving cases. Schizophr Res 128(1–3):161–165, 2011

Tirupati S: Clozapine and heart in the Hunter region. Aust N Z J Psychiatry 40(1):97, 2006

第 31 章

恶性综合征、5-HT 综合征与横纹肌溶解症

Chun Kit Hung，M.D.　　Patrick W. Joasil，M.D.　　Sandy Balwan，M.D.，FACP

恶性综合征

■ 临床表现

恶性综合征（neuroleptic malignant syndrome，NMS）是一种潜在的致命性疾病，是由于使用抗精神病药物和其他多巴胺受体拮抗剂如甲氧氯普胺所致。接受抗精神病药物治疗者 NMS 发生率为 0.07% ～ 3.23%，死亡率约为 10%（Moscovich 等，2011）。NMS 更常见于使用高效价的第一代抗精神病药物如氟哌啶醇和氯丙嗪等的患者，但新型非典型抗精神病药物如利培酮、喹硫平和奥氮平也可导致 NMS。此外，其他干扰多巴胺代谢的药物虽然影响程度较低，但也有一定关系，这些药物包括三环类抗抑郁药（tricyclic antidepressants，TCAs）、选择性 5- 羟色胺再摄取抑制剂（selective serotonin reuptake inhibitors，SSRIs）和左旋多巴（Margetić 和 Aukst-Margetić，2010）。合并使用神经松弛剂和锂盐、脱水和体温升高也与 NMS 有关。

出现以下四个主要症状时，要高度怀疑 NMS：肌肉强直 / 运动

迟缓、高热、精神状态改变，以及自主神经功能紊乱。新近的 NMS 诊断标准如下：有多巴胺受体拮抗剂暴露史、发热时两次体温大于 38℃、肌肉强直、精神状态改变、肌酸激酶（creatine phosphokinase，CPK）升高超过正常值的 4 倍、自主神经功能紊乱和高代谢（Burkhard，2014）。一项研究显示，16% 的 NMS 患者在服用抗精神病药物后 24 小时内出现症状，66% 的患者在第一周内出现，100% 的患者在 30 天内出现（Strawn 等，2007）。如果再次选择联合治疗方案时应避免使用锂盐，因为它可能增加抗精神病药物的潜在神经毒性（Anbalagan 等，2014）。

高热和大汗是 NMS 的标志性特征。严重广泛的肌强直可呈"铅管样"。精神状态改变可见谵妄、缄默、激越、意识不清或昏迷。自主神经功能紊乱主要表现为心动过速，但也可出现血压升高或不稳定、尿失禁和呼吸急促。实验室检查可发现肌肉溶解和随后出现 CPK 升高，这些往往有助于明确诊断。严重病例可发生横纹肌溶解，并导致酸中毒和电解质紊乱。横纹肌溶解还会导致急性肾衰竭，患者可能需要肾移植治疗。血常规可见白细胞增多并伴有核左移。血清铁水平通常较低，这与之前认为 NMS 是一种急性反应的理论是一致的（Anglin 等，2010）。NMS 导致的其他并发症包括吸入性肺炎、呼吸衰竭、弥散性血管内凝血（DIC）、静脉血栓和死亡。

大多数患者在开始服用抗精神病药物或剂量增加后发生 NMS，但也有报道指出，突然停用抗精神病药物也可以导致 NMS。其发生机制尚不十分清楚，可能与大脑多巴胺 D_2 受体下调导致多巴胺急性缺乏有关（Gillman，2010）。NMS 可能涉及基底节区纹状体部位，是抗精神病药物导致多巴胺能系统活性降低所致。从理论上讲，肌强直、发热和谵妄也是大脑不同脑区的多巴胺相对缺乏或受体阻断所致。

■ 鉴别诊断

最难与 NMS 鉴别的是恶性高热综合征、5- 羟色胺综合征（serotonin syndrome，SS）和紧张症（表 31-1）。恶性高热综合征患者的临床表现可与 NMS 患者相似，包括高热、肌肉强直和自主

表 31-1　恶性综合征的鉴别诊断

恶性高热	急性卟啉症
5-HT 综合征	破伤风
恶性紧张症	急性脊髓 / 中枢神经系统损伤
中枢神经系统感染 / 全身感染	毒物（如乙醇、安眠药戒断、水杨酸中毒）
中暑	
癫痫	药物滥用（如苯丙胺、致幻剂）
甲状腺功能亢进	

神经功能紊乱。恶性高热综合征通常与 NMS 的病史不同，恶性高热综合征的诱因是麻醉剂如吸入七氟醚。其症状和致命的速度比 NMS 要快得多，通常在数小时内发生。

　　SS 患者与 NMS 患者临床表现可能相同，因此了解病史很重要。SS 多发生在使用 SSRIs、TCAs 或单胺氧化酶抑制剂（MAOIs）后。动作迟缓和铅管样强直最常见于 NMS，SS 则常以肌阵挛为特征。腱反射亢进、肌阵挛和构音障碍在后者中也更为多见（Margetić 和 AukstMargetić，2010）。胃肠道功能紊乱，如腹泻、恶心和呕吐常见于 SS，但在 NMS 中较少见（Perry 和 Wilborn，2012）。SS 横纹肌溶解症不如 NMS 常见（Iqbal 等，2012）。

　　严重的紧张症可能有 NMS 的许多相似症状。精神病性症状和激越症状在紧张症患者的恶性紧张症发作前数周最为常见，且紧张症患者可能比 NMS 患者出现更多的重复运动（Strawn 等，2007）。紧张症患者的 CPK 水平不会显著升高。

　　对疑似 NMS 患者和伴有急性精神状态改变的患者，鉴别诊断时须考虑脑膜炎和脑炎，并立即考虑腰椎穿刺和脑脊液分析。其他感染性疾病如脓毒血症和破伤风也可导致横纹肌溶解症、发热和自主神经系统功能紊乱，如心动过速和血压波动。中暑 / 衰竭、内分泌疾病如甲状腺功能亢进、急性结构性神经系统病变也可产生一些类似 NMS 的症状，如肌肉强直和自主神经功能紊乱。最后需要与某些药物滥用如可卡因、安非他明、摇头丸（3,4- 亚甲基二氧基甲基苯丙胺）和苯环己哌啶，以及乙醇和苯二氮䓬类药物产生的戒断症状加以鉴别（Strawn 等，2007）。

■ 风险分级

NMS 是一种潜在的致命性疾病。自主神经功能紊乱发生较快，导致血流动力学不稳定。危及生命的并发症如横纹肌溶解症、呼吸衰竭、肾衰竭需要被迅速识别并密切监测，并在重症监护室进行强化治疗。如果怀疑 NMS，患者应立即转至设备齐全的综合医院。

■ 精神科评估与处理

发生 NMS 后需立即停用相关药物，通常是抗精神病药物。NMS 通常是自限性疾病，在停用致病药物 7～10 天内疾病逐渐好转（Bhanushali 和 Tuite，2004）。治疗的重点是支持性治疗，包括补充发热导致的循环容量减少和肌肉溶解导致的并发症，同时应积极纠正电解质紊乱。高热时应该给予退热药如对乙酰氨基酚和非甾体类抗炎药，以及其他降温方法如冷却毯。

药物治疗的有效性仍存在争议，由于 NMS 发病率较低，尚没有大规模的随机对照试验。苯二氮䓬类药物治疗 NMS 有一些成功案例。一些病例报道显示，多巴胺能药物如溴隐亭和金刚烷胺可以成功逆转多巴胺消耗；丹曲林可作为肌肉松弛剂和退热剂。最后，还可以尝试 ECT，即使在支持治疗和药物治疗无效的进展期患者，也可能取得较好的疗效。据报道，有 30% 的 NMS 患者使用抗精神病药物时会再次出现 NMS，因此，可以考虑其他治疗方法，必要时可以使用低效价的抗精神病药物（Strawn 等，2007）。

5-HT 综合征

■ 临床表现

5- 羟色胺综合征（serotonin syndrome，SS）1991 年首次出现

在医学文献中（Sternbach，1991）。SS 严重程度可从轻微到危及生命，以精神状态改变、自主神经功能不稳定和神经肌肉异常三联征为主要特征（Boyer 和 Shannon，2005）。SS 可发生于医源性药物的使用、有意服用 5- 羟色胺能药物导致中毒或使用 SSRIs 时合并了其他干扰细胞色素 CYP2D6 或 CYP3A4 酶代谢的药物（Ables 和 Nagubilli，2010）。SS 是由 SSRIs、TCAs、MAOIs 或其他的 5- 羟色胺能药物导致 5-HT$_{1A}$ 受体过度激活引起的（表 31-2）（Birmes 等，2003）。

　　SS 症状轻微时可能仅表现为自主神经症状，如心动过速、颤抖、发汗或瞳孔散大。神经系统检查可见震颤、肌阵挛和反射亢进（Boyer 和 Shannon，2005）。患者可能会出现亚急性或慢性症状，

表 31-2　与 5- 羟色胺综合征相关的药物

镇痛药	**抗生素**
环苯扎林	利奈唑胺
右美沙芬	**抗偏头痛药**
芬太尼	曲普坦
哌替啶	**草药**
曲马多	圣约翰草
抗惊厥药物	色氨酸
卡马西平	**违禁药物**
丙戊酸盐	安非他明
抗抑郁药	可卡因
安非他酮	摇头丸
单胺氧化酶抑制剂	麦角酸二乙酰胺（LSD）
选择性 5- 羟色胺抑制剂	**心境稳定剂**
5- 羟色胺去甲肾上腺素再摄取抑制剂	锂盐
三环类抗抑郁药	**减肥药**
止吐药	芬特明
氟苯丙胺	西布曲明
格拉司琼	
甲氧氯普胺	
昂丹司琼	

来源：Adapted from Ables and Nagubilli 2010；Buckley et al. 2014.

一些患者可能主诉头痛作为 SS 的特征表现（Prakash 等，2014）。

中度 SS 患者可表现为心动过速、血压升高和高热，体温通常可达 40℃（Boyer 和 Shannon，2005）。瞳孔散大、肠鸣音亢进、大汗、水平眼震和反射亢进（尤其是下肢）很常见。精神状态改变可表现为轻度激越、过度警觉或言语增多（Boyer 和 Shannon，2005）。严重的 SS 患者表现为高血压、心动过速和休克，有时还伴有激越、谵妄、肌强直和肌张力增高。高热和肌张力增高常发生在危及生命的病例中（Boyer 和 Shannon，2005）。严重的 SS 可见代谢性酸中毒、横纹肌溶解症、转氨酶升高、肌酐升高、肾衰竭、癫痫发作和血管内凝血障碍（Perry 和 Wilborn，2012）。症状通常迅速发生，可在药物改变或自我毒害数分钟内出现；60% 的患者在首次使用后 6 小时或致病药物剂量改变时出现。严重病例可能在短期内进展至死亡（Boyer 和 Shannon，2005）。

■ 鉴别诊断

SS 的诊断在很大程度上依据临床症状，因为没有任何一项实验室检查可以明确诊断。因此，对有 5- 羟色胺能药物服用史、伴有 SS 症状或体征者或排除其他疾病的患者应考虑到 SS。体格检查时应特别注意腱反射、阵挛、肌肉强直、瞳孔大小和发汗的症状（Boyer 和 Shannon，2005）。

目前有三种不同的 SS 临床诊断标准。为了明确诊断，Sternbach（1991）标准要求在已建立的 5- 羟色胺能药物治疗方案中使用额外药物或增加已知的 5- 羟色胺能药物，且至少有下列症状中至少三个：精神状态改变、激越、阵挛、反射亢进、出汗、寒战、震颤、腹泻、精神运动不协调和发热。我们必须排除精神疾病、感染、代谢、内分泌或中毒原因，抗精神病药物的添加或滴定也应在症状和体征出现前进行。

2000 年，Radomski 等提出 SS 临床诊断标准的修订版，其排除标准与 Sternbach（1991）相同：在原有药物治疗基础上增加或调整 5- 羟色胺能药物后出现至少 4 种主要症状或者 3 种主要和 2 种轻微症状。主要症状包括意识障碍、情感高涨、昏迷、肌阵挛、震颤、颤抖、肌肉僵硬、反射亢进和发热；轻微症状包括躁动不安、失眠、精神运动不协调、瞳孔散大、静坐不能、呼吸急促、呼吸困难、腹泻、血压降低或升高、心动过速（Radomski 等，2000）。

Hunter 提出的血清素中毒诊断标准要求 SS 患者至少存在以下一条临床症状：自发性阵挛；诱发性阵挛伴激越或出汗；眼阵挛伴激越或出汗；震颤和反射亢进；肌张力增高，体温超过 38℃，以及眼阵挛或诱发性阵挛（Buckley 等，2014；Dunkley 等，2003）。

SS 的鉴别诊断包括 NMS（本章第一部分所述）、抗胆碱能药物中毒和恶性高热。抗胆碱能药物中毒的临床特征为反射正常、激越、谵妄、心动过速、高血压、高热、皮肤干燥且温暖、瞳孔扩大、尿潴留、肠鸣音减少和发汗。恶性高热临床特征表现为紧张过度、高热和代谢性酸中毒，在吸入麻醉剂后几分钟内即可发生（Boyer 和 Shannon，2005）。

■ 风险分级

虽然 SS 的准确发生率尚不清楚，但是对符合临床三联征（精神状态改变、自主神经功能不稳定和神经肌肉多动）以及服用 5- 羟色胺能药物的患者，必须考虑 SS。轻度的 SS 病例通常是良性病程，但中度至重度症状的患者应紧急转送至医院。

■ 精神科评估与处理

症状轻微的 SS 患者需要给予支持性治疗和停用致病药物。轻症患者可以很快缓解，中度或重度的 SS 患者应及时转移到医院。这些患者通常表现为肌张力增高、高热、自主神经不稳定或认知功能改变，应立即给予静脉输注电解质溶液，以防止肌红蛋白尿和肾损伤（Ables 和 Nagubilli，2010）。苯二氮草类药物可用于控制激越和震颤。赛庚啶是一种 5-HT$_{2A}$ 受体拮抗剂，常作为解毒剂使用。初始剂量为 12 mg，然后根据需要每 2 小时给予 2 mg。病情稳定后每 6 小时给予 8 mg 维持治疗。对于高热、神经肌肉活动增强、神经肌肉麻痹和镇静的患者可以考虑应用该类药物（Ables 和 Nagubilli，2010）。此外，必要时还可考虑物理降温、机械通气、使用抗惊厥药和抗高血压药物（Birmes 等，2003）。应避免躯体约束，因其可能与乳酸酸中毒和高热有关（Boyer 和 Shannon，2005）。

横纹肌溶解症

■ 临床表现

横纹肌溶解症也称为"横纹肌溶解或崩解"（**Dorland 图解医学词典** 2000），它是由骨骼肌损伤引起的细胞坏死和溶解的临床综合征，使细胞内容物包括 CPK 和肌红蛋白被释放到血液循环中，导致急性肾损害。

横纹肌溶解症最常见的原因是肌肉创伤、肌肉过度受累、酗酒、某些药物和毒物（Zimmerman 和 Shen，2013）。很多种类的药物包括抗精神病药物和抗生素都有致病可能（表 31-3）。肌肉活动经常受累并可呈现两个极端；横纹肌溶解可在活动过多时发生，如癫痫发作，也可见于随后的静止期和肌肉压迫。横纹肌溶解症也可由高温引发的疾病、感染、风湿和内分泌疾病以及环境损害如电击和挤压伤引起（表 31-4）（Sauret 等，2002）。

如果在住院期间发展为横纹肌溶解症要高度怀疑。严重的精神病患者可能无法清晰叙述自己的症状。横纹肌综合征肌肉损伤可能表现为受累部位疼痛、肿胀、压痛或无力。不典型症状包括疲劳、恶心、呕吐和发热。肌肉溶解 CPK 会升高。诊断标准要求 CPK 水平大于 500 IU/L 或增加 5 ～ 10 倍（Zimmerman 和 Shen，2013）。

患者有可能出现暗色或茶色尿，提示存在肌红蛋白尿。当释放的肌红蛋白与测试剂相互作用时，尿液分析呈阳性，但显微镜下

表 31-3   引起横纹肌溶解症的药物和毒物

药物	神经肌肉阻断剂
精神药物（抗精神病药，SSRIs，锂盐，丙戊酸盐）	麻醉药
	精神活性物质
抗生素类（例如：唑类、抗反转录病毒类、大环内酯类）	乙醇
	安非他明
他汀类药物（特别是与纤维蛋白一起使用时）	可卡因
	摇头丸
秋水仙碱	迷幻剂
环孢霉素	麦角酰二乙胺
糖皮质激素	

注：SSRIs，选择性 5- 羟色胺再摄取抑郁剂
来源：Adapted from Zimmerman and Shen 2013.

表 31-4   横纹肌溶解的常见病因

病毒感染（流感或副流感病毒、HIV、ECHO 病毒、腺病毒）	糖尿病酮症酸中毒
	非酮症高渗综合征
细菌感染（链球菌或葡萄球菌、沙门菌、军团菌、李斯特菌属）	创伤
	雷击、活动受限、三度烧伤、挤压伤
代谢或风湿病	
电解质紊乱（低钠血症或高钠血症、低钾血症、低磷酸盐血症、低钙血症）	缺血性肢体损伤
	高温或劳力相关
	中暑、恶性高热、恶性综合征
多发性肌炎或皮肌炎	马拉松长跑、散热障碍
蛇咬伤	癫痫
内分泌疾病	严重激越
甲状腺功能减退或甲状腺功能亢进	长时间静止或肌肉压迫

来源：Adapted from Sauret et al. 2002.

红细胞监测是阴性的。尿量减少可能是急性肾损伤的后遗症。急性肾衰竭和 DIC 是横纹肌溶解症的晚期并发症。15% 的患者可能发展为急性肾衰竭，进而导致发病率和死亡率增加（Ward，1988）。DIC 症状加重通常出现在第 3 天到第 5 天。因此，及时诊断和积极治疗是非常必要的。

　　筋膜间室综合征是一种严重与横纹肌溶解症相关且令人恐惧的并发症。肌肉炎症和水肿发生在密闭的脏器空间，导致组织损伤和缺血。这种综合征本身可加速心肌细胞坏死，并加重横纹肌溶解。如果最近有创伤史并伴有明显的肢体疼痛时，应高度怀疑筋膜间室综合征（Zimmerman 和 Shen，2013），这可能是创伤后早期或晚期的并发症。创伤部位早期可能出现感觉缺失，后期可能出现外周脉搏消失。如果诊断延迟可能会导致肢体丧失和死亡，所以进行手术咨询是非常必要的，筋膜减压术可以及时挽救患者的肢体和生命。

■ 鉴别诊断

　　良性 CPK 升高的原因无临床意义，通常不认为是横纹肌溶解症的反应。低龄、非洲血统、男性、肌肉含量高、剧烈的体力活动与 CPK 水平增高有一定关系［甚至可接近 500 IU/L（尽管很少见）］。2 周内剧烈运动也可导致 CPK 良性升高，随着时间的推移可恢复至正常水平（Morandi 等，2006）。家族性特发性高 CPK 血症虽然罕见，但也有报道。在这种情况下，尽管 CPK 升高，但是患者可能没有任何临床症状，包括肌肉活检可能也是阴性的（Capasso 等，2006）。

　　当出现肌痛和茶色尿症状且 CPK 升高时，应高度怀疑横纹肌溶解症，但也应该与其他疾病加以鉴别，因为诊断不同治疗也完全不同。炎性肌病如多发性肌炎和皮肌炎的患者也可伴有肌痛、肌红蛋白尿和 CPK 升高，这些疾病可通过病程及临床表现与横纹肌溶解症进行鉴别。炎性肌炎通常会持续数周至数月，导致对称性近端肌无力。皮肌炎可能由皮疹引起，特别是戈登（Gottron）丘疹（发生在背侧指关节上的丘疹）和日光性皮疹（上眼睑红斑和紫罗兰色疹子）。皮肌炎通常与潜在的恶性肿瘤有关。血清学检查抗核抗体滴度升高以及其他特异性自身抗体，如出现抗 Jo-1、抗 Mi-2 和抗 SRP 也有助于诊断（Rider 和 Miller，1995）。单纯被诊断为横纹肌溶解症的患者一般不会出现肌电图或肌肉活检的改变（Caccamo

等，1993）。

急性心肌梗死的患者也会出现 CPK 升高，但单纯横纹肌溶解症的患者不会出现胸痛或心电图（ECG）心肌损伤的证据。横纹肌溶解症的患者 CPK-MM 升高，CPK-MB 或肌钙蛋白并没有改变。心肌肌钙蛋白 I 的测定对心肌损伤诊断的特异性高于肌钙蛋白 T。尽管肌钙蛋白 I 具有很高的特异性，但在一项急诊研究中发现，假阳性（是指肌钙蛋白 I 阳性但没有心电图改变或无须冠状动脉介入的横纹肌溶解患者）高达 17%（Li 等，2005）。因此，肌钙蛋白仅提示急性心脏病发生的可能性。

CPK 升高常见于**他汀类药物诱导的肌病**，随着他汀类药物的停用，CPK 会逐渐改善。当 CPK 水平显著升高时，停用他汀类药物后，CPK 也不能得到完全改善，这被称为**免疫介导的坏死性肌病**。如果发生上述情况需要免疫抑制剂治疗。如果最小限度的运动却反复发生横纹肌溶解症，也应考虑遗传因素（虽然罕见）；特别是有横纹肌溶解症家族史或常染色体隐性遗传疾病史的年轻患者更容易罹患本病。影响脂质和碳水化合物代谢的疾病，如肉毒碱缺乏病和 McArdle's 疾病都属于这类疾病（Sauret 等，2002），通常发生在比较年轻的患者。

■ 风险分级

单纯通过 CPK 升高的水平评估肾衰竭的风险难度很大。CPK 水平低于 5000 IU/L 发生肾衰竭的风险还是相对比较小的（Bosch 等，2009）。风险分级时应考虑到患者的并发症如基线肾功能；横纹肌溶解症的潜在诱因（如药物导致的横纹肌溶解症可以停用药物，但血管炎或挤压损伤导致的肌肉损伤则会持续存在）；筋膜间室综合征；排除静脉输液导致的心脏衰竭或肾病。如果患者出现这些并发症，需转到急诊科进一步诊治。在转移过程中还应密切关注危及生命的电解质异常如高钾血症，这种情况可继发于肾衰竭、少尿和血流动力学不稳定。

■ 精神科评估与处理

诊断横纹肌溶解症需要有高度怀疑的指标，因为 CPK 水平不在常规实验室检查的范围内。横纹肌溶解症的病因通常可以由病史来确定。在精神科病房，如果患者出现激越症状、跌倒或长期不活动，应进行横纹肌溶解症的评估。如果有肌肉断裂的症状如肌肉疼痛、尿液颜色变化和肾衰竭，临床医生也应进行完整的病史采集和体格检查。

实验室检查应包括血细胞计数（CBC）、代谢指标、凝血指标和 CPK 水平。如果 CPK 水平升高，应该下调直到恢复正常范围。肌红蛋白在血液循环中比 CPK 清除快，因此对诊断不太敏感。肌酐水平对于筛查肾衰竭很重要，横纹肌溶解症需要快速降低肌酐水平，以防止肾功能进一步恶化。必须检测血钾、镁、钙和磷的含量，因为肾功能下降会影响这些指标。CBCs 有助于识别白细胞增高，提示感染性疾病。如果血小板下降、贫血、凝血活酶和凝血酶原时间出现异常凝血曲线时，可确诊横纹肌溶解症引起的 DIC。

治疗的基础包括停用引起肌肉损害的有害药物或防止引发肌肉衰竭的情况，预防肾衰竭以及肾衰竭引起的潜在的危险并发症。特别是在精神科病房，要停止使用抗精神病药物和躯体约束，避免患者出现激越。一线治疗首选液体治疗，低血容量已被证实可能会恶化肾衰竭，输液治疗有助于改善肾的血液循环，纠正血容量不足导致的肾衰竭恶化，提高细胞碎片和肌红蛋白管型的清除率，这也是横纹肌溶解的结果。静脉输液有助于调节由于肾肌红蛋白导致的肾血管张力变化，这也是肾衰竭进展的原因（Zimmerman 和 Shen，2013）。目前尚没有具体补液量的共识，但是大量补液往往与预后较好有关。推荐初始使用大剂量液体，维持量的大小取决于是否有合并症（如补液过载、心力衰竭、进展性肾衰竭）。通常使用等渗生理盐水。

一些研究表明，酸中毒会造成肌红蛋白在肾小管中沉淀并形成有毒化合物，导致肾衰竭。碳酸氢钠可以用于碱化尿液，理论上可以防止肾衰竭。甘露醇可以引起肾小球毛细血管扩张，循环血量增加，改善肾血流。

即使药物治疗已达到最大剂量，但横纹肌溶解症有时会导致严重的肾衰竭，需要肾替代疗法。透析可以纠正危及生命的高钾血症、酸中毒、氮质血症和循环血量超负荷，但由于肌红蛋白分子太大，通过常规血液透析方法不能有效地进行清除。持续肾替代治疗如持续性静脉血液透析滤过，已被证明可降低血清肌红蛋白水平，但不能改善肾结局（Scharman 和 Troutman，2013）。

■ 参考文献

Ables A, Nagubilli R: Prevention, diagnosis, and management of serotonin syndrome. Am Fam Physician 81:1139–1142, 2010

Anbalagan E, Ithman M, Lauriello J: Rechallenging clozapine after neuroleptic malignant syndrome. Psychiatr Q 85:345–348, 2014

Anglin RE, Rosebush PI, Mazurek MF, et al: Neuroleptic malignant syndrome: a neuroimmunologic hypothesis. CMAJ 185(18):E34–E38, 2010

Bhanushali MJ, Tuite PJ: The evaluation and management of patients with neuroleptic malignant syndrome. Neurol Clin 22:389–411, 2004

Birmes P, Coppin D, Schmitt L, et al: Serotonin syndrome: a brief review. CMAJ 168:1439–1442, 2003

Bosch X, Poch E, Grau JM, et al: Rhabdomyolysis and acute kidney injury. N Engl J Med 361(1):62–72, 2009

Boyer WE, Shannon M: The serotonin syndrome. N Engl J Med 352:1112–1120, 2005

Buckley NA, Dawson AH, Isbister GK: Serotonin syndrome. BMJ 348:g1626, 2014

Burkhard PR: Acute and subacute drug-induced movement disorders. Parkinsonism Relat Disord 20(suppl 1):S108–S112, 2014

Caccamo DV, Keene CY, Durham J, et al: Fulminant rhabdomyolysis in a patient with dermatomyositis. Neurology 43:844–845, 1993

Capasso M, De Angelis MV, Di Muzio A, et al: Familial idiopathic hyper-CK-emia: an underrecognized condition. Muscle Nerve 33(6):760–765, 2006

Dorland's Illustrated Medical Dictionary, 29th Edition. Philadelphia, PA, WB Saunders, 2000

Dunkley EJC, Isbister GK, Sibbritt D, et al: The Hunter Serotonin Toxicity Criteria: simple and accurate diagnostic decision rules for serotonin toxicity. QJM 96:635–642, 2003

Gillman PK: Neuroleptic malignant syndrome: mechanisms, interactions, and causality. Mov Disord 25(12):1780–1790, 2010

Iqbal MM, Basil MJ, Kaplan J, et al: Overview of serotonin syndrome. Ann Clin

Psychiatry 24(4):310–318, 2012

Li SF, Zapata J, Tillem E: The prevalence of false-positive cardiac troponin I in ED patients with rhabdomyolysis. Am J Emerg Med 23(7):860–363, 2005

Margetić B, Aukst-Margetić B: Neuroleptic malignant syndrome and its controversies. Pharmacoepidemiol Drug Saf 19(5):429–435, 2010

Morandi L, Angelini C, Prelle A, et al: High plasma creatine kinase: review of the literature and proposal for a diagnostic algorithm. Neurol Sci 27(5):303–311, 2006

Moscovich M, Nóvak FT, Fernandes AF, et al: Neuroleptic malignant syndrome. Arq Neurosiquiatr 69(5):751–755, 2011

Perry PJ, Wilborn CA: Serotonin syndrome vs neuroleptic malignant syndrome: a contrast of causes, diagnoses, and management. Ann Clin Psychiatry 24(2):155–162, 2012

Prakash S, Belani P, Trivedi A: Headache as a presenting feature in patients with serotonin syndrome: a case series. Cephalalgia 34(2):148–153, 2014

Radomski JW, Dursun SM, Revely MA, et al: An exploratory approach to the serotonin syndrome; an update of clinical phenomenology and revised diagnostic criteria. Med Hypotheses 55:218–224, 2000

Rider LG, Miller FW: Laboratory evaluation of the inflammatory myopathies. Clin Diagn Lab Immunol 2(1):1–9, 1995

Sauret JM, Marinides G, Wang GK: Rhabdomyolysis. Am Fam Physician 65(5):907–912, 2002

Scharman EJ, Troutman WG: Prevention of kidney injury following rhabdomyolysis: a systemic review. Ann Pharmacother 47(1):90–105, 2013

Sternbach H: The serotonin syndrome. Am J Psychiatry 48:705–713, 1991

Strawn JR, Keck PE Jr, Caroff SN: Neuroleptic malignant syndrome. Am J Psychiatry 164(6):870–876, 2007

Ward MM: Factors predictive of acute renal failure in rhabdomyolysis. Arch Intern Med 148(7):1553–1557, 1988

Zimmerman JL, Shen MC: Rhabdomyolysis. Chest 144(3):1058–1065, 2013

第 32 章

癫　痫

Sean T. Hwang, M.D.　　Alexandra E. McBride, M.D.

■ 临床表现

癫痫发作是一种短暂的症状或突发的异常、过度且同步的神经元活动。急性发作可能是新的神经元损伤（如外伤、卒中、脑炎）或全身代谢性中毒、感染或炎症的表现。患者必须具备不可预期的反复发作倾向，且至少经历一次以上癫痫发作才能确诊（Fisher 等，2005）。癫痫发作的风险因素包括既往有脑外伤、中枢神经系统（CNS）感染、卒中、肿瘤、发育异常、发育延迟和癫痫家族史。

根据临床和脑电图结果，癫痫发作可分为局灶性发作和全身性发作（表 32-1）。局灶性发作从大脑特定区域产生，并可优先扩散到其他脑区域，从而表现出不同的临床症状。之前所谓的"复杂"或"单纯"性发作是以癫痫发作是否伴有意识丧失来定义的。最近专家建议根据临床症状对局灶性发作进行分类（Berg 等，2010）。例如，精神异常的局灶性发作被描述为"有认知障碍特征的局灶性发作"。常见的潜在定位体征包括局部运动或感觉症状，还包括与精神病性相关的症状，如发作性幻视和幻听、情感症状（如焦虑、恐惧、不恰当的发笑）、体验性先兆感觉（如似曾相识、旧事

表 32-1 癫痫发作的分类及特征

癫痫发作类型	描述	持续时间	精神症状改变	临床表现
全身性发作	强直-阵挛发作	<3分钟	是	突然意识丧失，全身抽搐，咬舌、大小便失禁
	失神发作（典型 vs. 不典型，± 肌阵挛）	10～30秒	是	短暂的凝视，白日梦
	肌阵挛（± 失张力或强直特征）	1秒	否	孤立的轴转向/肢体抽搐
	强直	10～30秒	是	短暂全身僵硬/痉挛，跌倒
	失张力	10～30秒	是	疲倦、失声、跌倒
部分性发作	不伴有意识或警觉性受损（可观察到运动或自主性成分，或主观感觉和心理现象）	<1分钟	否	局部节律性抽搐，面色潮红，心动过速，恶心、奇怪的感觉，体验性光环
	伴有意识或警觉性受损	<3分钟	是	凝视，意识模糊，自动症、刻板动作
	进展为双侧痉挛性发作	<3分钟	是	局部症状逐渐发展为全身颤抖
未分类发作	癫痫性痉挛	1秒		婴儿短暂性痉挛轴转向僵直

来源：Data from Berg et al. 2010.

如新、现实解体和人格解体）或行为暴发。

　　局灶性癫痫发作可能会发展为双侧痉挛性发作。一旦出现这种情况，它可能出现类似于"原发性"的全身强直阵挛发作。通过详细了解在全身强直阵挛发作之前出现的运动、感觉或行为症状的变化有助于区分癫痫发作类型。原发性全身发作从一开始就同时累及双侧大脑半球，一些亚型可能是短暂且无痉挛发作或长时间的持续痉挛发作。

根据癫痫发作的类型、脑电图、发病年龄、遗传、诱发因素以及相关的神经症状或后遗症等特征可区分不同的癫痫综合征，这有助于选择治疗药物、手术方式和判断预后。

在精神病学实践中，精神疾病与癫痫是双向关系，使用精神药物可增加癫痫发作的风险，而抗惊厥药可以影响患者的情绪（Hwang 等，2010）。心因性非癫痫发作与癫痫发作非常相似，这也是转换障碍中具有挑战性的一种亚型。

■ 鉴别诊断

认知、运动、感觉功能的阵发性改变可能与癫痫发作非常类似，但同时又有各种非癫痫性病因（表 32-2），这些临床事件被称为**非癫痫性发作**，而且具有生理学或心理学的特征，因此，我们必须全面采集事件相关的情境史。临床医生需了解前驱症状、发病时和发病后的临床特征、药物使用和滥用情况、共病情况、诱发因素或应激源和既往有无类似发作事件。癫痫的误诊可能会导致很多问题，包括不恰当的检查和治疗、药物的副作用、延误器质性或精神疾病的诊断，甚至出现医源性昏迷和气管插管。

最常见被误诊为器质性癫痫的现象是**晕厥**，表现为突发短暂的意识和姿势性张力丧失。由于大脑灌注不足，常可伴有短暂的肌

表 32-2　癫痫发作的鉴别诊断

脑血管疾病	运动障碍
内分泌功能异常	精神障碍
毒素摄入	睡眠障碍
代谢紊乱	晕厥
偏头痛	短暂性完全性遗忘症

来源：Adapted from Manu P，Suarez RE，and Barnett BJ（eds）：Handbook of Medicine in Psychiatry. Washington，DC，American Psychiatric Publishing，2006，p. 184. Used with permission. Copyright © 2006 American Psychiatric Publishing.

阵挛性抽搐或四肢强直性收缩（称为**痉挛性晕厥**），但完全性强直性阵挛发作很少见。与癫痫发作区别的其他特征包括：与体位变化有关、受排尿或咳嗽刺激、胸痛或心悸、发作前有头晕目眩或出汗症状、持续时间短、没有后续的意识模糊或局部神经功能缺损的表现。由于心律失常或心脏结构病变导致的心源性晕厥是一种潜在的致死性疾病，需要格外重视（Benbadis，2009）。

脑血管事件如缺血性脑卒中或短暂性脑缺血发作（transient ischemic attacks，TIA）也可表现为突发性和反复发作的特点，有时容易混淆，而且脑卒中本身也是导致癫痫发作的风险因素。但是与大多数癫痫发作不同，多数脑血管事件会导致功能的突然丧失或"阴性"症状。TIA 从定义上来说，持续时间一般不超过 24 小时，大多在数分钟内症状即可缓解。局部脑供血不足可能导致运动或感觉缺陷、失语症、目光异常或认知功能障碍。如果后循环受损，TIA 也可出现短暂性意识丧失、眩晕、共济失调、视觉障碍和姿势异常。癫痫发作后的 Todd 麻痹则会引起神经功能缺损如短暂性无力或失语症（Hirsch 等，2008）。

先兆性偏头痛患者可表现为视觉障碍、幻嗅或感觉变化，容易误诊为癫痫的单纯部分发作。然而，偏头痛的先兆症状持续时间较长（癫痫的预兆期用秒表示，偏头痛以分计算），随后与典型头痛的关联也有助于对二者进行鉴别。值得注意的是，后循环型偏头痛可能有抑郁、意识模糊、共济失调或眩晕等先兆症状。偏头痛发作时不会出现诸如肢体阵挛和头部歪斜等"阳性"运动症状，可能表现为非特异性脑电图（EEG）异常，如局部波幅减慢或振幅抑制，但不会出现癫痫样放电。

短暂性完全性遗忘症是突发的记忆丧失，多为顺行性遗忘，也有部分逆行性遗忘，不伴有其他神经系统症状，通常在数小时内好转。虽然病因不明，但推测其机制有脑血管灌流改变、偏头痛和癫痫。

睡眠障碍包括伴有夜间怪异行为的异态睡眠，如睡行症、混乱觉醒和遗尿。快动眼睡眠行为障碍可能在睡眠和随后的觉醒中出现复杂的运动行为，特别是发作性睡病、猝倒发作、睡眠瘫痪和入睡前幻觉也可能被误认为与癫痫发作有关。

许多运动障碍可能因为具有非自主性发作、反复发作和阵发性发作的特点而被误诊为癫痫，这些**异常运动**（abnormal movement）包括肌阵挛、抽动、痉挛、震颤、运动障碍或手足徐动症，大多数运动症状会在睡眠时消失。通常来说，抽动是可以暂时受到抑制的，多与冲动感觉有关。通过详细采集病史并仔细检查即可以确诊为运动障碍，必要时可做视频脑电图检查。一些运动障碍可能与服用精神药物有关，如抗精神病药物所致急性肌张力障碍。

代谢和内分泌障碍可导致突发性的感知觉和行为改变、谵妄或昏迷、异常运动。依据病因不同，癫痫发作的风险也可随之增加。常见的代谢紊乱包括低血糖、高血糖、低钙血症和低钠血症。除精神状态改变外，肝性脑病可伴有扑翼样震颤，尿毒症脑病可出现肌阵挛。甲状腺功能障碍可导致认知改变和运动异常。嗜铬细胞瘤和类癌综合征可产生自主神经症状，如面部潮红、苍白、心悸、多汗、上腹部感觉异常和焦虑，这些症状易被误认为是癫痫相关先兆症状（Hirsch 等，2008）。除了癫痫发作之外，急性周期性卟啉病也可引起突发的自主神经症状、急性意识混乱和短暂的神经系统症状。

摄入**有毒物质**可能会导致谵妄或抑郁情绪。乙醇摄入可能会导致所谓"黑矇"现象，即意识清晰状态下出现情景性遗忘。滥用某些药物如麦角酸二乙酰胺（LSD）、苯环己定盐酸盐（PCP）、可卡因、安非他明、3,4-亚甲基二氧基甲基苯丙胺（摇头丸）、麦司卡林、亚甲基二氧吡咯戊酮（浴盐）和合成大麻素等，可导致患者行为异常或意识状态改变，某种状态下可能诱发癫痫发作。士的宁中毒可导致强直、僵硬和肌束震颤，但发作时以感觉中枢不受损为显著特征。樟脑中毒可引起眩晕、视力改变、腹痛和意识朦胧。真正的强直性阵挛性癫痫发作一般发生在中毒后期。与精神药物使用高度相关的其他情况还包括恶性综合征的谵妄、高热和强直，5-羟色胺综合征的精神状态改变，自主神经功能失调和神经肌肉功能亢进，以及抗胆碱能综合征的高热、心动过速、面色潮红、无汗、瞳孔放大和谵妄状态（Wills 和 Erickson，2006）。

某些**精神障碍**可能有突发性特点，有时很难与癫痫发作鉴别（表 32-3）。另外，心因性非癫痫性事件也给医生的诊断带来挑战，不过其临床表现和脑电图特征与癫痫发作不一致。

心因性非癫痫性发作（psychogenic nonepileptic seizures，PNESs）既往被称为"假性癫痫发作"，有接近五分之一的患者被误诊为癫痫，导致医疗资源的浪费。PNESs 的心理学基础是有争议的，常常涉及转换和分离症状，且有很多心理创伤和虐待报道率。做作性障碍和诈病很少与之有关。PNESs 可能有多种癫痫样表现，目击者叙述或患者本人回忆提供的病情可能并不可靠。视频脑电图监测能够捕捉和记录患者发作的典型事件，这有助于明确诊断并指导治疗。PNESs 不会发生癫痫样脑电图改变，但是通过视频记录可看到癫痫发作的非典型临床表现。有些 PNESs 患者在发作间期通过视频脑电图可见 EEG 异常，这种情况往往提示共病，如脑卒中史（McBride 等，2002）。高达 10% 的 PNESs 患者可能并发癫痫，某些癫痫类型如额叶癫痫可能有怪异的临床表现，且与 EEG 弱相关。虽然 PNESs 也有一些特征性的临床症状包括症状波动、不对称和不规则肢体运动、骨盆抽动、头部左右摇摆、强迫眼睑闭合、哭泣和持续性无反应性失张力，但没有一种体征具有诊断性特征（Devinsky 等，2011）。PNESs 还可能有先兆症状、心动过速、尿失禁、自伤行为和磁共振成像异常，但这些都不是独特症状。真正的癫痫发作后可见血清催乳素、白细胞计数、肌酸激酶和

表 32-3 非癫痫性心因性发作精神障碍的鉴别诊断

焦虑障碍	惊恐障碍
转换障碍	创伤后应激障碍
分离障碍	精神病障碍
间歇暴发性障碍	躯体症状及其相关障碍

来源：Adapted from Manu P, Suarez RE, and Barnett BJ（eds）: Handbook of Medicine in Psychiatry. Washington, DC, American Psychiatric Publishing, 2006, p. 185. Used with permission. Copyright © 2006 American Psychiatric Publishing.

乳酸水平升高（表 32-4）。

　　焦虑障碍如惊恐障碍和创伤后应激障碍有明显的间歇性恐惧和自主神经症状，如心动过速、出汗、面色潮红和过度换气，这些症状也可见于边缘叶癫痫。如果在睡眠过程中或在焦虑情境下诱发，随后出现精神状态改变、遗忘和阵挛性活动，持续时间相对短暂，则提示更倾向于癫痫发作。反之，如果明确环境作为诱因导致上述症状且持续时间较长，则更符合焦虑障碍的典型特征（Benbadis，2009）。

　　精神障碍包括精神分裂症和伴有精神病性症状的抑郁症，可有幻觉症状。幻觉也可能发生于癫痫发作，但通常是短暂的，表现为幻听或幻视且有非真实感。癫痫发作后的数天内患者还有可能出现

表 32-4　心因性非癫痫发作与癫痫发作的症状和体征鉴别

	心因性非癫痫发作	癫痫发作
临床症状	容易接受暗示，通过情绪状态诱发	发作于脑电图睡眠期的事件
	症状波动，消长变化或突发突止	症状呈进行性加重
	不对称和不规则肢体运动，骨盆抽动，头部左右摇摆，哭泣	解剖学的相关症状
	持续强迫眼睑闭合	发作时睁眼多见
	部分反应，缺乏表情	通常持续时间＜3分钟
	长时间紧张和无反应	发作后鼾声呼吸，昏睡
	发作持续时间较长	
	长时间痉挛后精神状态快速恢复	
发作期脑电图	无癫痫样发作异常，假象	癫痫样异常波，节律改变，发作后异常的慢波（如额叶癫痫、单纯部分癫痫发作）
实验室检查	正常	催乳素、白细胞、肌酸激酶、乳酸水平可能升高

失眠、幻觉和妄想症状。

副肿瘤抗体相关性脑炎是需要请神经科医生和精神科医生会诊的疾病。例如，N-甲基-D-天门冬氨酸受体抗体相关的边缘叶脑炎，最初可能为新发的波动性精神症状和精神病表现，随后发展为运动异常如迟发性运动障碍和癫痫发作。这种疾病经常见于年轻女性患者，可能与潜在的卵巢畸胎瘤有关，早期积极的免疫调节治疗效果较好。

轻微的非惊厥癫痫状态也可能导致伴有记忆力下降的癫痫性脑病、情绪不稳定和行为怪异，但患者不会严重到不知道自己的身份或不能执行复杂的计划如远途旅游。分离症状通常持续时间较长，与意识状态改变及阳性运动症状如痉挛无关。

精神药物可能会增加癫痫发作的风险，尤其多见于大剂量或超剂量服用时。据报道，几乎所有精神药物都有诱发癫痫发作的副作用，包括典型或非典型的抗精神病药物、抗抑郁药、兴奋剂，甚至是抗焦虑药。由于一些混杂因素，很难确定精神药物作为癫痫发作主要原因的患病率。一些病例报道和药物不良反应自发报告得出的结论可能存在偏倚，因为可能并未收集某时间段服药患者总数、其他合并处方、患者是否共病癫痫、乙醇或药物依赖等信息。一些流行病学数据表明，与一般人群相比，精神病本身就是癫痫发作的独立高风险因素（Hwang 等，2010）。临床试验可以更系统地评估药物不良事件的真实发生率，尽管缺乏一些对老药研究的数据且临床试验周期不等，但有些药物上市后仍会出现一些问题。

抗精神病药物因其多巴胺和组胺受体阻断作用可能会诱发癫痫发作，不同的药物对特定受体亚型可能有不同程度的影响，进而影响癫痫发作阈值。一些抗精神病药物也可能对大脑皮质 γ-氨基丁酸受体（GABA）有抑制作用。癫痫发作与新型非典型抗精神病药物及传统抗精神病药物均有关。在抗精神病药物中，氯氮平诱发癫痫的发生率最高（上市前的数据为 3.5%），因此受到了美国食品药品监督管理局的黑匣子警告。氯氮平可引起肌阵挛和全身痉挛性发作，且呈现药物剂量依赖性；随着治疗时间延长癫痫的发生率也会增加（Ruffmann 等，2006）。应避免在有癫痫发作风险的患者中使用氯氮平。使用氯氮平时应给予低剂量，并定期监测血药浓度。日本一份报道显示种族差异可能对癫痫发作有一定影响，服用氯氮平的患者中 6 人（23.1%）癫痫发作（Kikuchi 等，2014），平均剂量为 383.3 mg/d。在没有停用氯氮平的情况下，联合丙戊酸钠和拉莫三嗪控制癫痫发作有效。

上市前试验数据表明，在非典型抗精神病药中，利培酮诱发癫痫发生率最低为 0.3%。奥氮平和喹硫平诱发癫痫的风险相似（0.9% vs. 0.8%）。对安慰剂组试验研究的持续时间和癫痫预期发生率进行校正后，氯氮平、奥氮平、喹硫平诱发癫痫发生率较前分别增加 9.50 倍、2.50 倍和 2.05 倍；且安慰剂组患者癫痫发作率高于一般人群的预期发生率，这可能反映了精神病患者整体发生癫痫风险率的增加（Alper 等，2007）。在传统抗精神病药物中，氟哌啶醇与吩噻嗪类如氯丙嗪、异丙嗪和三氟拉嗪导致癫痫的发生率均比较低（Ruffmann 等，2006）。快速滴定和超高剂量会增加抗精神病药物诱发癫痫发生的风险。

治疗剂量的选择性 5- 羟色胺再摄取抑制剂（SSRIs）、5- 羟色胺和去甲肾上腺素再摄取抑制剂（SNRIs）或三环类抗抑郁药物（TCAs）诱发癫痫发作的概率都是比较低的（Harden，2002）。早期文献指出，治疗剂量的抗抑郁剂导致癫痫发作的风险率为 0.1% ～ 4%，但是新型药物的相关数据还较少，某些特定药物可能比其他药物诱发癫痫发作的风险要高。抗抑郁药诱发癫痫的机制可能与过度激活单胺受体网络有关，也可能与胆碱能活动有关。

SSRIs 诱发癫痫发作率最低，其次是单胺氧化酶抑制剂，最后为三环类抗抑郁剂。在 SSRI 类药物中，氟西汀诱发癫痫的发生率为 0.2%，高于帕罗西汀 0.07%。一项临床试验研究表明，服用西酞普兰癫痫发生率为 0.3%，安慰剂癫痫发生率为 0.6%，似乎西酞普兰对癫痫的发生有保护作用（Alper 等，2007）。一项荟萃分析显示，丙咪嗪或阿米替林导致癫痫发作的概率为 0 ～ 0.6%。多数癫痫发作的病例报道都提示与 TCAs 高剂量有关。氯丙咪嗪、丙咪嗪和马普替林诱发癫痫发作的风险较高，特别是较大剂量时，因此建议癫痫患者避免服用这类药物。安非他酮剂量小于 450 mg/d 时癫痫发生的风险为 0.35% ～ 0.86%，随着剂量增加癫痫发生的风险也会增加（Harden，2002）。安非他酮是最常见的与癫痫发作相关的抗抑郁药之一，因此不推荐用于癫痫患者。SSRI 类药物如舍曲林和西酞普兰已成功地用于少数癫痫患者，癫痫发作风险相对较小。与抗精神病药物类似，抗抑郁药高剂量和快速滴定会增加癫痫发作的风险。

众所周知，锂会导致脑电波癫痫样异常，超剂量时会增加癫痫发作的风险。锂中毒会增加癫痫的发作风险（Wills 和 Erickson，2006），因此需要定期监测血锂浓度。

抗癫痫药物（AEDs）和精神药物联合使用时，必须考虑潜在的相互作用。另外，AED 也有可能产生一些认知和精神方面的副作用。一些 AED 可能影响药物代谢，从而影响精神药物的浓度和疗效。对细胞色素 P450（CYP）酶活性有诱导作用的 AEDs 药物，如苯妥英钠、卡马西平、苯巴比妥和去氧苯巴比妥，可增加利培酮、奥氮平、氯氮平和抗抑郁药（如 TCAs 和帕罗西汀）的代谢。丙戊酸盐是一种细胞色素 P450 酶抑制剂，可增加某些神经阻滞剂的血药浓度。

在肝进行高代谢的 AEDs 如卡马西平具有 CYP 酶的抑制作用，与氟西汀、氟伏沙明和奈法唑酮联合使用时，会导致这些药物的血药浓度升高（Harden，2002）。小剂量舍曲林、西酞普兰、艾司西酞普兰、度洛西汀、文拉法辛、米氮平联合 AEDs 的交互作用风险较小。

■ 风险分级

任何癫痫发作患者都需要紧急评估，迅速恢复患者的意识。大多数癫痫发作持续时间少于 1 ～ 2 分钟。此后，患者会有持续几分钟的发作后状态。癫痫持续状态在流行病学上被定义为持续 30 分钟或更长时间的持续癫痫活动或癫痫反复发作，伴有不完全的发作间期。另外，大量的短暂癫痫发作会导致神经元损伤，因此早期干预十分必要。在临床实践中，5分钟以内的持续性或反复发作应立即予以治疗，因为持续时间的延长往往提示癫痫持续状态的潜在风险。

对长期存在癫痫发作的患者，需要充分评估每次癫痫发作的情况、AEDs药物使用情况和诱发因素。精神科医生需要与神经内科医生共同制定癫痫患者的治疗方案。对于之前没有出现过癫痫发作或类似症状的患者，更应该引起医生的高度注意。

其他可导致癫痫发作的事件还包括头部外伤、烧伤和跌伤。除了评估患者癫痫发作是否缓解及意识恢复情况外，还要检查癫痫发作时可能发生的其他损伤，必要时需要急诊科评估来完成这些检查。

■ 精神科评估与处理

癫痫发作可能有非惊厥或惊厥的表现，也可能出现其他临床特征包括行为或情绪变化。详细采集病史及床旁评估有助于明确是局灶性癫痫发作还是全身发作，从而制定治疗方案，包括药物选择、诊断检查及潜在的外科手术方案。视频脑电图监测仍然是用于鉴别诊断、识别发作特征和癫痫发作定位的金标准。在正常治疗中，精神药物诱发癫痫发作总的风险似乎还是比较低的。

当经历癫痫发作的患者稳定下来以后，医生要详细了解发作前后的情况（表32-5）。急症性症状性癫痫通常有可识别的诱发因素，如低血糖，可直接针对病因治疗（表32-6）。反复出现的无明显诱因的癫痫发作需要进一步评估，并对患者的治疗计划做出恰当调整，以避免再次发作。癫痫发作的患者可能存在遗忘，因此目击者的描述有助于明确癫痫及伴随症状。通过详细了解患者的医疗记录有助于明确既往有无癫痫发作、癫痫发作类型、诊断评估和治疗方案，还要评估既往史（如卒中、头部外伤、恶性肿瘤）与癫痫发

表 32-5　发作性抽搐患者的处理

发作时的状况
　发作史
　发作前相关的既往躯体病史和共
　　病情况
　目前用药 / 药物滥用情况

体格检查
　发作期间和发作后的生命体征
　心肺功能的评估
　损伤的评估
　既往史的评估

神经系统检查
　评估意识水平恢复情况
　评估局灶性神经系统病变

实验室检查
　指尖血糖测试

常规实验室检查（全血细胞计数、血
　清电解质、血镁、血钙、肝功能）
必要时测量抗癫痫药的血药浓度
必要时进行毒理学筛查
必要时测定催乳素和（或）肌酸磷
　酸激酶水平
神经影像学（计算机断层扫描，磁
　共振成像）
脑电图

神经内科会诊
详细查体、实验室检查分析、制
　订进一步治疗计划

转入急诊科的指征
癫痫反复发作或疑有癫痫持续状态
癫痫发作时发生外伤
新癫痫发作的患者

来源：Adapted from Manu P，Suarez RE，and Barnett BJ（eds）: Handbook of Medicine in Psychiatry. Washington，DC，American Psychiatric Publishing，2006，p. 190. Used with permission. Copyright © 2006 American Psychiatric Publishing.

表 32-6　癫痫发作的病因

癫痫
自身免疫性疾病：类风湿、血管炎、
　副肿瘤综合征
感染：脑脓肿、脑膜炎
急性高血压、子痫、可逆性脑白质病
代谢状况：血糖异常、电解质异常、
　肝性 / 尿毒症脑病、线粒体异常

神经退行性疾病：痴呆晚期、克雅
　病（Creutzfeldt-Jakob disease）
毒素：药物作用、药物过量、药物
　戒断反应、药物中毒
创伤
血管因素：缺血性卒中、脑出血、
　脑血管畸形

作的关系。了解患者目前服用的处方药和非处方药以及有无药物滥用情况。接受精神疾病治疗的患者需要仔细评估服用或停用苯二氮䓬类药物、巴比妥类药物和违禁药物的情况。此外还要进行全面的躯体检查，包括识别任何外伤、可能提示其他病因的整体医学评估以及详细的神经系统检查。

　　在获得生命体征并确认气道通畅后，应建立静脉通路，并检测指尖血糖。若患者的血糖低于 80 mg/dl，应给予维生素 B_1 100 mg 和高渗葡萄糖。抗癫痫治疗首选静点劳拉西泮，最大速率为 2 mg/min，最大剂量为 0.1 mg/kg，同时监测有无呼吸抑制（图 32-1）。新型苯二氮䓬类制剂正在研发中，如肌内注射（简称肌注）咪达唑仑或鼻内安定制剂，在精神疾病领域中可能都会有一定的使用价值。有一

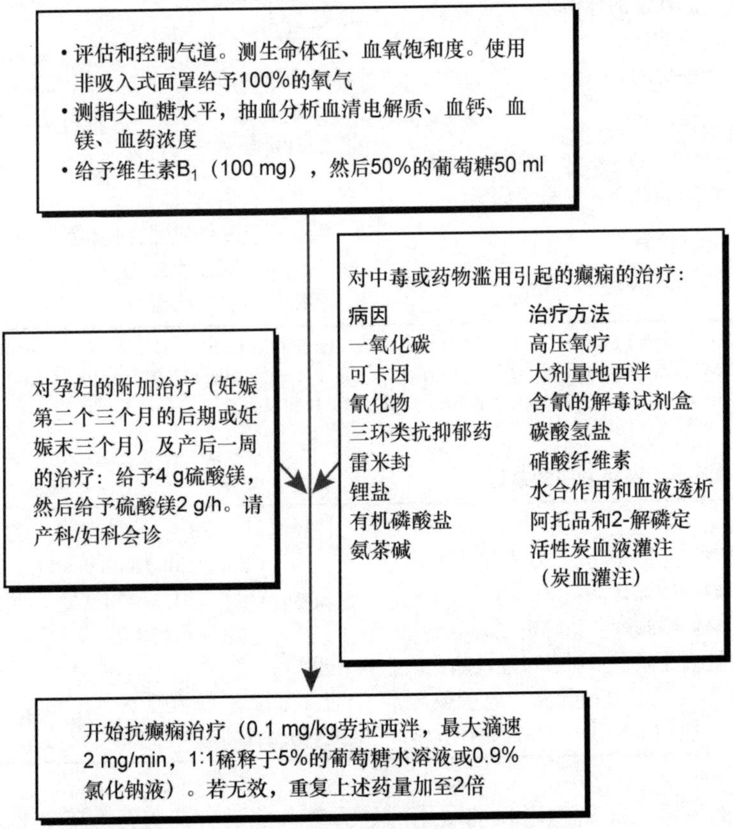

- 评估和控制气道。测生命体征、血氧饱和度。使用非吸入式面罩给予100%的氧气
- 测指尖血糖水平，抽血分析血清电解质、血钙、血镁、血药浓度
- 给予维生素 B_1（100 mg），然后50%的葡萄糖50 ml

对孕妇的附加治疗（妊娠第二个三个月的后期或妊娠末三个月）及产后一周的治疗：给予4 g硫酸镁，然后给予硫酸镁2 g/h。请产科/妇科会诊

对中毒或药物滥用引起的癫痫的治疗：

病因	治疗方法
一氧化碳	高压氧疗
可卡因	大剂量地西泮
氰化物	含氰的解毒试剂盒
三环类抗抑郁药	碳酸氢盐
雷米封	硝酸纤维素
锂盐	水合作用和血液透析
有机磷酸盐	阿托品和2-解磷定
氨茶碱	活性炭血液灌注（炭血灌注）

开始抗癫痫治疗（0.1 mg/kg劳拉西泮，最大滴速 2 mg/min，1:1稀释于5%的葡萄糖水溶液或0.9%氯化钠液）。若无效，重复上述药量加至2倍

图 32-1　癫痫患者的初期治疗原则

来源. Reprinted from Manu P，Suarez RE，and Barnett BJ（eds）：Handbook of Medicine in Psychiatry. Washington，DC，American Psychiatric Publishing，2006，p. 191. Used with permission. Copyright © 2006 American Psychiatric Publishing.

项研究以抽搐发作超过 5 分钟的患者为研究对象，对其给予院前治疗，结果显示，肌注咪达唑仑的安全性和有效性与静注劳拉西泮一致。肌注咪达唑仑治疗的患者更有可能在到达急诊科时停止抽搐，并且不太可能需要住院或收入重症监护室（Silbergleit 等，2012）。

实验室检查有助于明确癫痫发作的原因并指导下一步治疗。常规的血液检查包括全血细胞计数、电解质、肝功能和血液 AED 浓度测定。如果怀疑中枢神经系统感染或蛛网膜下腔出血，则应行腰椎穿刺。此外还要行神经影像学检查以排除占位性病变。

应对所有新发癫痫的成年患者进行计算机断层扫描或磁共振成像扫描，以便发现脑结构的异常。如果经临床和诊断评估患者为复发性癫痫或者虽然是单次发作但复发的风险较高时，提示需要长期AED 治疗。

视频脑电图在明确癫痫性质、癫痫分类和癫痫综合征方面是不可或缺的。当患者在癫痫发作后脑电波恢复至基线水平，两次发作之间的 EEG 结果可能显示正常。然而在多数明确诊断的癫痫患者中，即使在间歇期也有可能观察到异常脑电图。重复常规 EEG 检查或者监测更长时间的 EEG 可能增加诊断的灵敏度。即使在危重症患者中连续监测脑电图也是很重要的，它可以监测抽搐发作后未恢复正常的亚癫痫症状、指导癫痫持续状态的治疗，以及监测癫痫的复发。

■ 参考文献

Alper K, Schwartz KA, Kolts RL, et al: Seizure incidence in psychopharmacological clinical trials: an analysis of Food and Drug Administration (FDA) summary basis of approval reports. Biol Psychiatry 62(4):345–354, 2007

Benbadis S: The differential diagnosis of epilepsy: a critical review. Epilepsy Behav 15(1):15–21, 2009

Berg AT, Berkovic SF, Brodie MJ, et al: Revised terminology and concepts for organization of seizures and epilepsies: report of the ILAE Commission on Classification and Terminology, 2005–2009. Epilepsia 51:676–685, 2010

Devinsky O, Gazzola D, LaFrance WC Jr: Differentiating between nonepileptic and epileptic seizures. Nat Rev Neurol 7(4):210–220, 2011

Fisher RS, van Emde Boas W, Blume W, et al: Epileptic seizures and epilepsy:

definitions proposed by the International League Against Epilepsy (ILAE) and the International Bureau for Epilepsy (IBE). Epilepsia 46:470–472, 2005

Harden CL: The co-morbidity of depression and epilepsy: epidemiology, etiology, and treatment. Neurology 59(suppl 4):S48–S55, 2002

Hirsch LJ, Andermann F, Pedley TA: Differential diagnosis, in Epilepsy: A Comprehensive Textbook, 2nd Edition. Edited by Engel J, Pedley TA. New York, Lippincott Williams Wilkins, 2008, pp 773–782

Hwang S, Ettinger A, So EL: Epilepsy comorbidities. Continuum (Minneap Minn) 16(3):86–104, 2010

Kikuchi YS, Sato W, Ataka K, et al: Clozapine-induced seizures, electroencephalography abnormalities, and clinical responses in Japanese patients with schizophrenia. Neuropsychiatr Dis Treat 10:1973–1978 2014

McBride AE, Shih TT, Hirsch LJ: Video-EEG monitoring in the elderly: a review of 94 patients. Epilepsia 43:165–169, 2002

Ruffmann C, Bogliun G, Beghi E: Epileptogenic drugs: a systematic review. Expert Rev Neurother 6(4):575–589, 2006

Silbergleit R, Durkalski V, Lowenstein D, et al: Intramuscular versus intravenous therapy for prehospital status epilepticus. N Engl J Med 366(7):591–600, 2012

Wills B, Erickson T: Chemically induced seizures. Clin Lab Med 26(1):185–209, 2006

第33章

气道阻塞

Herberth J. Balsells，D.O.　　Mityanand Ramnarine，M.D.

■ 临床表现

　　口腔可以作为第二呼吸道。喉部包括会厌、声带、甲状软骨（喉结）和环状软骨等重要的结构。下呼吸道由气管、支气管、细支气管和肺泡构成。

　　上述任何一个部位的水肿、异物、外伤或感染引起的阻塞均可导致气道损伤。任何轻微的气道损害都可能导致严重的呼吸窘迫，认识到这一点非常重要。空气流向肺部符合泊肃叶定律（Poiseuille's law），该定律指出，阻力与半径的四次方成正比。所以，当半径减小一半时，阻力就会增加 16 倍。

　　我们对任何气道紧急情况的最初反应是评估气道的通畅性。通过让患者开口说话就很容易做出判断。说话声音的改变，或者当清除分泌物、说话、呼吸均有困难时，都应该立即提醒医护人员注意气道的潜在损害。在检查患者的呼吸时，应该注意任何异常的声音，比如喘息、咕噜声、鼾声或喘鸣。**喘息**是指来自下呼吸道（支气管和细支气管）的高音哨声，最常见于哮喘、慢性阻塞性肺病、支气管炎或肺炎。**咕噜声**是由于无法清除气道中的分泌物而产生的。**鼾声**是由于人在睡眠时上呼吸道阻塞而造成的低沉的呼噜声，是阻塞性睡眠呼吸暂停患者的典型症状。**喘鸣**是由于上呼吸道（咽

321

或喉）或者气管阻塞引起湍流，从而产生另一种尖锐的声音。许多因素都可以造成喘鸣（表33-1）。声带或声带上方的气道狭窄可产生吸气相喘鸣；而声带以下气道狭窄，比如在胸腔内或气管支气管区，会产生呼气相或者双相的喘鸣。造成喘鸣的因素中许多确实都是紧急情况，因此无论哪一种喘鸣，都要求医护人员立即将患者送到急诊或重症室。

喉痉挛是由于喉部肌肉的异常收缩而引起的阻塞。在精神科，一些常见喉痉挛的原因包括抗精神病药的使用、电休克治疗、电解质紊乱、癫痫或感染。临床医生需要注意的是，任何类型的多巴胺拮抗剂，如抗精神病药或止吐药，都可以引起肌张力障碍。一些病例报道描述了第一代抗精神病药所引起的肌张力障碍，其中氟哌啶醇是最常见的引起肌张力障碍的药物。有些反应可能会立刻发生，并以喘鸣为首发症状，这常常让医生误诊为过敏反应。Chakraborty（2005年）曾描述一例急性喉内收肌肌张力障碍的患者，该患者发病可能与使用两次5 mg的氟哌啶醇有关。虽然第一代抗精神病药更容易产生肌张力障碍，但也有第二代抗精神病药如利培酮（Jacobsen，2011）和阿立哌唑（Choi等，2011）引起喉痉挛的报道。一项对第二代抗精神病药的系统综述和meta分析表明，利培酮最容易引起肌张力障碍，而喹硫平可能性最小（Rummel-Kluge等，2012）。其他抗多巴胺能药物，如甲氧氯普胺也曾经被报道可能引起喉痉挛现象（Oyewole等，2013）。

肌张力障碍不只发生在喉部，也可见于气道的其他部位，如舌头（Jacobsen，2011）、咀嚼肌和颈部。在少数病例中，电休克治疗也会导致喉痉挛（Tecoult和Nathan，2001）。现有的文献显示，

表 33-1 喘鸣的常见病因

脓肿	假膜性喉炎	喉炎
气道损伤	会厌炎	喉痉挛
过敏反应	异物	扁桃体炎
血管性水肿	吸入性损伤	声带功能障碍

这种并发症的发生概率是 1%，但是可以通过恰当的麻醉来预防（Abrams，2005）。

■ 鉴别诊断

许多感染会导致呼吸道损伤。重要的是要认识到哪些问题需要紧急处理，从而避免进一步的并发症。

假膜性喉炎是一种病毒感染，多由副流感病毒引起。这种炎症可以发生在喉部任何部位。6 岁以下儿童可能会出现"犬吠样咳嗽"、喘鸣和一定程度的呼吸窘迫。假膜性喉炎在成人中很少见，如果患有此病，通常更严重（Parimon 等，2013）。

会厌炎是会厌的一种炎症，可发生在任何年龄，包括成年期。在 20 世纪 80 末年代后期，流感嗜血杆菌乙型流感疫苗出现之前，大多数会厌炎的致病细菌是**流感嗜血杆菌**。现在大多数会厌炎是由**肺炎链球菌**引起的。会厌炎患者可出现喘鸣、呼吸窘迫和流涎症状。会厌炎有完全性气道阻塞的风险，可能会危及生命。

扁桃体周围脓肿是指扁桃体周围有脓液聚集。患者表现为发热、吞咽困难和声音低沉。查体时可见扁桃体区域红肿。扁桃体周围脓肿的特征性表现是悬雍垂因被脓肿挤压而向病变对侧偏移。

咽后壁脓肿与会厌或扁桃体周围脓肿有相似的症状，患者会出现发热、咽喉痛、吞咽困难和语言含糊不清（hot-potato voice）。咽后壁脓肿患者的悬雍垂不会偏向一侧，因为它的脓肿在咽后壁。**咽后壁脓肿**有时很难通过查体诊断，大多数患者需要 X 线或 CT 扫描来发现咽后壁间隙的肿胀。与会厌或扁桃体周围脓肿的患者不同，咽后壁脓肿的患者通常在仰卧位时更舒适（咽肿胀向后移动可以减轻气道阻塞）。

路德维希（Ludwig）咽峡炎是口腔底部的一种多重细菌感染。患者会出现发热、吞咽困难、牙关紧闭、流涎、舌下疼痛和颈部肿胀的症状。

过敏反应和**血管性水肿**也会导致呼吸道阻塞。一些化学物质

（包括药物、洗发剂、药膏和清洁剂）、食物和昆虫叮咬都会引起过敏反应。患者可因气道任何部位的水肿而出现喘鸣或气喘。过敏反应通常会出现荨麻疹，然后迅速发展为完全性气道阻塞。在某些情况下还会出现过敏性休克（低血压）。遗传性血管性水肿与过敏性反应非常相似。患者可表现为唇部和舌体肿胀，但不会出现过敏反应引起的瘙痒或荨麻疹。遗传性血管性水肿是由于缺乏 C1- 抑制剂蛋白所致。在使用血管紧张素转换酶（ACE）抑制剂类药物时，随时可能引起血管性水肿。据估计，美国有 30% ～ 40% 的血管性水肿是由血管紧张素转换酶抑制剂引起的（Lewis，2013）。

■ 精神科风险分级与管理

早期识别气道损伤是至关重要的。通常情况下，首先要详细采集病史并进行全面的体格检查。要特别注意患者的用药情况，包括药量的增加以及药物过敏史。遇到气道紧急情况需要将患者转送到综合医院的急诊室等可以进行监控的场所。虽然在某些情况下，在精神科也可以进行治疗，但切记不要延误转运。一般情况下，应该将患者安置在舒适的、不嘈杂的环境中。对任何有气道损伤的患者不要给予口服药物。护理人员应熟悉基本的生命支持技术，帮助患者直到获得更高级的救助。

若多巴胺拮抗剂（抗精神病药物或止吐药）引起喉痉挛，首先要给予抗胆碱能药物如苯海拉明和苯托品，并停用引起气道损伤的药物或者换药。

对于假膜性喉炎，必须输送湿化的氧气，严重时需要雾化吸入消旋肾上腺素和地塞米松。

会厌炎是一种真正的医学急症，必须尽快将患者转送到手术室，以便建立有效的气道。这些患者通常处于极端危险状态，应尽可能使其保持舒适和放松的姿势。通常情况下，这意味着要让患者端坐以鼻吸气，或采取"三脚桌姿势"（tripod position，坐着或站着，身体前倾，双手支撑在膝上）。医护人员应避免激怒患者以及任何不必要的咽喉操作，因为这些可能会导致会厌炎加重，引起完全性气道阻塞。如果有缺氧表现，应通过适当的输送装置给予加湿的氧气（未加湿的空气可能引起进一步的刺激）。

扁桃体周围脓肿需要切开引流，有时需要抗生素。咽后壁脓肿和路德维希（Ludwig）咽峡炎在手术室引流前需要使用抗生素并进行术前评估。轻度的过敏反应可用抗组胺药物治疗，如苯海拉明。任何程度的嘴唇和舌体肿胀、喘鸣或其他任何呼吸道损伤的迹象，不论程度如何，应该立即使用非呼吸面罩给氧、肾上腺素、苯海拉明和类固醇进行治疗，同时应该将这些患者立即转到急诊科，以便进一步治疗和观察。上述过敏（超敏）反应治疗方案可能对遗传性血管水肿的效果不佳，后者需要使用从新鲜冷冻的血浆中提取的 C1- 抑制剂蛋白替代治疗。血管紧张素转换酶抑制剂引起的血管性水肿，需要停药并在具备监测设备的场所观察一段时间。

基于本节讨论中概述的原因，累及气道时最好在急诊科处理，临床医生永远不要低估潜在的病情恶化的风险。只要心存疑问，应立即将患者转送到急诊室。

■ 参考文献

Abrams R: Unsupported claims of ECT Risk. J ECT 21(4):253–254, 2005

Chakraborty A: Neuroleptic-induced acute laryngeal dystonia causing stridor: a lesson to remember. Mov Disord 20:1082–1083, 2005

Choi HD, Kim KK, Koo BH: A case of catatonia and neuroleptic malignant syndrome probably associated with antipsychotic in Korea. Psychiatry Investig 8(2):174–177, 2011

Jacobsen RC: Out-of-hospital lingual dystonia resulting in airway obstruction. Prehosp Emerg Care 15(4):537–540, 2011

Lewis LM: Angioedema: etiology, pathophysiology, current and emerging therapies. J Emerg Med 45(5):789–796, 2013

Oyewole AO, Adelufosi AO, Abayomi O: Acute dystonic reaction as medical emergency: a report of two cases. Ann Med Health Sci Res 3:453–455, 2013

Parimon T, Charan NB, Anderson DK, et al: A catastrophic presentation of adult croup. Am J Respir Crit Care Med 187(12):e23–e24, 2013

Rummel-Kluge C, Komossa K, Schwarz S, et al: Second generation antipsychotic drugs and extrapyramidal side effects: a systematic review and meta-analysis of head-to-head comparisons. Schizophr Bull 38(1):167–177, 2012

Tecoult E, Nathan N: Morbidity in electroconvulsive therapy. Eur J Anaesthesiol 18(8):511–518, 2001

第 34 章

中性粒细胞减少与粒细胞缺乏症

Rajasree Roy, M.D.　　Manish Sheth, M.D.　　Dilip Patel, M.D.

■ 临床表现

中性粒细胞属于白细胞（WBCs），在人体应对感染的免疫反应中发挥着重要作用。**中性粒细胞减少症**是指人的中性粒细胞计数（ANC）绝对值低于 1500/μl。该计数包括多形核细胞和条形核细胞。中性粒细胞计数因年龄、性别、种族和其他因素而不同，因此，正常的中性粒细胞计数下限在不同人群中也有所不同。**粒细胞缺乏症**是指中性粒细胞低于 200/μl。在氯氮平引起中性粒细胞减少的研究中，中性粒细胞缺乏定义为中性粒细胞绝对值低于 500/μl（Alvir 等，1993）。

所有种族都可能出现**良性种族性中性粒细胞减少症**，但在非洲人以及加勒比人、西印度群岛人、埃塞俄比亚人、也门的犹太人和阿拉伯人中更常见，这些种族的患病率高达 30%（Hsieh 等，2007）。由于种族的原因，这些患者的中性粒细胞计数较低，但骨髓细胞数目正常，因此发生局部或全身感染的风险并未增加（Hsieh 等，2007）。

中性粒细胞减少症在妇女、老年人和有潜在免疫障碍的人群中发病率较高，这或许反映了这些人群具有频繁使用药物和其他遗传或生理特征。

中性粒细胞减少症的临床特征随着其严重程度、病程以及是否存在其他相关的免疫系统缺陷或共病而变化。发热是最常见的症状。如果出现耳痛、鼻窦疼痛或压痛、皮肤切口或伤口周围发炎、排尿困难或腹泻等症状，提示可能存在潜在的感染。患者也可能出现危及生命的感染，如细菌性败血症、肺炎、脓毒血症或全身真菌感染。

■ 鉴别诊断

中性粒细胞减少症的病因可分为三大类：假性中性粒细胞减少症、获得性中性粒细胞减少症、先天性或慢性中性粒细胞减少症（表 34-1）。中性粒细胞减少症也是骨髓缺陷的常见临床表现，如骨髓增生异常综合征、白血病或再生障碍性贫血。

表 34-1　中性粒细胞减少症的原因

假性中性粒细胞减少症	严重慢性自发性中性粒细胞减少症
获得性中性粒细胞减少症	与先天性免疫缺陷有关的中性粒细胞减少症
药物和化学制剂	与表型异常相关的中性粒细胞减少症
Felty 综合征	舒瓦克曼综合征
免疫系统疾病	软骨-毛发发育不全
感染（病毒、细菌、病原虫、立克次体、真菌）	先天性角化不良
与补体激活有关的中性白细胞减少	Barth 综合征
营养问题	Chédiak-Higashi 综合征
脾隔离症	骨髓增生症
先天性或慢性中性粒细胞减少症	重度先天性中性粒细胞减少症（Kostmann 综合征）
周期性中性粒细胞减少症	懒惰白细胞综合征
慢性良性中性粒细胞减少症	代谢性疾病

来源：Reprinted from Manu P，Suarez RE，and Barnett BJ（eds）：Handbook of Medicine in Psychiatry. Washington，DC，American Psychiatric Publishing，2006，p. 328. Used with permission. Copyright © 2006 American Psychiatric Publishing.

假性中性粒细胞减少症

副蛋白血症以及使用某些抗凝剂导致中性粒细胞聚集时，可出现**假性中性粒细胞减少症**。如果血液抽取很长时间后采取自动计数，中性粒细胞计数可能会出现假性降低。对于中性粒细胞减少的患者，应该使用新鲜血液标本并且做手工分类计数，以确定是否确实存在中性粒细胞减少症。

晨起假性中性粒细胞减少症是在服用抗精神病药物的患者中观察到的一种短暂的中性粒细胞减少现象，这是因为血液循环中的白细胞和粒细胞集落刺激因子（GCSFs）存在昼夜变化，而抗精神病药物会放大这种变化。如果发现患者晨起中性粒细胞计数很低，在决定停药之前，应该在下午再次抽血检测。这种情况主要见于服用氯氮平和利培酮的患者（Esposito 等，2005）。

获得性中性粒细胞减少症

获得性中性粒细胞减少症的病因包括药物反应、营养缺乏、免疫系统原因、补体激活和脾隔离症。在接受精神药物治疗或癌症化疗的患者中，**药物诱导的中性粒细胞减少症**发生率较高。总的来说，感染是最常见的原因。精神药物如氯氮平、吩噻嗪类、三环和四环类抗抑郁药物以及许多抗惊厥药物，都与药物诱导的中性粒细胞减少和（或）粒细胞缺乏有关（表34-2）。

表34-2　引起中性粒细胞减少的常见药物

镇痛药和抗炎药	密哌嗪、丙嗪、普鲁氯嗪、甲硫
氨基比林	哒嗪、三氟拉嗪、阿利马嗪）
保泰松	氯氮平
吲哚美辛	利培酮
布洛芬	奥氮平
奎宁	丙咪嗪，去甲丙咪嗪
	地西泮（安定）、氯氮卓（利眠宁）
抗精神病药，抗抑郁药，神经药理学药物	甲丙氨酯（眠尔通）
吩噻嗪类（如氯丙嗪、甲基丙嗪、	氨砜噻吨

表 34-2　引起中性粒细胞减少的常见药物（续表）

氟哌啶醇

利鲁唑

抗惊厥药

丙戊酸盐

苯妥英钠

三甲双酮

卡马西平

拉莫三嗪

乙琥胺

美芬妥因

抗甲状腺药

硫脲嘧啶

丙基硫氧嘧啶

甲硫咪唑

卡比马唑

高氯酸钾

硫氰酸盐

抗组胺药

西咪替丁

雷尼替丁

溴苯那敏

心血管药物

普鲁卡因胺

卡托普利

普萘洛尔

肼苯达嗪

甲基多巴

奎尼丁

硝苯地平

噻氯匹啶

抗生素

青霉素

头孢菌素

万古霉素

氯霉素

庆大霉素

克林霉素

甲硝唑（灭滴灵）

呋喃妥英

强力霉素

利福平

异烟肼

磺胺类药

抗疟药

抗病毒药物（如齐多夫定、阿昔洛韦、更昔洛韦）

其他

别嘌呤醇

秋水仙碱

法莫替丁

氨鲁米特

乙醇

氟他胺

他莫西芬

视黄酸

奥美拉唑

左旋多巴

利尿剂（如螺内酯、乙酰唑胺、噻嗪类利尿剂）

口服降糖药物（如氯磺丙脲、甲苯磺丁脲）

来源：Adapted from Manu P，Suarez RE，and Barnett BJ（eds）：Handbook of Medicine in Psychiatry. Washington，DC，American Psychiatric Publishing，2006，p. 330. Used with permission. Copyright © 2006 American Psychiatric Publishing.

　　药源性中性粒细胞减少症有几种已有实验证据支持的机制，包括免疫介导的中性粒细胞减少或中性粒细胞前体破坏、剂量依赖性的粒细胞生成抑制，及药物对骨髓前体细胞或骨髓微环境的直接毒性作用。当药物作为抗原诱导抗体形成、补体结合以及中性粒细胞破坏时，就会出现药物诱导免疫介导的中性粒细胞减少症。这一变化实际上是外周血循环形成免疫复合物引起粒细胞减少和破坏的过程。吩噻嗪类药物造成的中性粒细胞减少症可能是由于剂量依赖性粒细胞生成抑制所致。卡马西平和丙戊酸盐可以抑制骨髓中的粒细胞单核细胞集落形成单位，氯丙嗪可以抑制骨髓前体细胞核酸合成。一项研究对 163 例患者进行了全基因组基因分型和全外显子测序，提出氯氮平引起的粒细胞缺乏症具有遗传易感性（Goldstein 等，2014），主要组织相容性复合体中有两个基因位点与氯氮平引起的粒细胞缺乏症独立相关，这两个基因位点都因其在免疫遗传表型和药物不良反应中的作用而闻名。

　　年龄是药源性粒细胞缺乏的危险因素之一，半数以上发生在50 岁以上的个体。粒细胞缺乏症也多见于女性、有潜在的自身免疫性疾病，及由于药物排泄减少导致潜在肾病的患者。在一些人群中，遗传因素在药源性中性粒细胞减少症中也发挥着作用。这可能与药物代谢和（或）清除的内在差异有关，如氯氮平引起的中性粒细胞减少与德系犹太人的特定等位基因（Lieberman 等，1990）。

　　1990 年氯氮平在美国上市后的初步监测数据显示，氯氮平治疗 1 年和 1.5 年后粒细胞缺乏症的发生率分别为 0.8% ～ 1.5% 和 0.91%（Alvir 等，1993）。老年人和女性患者粒细胞缺乏的风险更高。随着每周对患者 WBC 计数的监测，到 20 世纪 90 年代末，与氯氮平相关的粒细胞缺乏症发生率下降到 0.38%（传统抗精神病药物的发生率为 0.1%）（Alphs 和 Anand，1999）。氯氮平治疗后最初12 ～ 18 周是粒细胞减少的最危险时期。关于氯氮平引起粒细胞缺乏症的机制有多种推测，其中一种观点认为，粒细胞将氯氮平氧化成活性中间体，不可逆地与中性粒细胞及其前体结合，从而引起粒细胞缺乏症。另一种观点认为，粒细胞缺乏症不会导致体内 GCSF 水平的代偿性升高。研究人员试图找到可预测氯氮平引发粒细胞缺乏的方法。WBC 计数升高 15% 是粒细胞缺乏症的敏感但非特异性指标（Alvir 等，1995）。另一方面，嗜酸性粒细胞增多并没有被证实能够预测中性粒细胞减少的发生（Ames 等，1996）。关于 GCSF 或粒细胞-巨噬细胞集落刺激因子（GM-CSF）的作用，Chengappa 等（1996）发现，在接受或未接受 GCSF 治疗的患者中，粒细胞缺乏症的平均病程没有显著差异，但是治疗组的平均住院时间明显偏短（8.2 天 vs. 13.5 天）。这是一个重要的发现，因为很多患者在因粒细胞减少而停用氯氮平后，可能出现急性严重的精神病发作。如果住院时间缩短，这些患者会很快重返精神病院。对于既往有过药物性粒细胞减少症的患者，只有在获得血液学和精神药理学专家的一致同意后，才能极为谨慎地使用氯氮平，将其作为最后考虑的治疗方法（Honigfield 等，1998）。如果再次使用，发生粒细胞减少的潜伏期可能缩短，且症状会更严重，并可能最终导致死亡。

在早期关于奥氮平的试验中，没有证据表明其会导致中性粒细胞减少和对血液有毒性作用。不过，随后出现了一些关于停止使用氯氮平后立即换用奥氮平引起迟发性中性粒细胞减少的个案病例报道（Swartz 等，1999）。在未使用氯氮平的情况下，奥氮平引起中性粒细胞减少症是很罕见的。氯氮平与奥氮平代谢产物之间的结构相似性对氯氮平引起的中性粒细胞减少有一定的促进作用。另外一个重要因素可能是奥氮平影响了氯氮平的血清代谢率和清除率。对于氯氮平引起的粒细胞缺乏症患者应推迟使用奥氮平治疗，直到患者的血液学指标恢复到正常。锂盐对奥氮平和氯氮平两者所致的中性粒细胞减少有良好的效果，其主要是通过刺激 GCSF 和提高血清皮质醇水平发挥作用。也有病例报道显示，利培酮和喹硫平在不与氯氮平合用的情况下也会引起中性粒细胞减少。一旦停药，中性粒细胞减少就会消失（Croarkin 和 Rayner，2001）。

用于稳定情绪的抗惊厥药也会引起血液学异常，但是很少导致严重的中性粒细胞减少症。卡马西平该副作用比较常见，但也可见于丙戊酸盐、苯妥英钠和拉莫三嗪。对首次使用这些药物治疗的患者，建议在治疗至少 4 个月后要严密监测白细胞计数（Blackburn 等，1998；Lambert 等，2002；Stubner 等，2004；Tohen 等，1995）。

三环类抗抑郁药尤其是氯米帕明，曾被报道会引起严重的中性粒细胞减少症。新型抗抑郁药米氮平引起中性粒细胞减少的风险大约是千分之一（Gravenor 等，1986；Kasper 等，1997）。

感染是获得性中性粒细胞减少的常见原因。由感染引起的中性粒细胞减少症通常是短暂的。在大多数急性病毒感染中，中性粒细胞计数会在数周内恢复。然而，某些病毒感染，如肝炎、EB 病毒和 HIV，会导致长期的中性粒细胞减少，尤其是革兰氏阴性菌引起的细菌性败血症，是获得性中性粒细胞减少症最严重的原因之一。

饥饿、神经性厌食、消瘦和恶病质可导致严重的全身性**营养缺乏**，可能出现全血细胞减少或选择性中性粒细胞减少。维生素 B_{12} 和叶酸缺乏也可能引起巨幼红细胞性贫血。

免疫性中性粒细胞减少症可单独发生于中性粒细胞和（或）髓系细胞，也可与其他免疫介导的细胞减少症联合发生。免疫性中性粒细胞减少症在年轻女性中比其他人群中更常见，这可能与其他一些自身免疫系统疾病相关，如系统性红斑狼疮和类风湿关节炎。**Felty 综合征**是指类风湿关节炎、脾大和中性粒细胞减少三联征。在医疗操作过程中，血液暴露于透析、心肺分流术、血浆置换和体外膜氧合使用人工膜时，都可能导致补体激活及体内中性粒细胞溶解。脾大可以引起中性粒细胞减少，这是由于脾对中性粒细胞的吞噬和破坏作用所致。脾隔离症引起的中性粒细胞减少往往伴有类似程度的贫血和（或）血小板减少。

先天性或慢性中性粒细胞减少症

周期性中性粒细胞减少症是以循环中性粒细胞计数呈规律周期

性波动为特征，中性粒细胞的计数从正常水平到低于 200 个细胞 /
微升之间变化。在大约 3/4 的患者中，中性粒细胞循环的平均周期
为 21±3（均数 ± 标准差）/ 日。在中性粒细胞减少期间，患者通
常会出现身体不适、发热、皮肤和（或）黏膜感染等症状。在中性
粒细胞计数正常期间，患者一般无症状。

慢性良性中性粒细胞减少症患者表现为中度至重度慢性中性
粒细胞减少，不伴有白细胞减少，伴有相对的单核细胞、淋巴细
胞和嗜酸性粒细胞增多。与周期性中性粒细胞减少症的患者相比，
慢性良性中性粒细胞减少症患者的中性粒细胞计数没有周期性波
动，感染的风险也很小。家族性和非家族性案例均有报道，家族
性案例常见于也门犹太人、非洲人和西欧血统者。在部分患者
中，慢性、症状性、严重的中性粒细胞减少症出现在儿童后期或
成年期。特发性慢性重度中性粒细胞减少症患者往往较慢性良性
中性粒细胞减少症患者的症状更明显。有证据显示，特发性慢性
重度中性粒细胞减少症患者的骨髓发育不良而且成熟受到抑制，
但细胞形态学正常。

■ 风险分级

感染的风险与中性粒细胞减少症的严重程度和持续时间密切相
关。一般来说，ANC 在 1000 ～ 1500 个细胞 / 微升的个体发生感
染的风险很小；500 ～ 1000 个细胞 / 微升的个体处于中度风险；小
于 500 个细胞 / 微升的个体患有粒细胞缺乏症，是高危人群。实际
上，感染的概率因患者而异。不良预后因素包括年龄大于 65 岁、
诊断时 ANC 少于 100 个细胞 / 微升、并发感染进展和其他共患疾
病（Andersohn 等，2007）。

■ 精神科评估与处理

中性粒细胞减少症的诊断评估主要依靠临床病史和体格检查，
并不总是要求在发病时进行全面的实验室检查。但实验室检查至少

应包括人工白细胞分类的全血细胞计数（CBC）和外周血涂片检查的全面复查。药物评估和其他血细胞计数异常有助于缩小鉴别诊断的范围。如果患者无症状或症状轻微，有轻到中度的粒细胞减少，且没有明显的病史或阳性体征需要立即进一步评估，临床观察是最佳的方法。如果患者正在服用导致中性粒细胞减少的药物，应当严密监测 CBC。停用引起中性粒细胞减少的药物后，中性粒细胞计数通常可在 1 ～ 3 周内恢复至正常水平，平均恢复时间为 12 天。中性粒细胞减少患者伴有贫血和血小板减少提示可能存在骨髓抑制问题。如果中性粒细胞减少持续存在，且常规的诊断方法没有发现明显的病因，可能需要血液科专家会诊、骨髓穿刺、骨髓细胞遗传学技术以及胶原性血管病的评估。

中性粒细胞减少症的处理取决于病因、病程和疾病的严重程度以及相关的疾病状况。中性粒细胞减少症患者治疗的重点在于采取预防措施、控制感染的范围和严重程度，快速识别和治疗任何进展中的感染。即使我们尽了全力，慢性重度中性粒细胞减少症患者依然会发生感染。发热可能是唯一的体征，因为这些患者对感染可能不会产生炎性反应，且没有任何影像学表现。临床医生必须高度怀疑细菌和真菌感染，尽快做出诊断评估，并给予适当的抗菌药物治疗。

对于严重的中性粒细胞减少和发热的患者必须立即评估，并进行全面的体格检查，对所有可获得的体液及开放性伤口做培养。通过体格检查可能发现咽痛和口腔溃疡。还要注意检查会阴和直肠周围区域，因为直肠是黏膜刺激和感染的常见部位。此外，生长障碍或表型异常，尤其是骨骼缺损应当引起注意。

伴有发热的严重中性粒细胞减少症应当视为内科急症，最重要的是迅速制订处理方案。ANC 低于 500 个细胞 / 微升且体温高于 38℃以上的患者需要住院治疗，并快速使用广谱抗生素治疗，直至中性粒细胞减少症恢复。住院后需密切监测败血症的症状，中性粒细胞减少症患者如果没有得到恰当的处理，很可能在数小时内死亡。

首要的预防措施是密切关注感染风险高的部位。由于慢性牙龈炎和口腔炎是主要的致病源，所以良好的口腔卫生，包括口腔清洁和牙齿矫正都是很重要的。抗生素漱口液如氯己定有助于预防牙龈炎。如果患者的中性粒细胞计数低于1000个细胞/微升，不应该做任何类型的牙科侵入性操作。肛温测量或使用栓剂时应避免损伤直肠周围区域。如果担心便秘，建议使用大便软化剂以减少创伤和过度用力，并告知患者主动报告直肠周围疼痛或刺激感。皮肤是中性粒细胞减少症患者细菌侵入的另一个常见部位，应该保持清洁。建议患者使用电动剃须刀而不是剃须刀片。对于女性患者，应该尽量避免使用卫生棉条。大多数临床医生建议这类患者在中性粒细胞减少的危急期（ANC低于500个细胞/微升）避免食用新鲜水果和蔬菜。在某些情况下预防性使用抗生素，可以降低严重的慢性中性粒细胞减少症患者的感染风险。

在氯氮平引起的中性粒细胞减少症患者中，使用锂盐可以加速白细胞的恢复，因为锂盐的常见副作用是中性粒细胞增多，这种副作用既有急性的也有慢性的。锂盐似乎使中性粒细胞去分化并刺激GCSF。然而，由于长期使用锂盐可能引发肾衰竭、体重增加和震颤等副作用，因此，仅限用于患者的ANC基线值在2000 mm^{3}左右、氯氮平诱导显著降低了ANC，或患者初始诱导失败后企图再次使用氯氮平时（Mattai等，2009）。

重组人类GCSF和GM-CSF的问世为中性粒细胞减少症患者的处理带来了革命性的变化，包括氯氮平诱导的粒细胞缺乏症。GCSF和GM-CSF都是重组造血生长因子，可以刺激祖细胞的增殖和向成熟粒细胞的分化。除了刺激中性粒细胞的增殖，GM-CSF还刺激单核细胞和嗜酸性粒细胞的增殖。虽然存在个体差异，但大多数病例显示，在第一次或第二次接种GCSF后，中性粒细胞计数显著增加。大多数患者对治疗有很好的耐受性。最常见的副作用是骨痛，可以用对乙酰氨基酚处理。GCSF应该连续使用直到ANC达到500个细胞/微升以上。单核细胞计数升高通常早于中性粒细胞的恢复。

■ 参考文献

Alphs LD, Anand R: Clozapine: the commitment to patient safety. J Clin Psychiatry 60(suppl 12):39–42, 1999

Alvir JM, Lieberman JA, Safferman AZ, et al: Clozapine-induced agranulocytosis: incidence and risk factors in the United States. N Engl J Med 329:162–167, 1993

Alvir JM, Lieberman JA, Safferman AZ: Do white-cell count spikes predict agranulocytosis in clozapine recipients? Psychopharmacol Bull 31:311–314, 1995

Ames D, Wirshing WC, Baker RW, et al: Predictive value of eosinophilia for neutropenia during clozapine treatment. J Clin Psychiatry 57:579–581, 1996

Andersohn F, Konzen C, Garbe E: Systematic review: agranulocytosis induced by nonchemotherapy drugs. Ann Inter Med 146(9):657–665, 2007

Blackburn SC, Oliart AD, Garcia Rodriguez LA: Antiepileptics and blood dyscrasias: a cohort study. Pharmacotherapy18:1277–1283, 1998

Chengappa KN, Gopalani A, Haught MK, et al: The treatment of clozapine-associated agranulocytosis with granulocyte colony-stimulating factor (G-CSF). Psychopharmacol Bull 32:111–121, 1996

Croarkin P, Rayner T: Acute neutropenia in a patient treated with quetiapine. Psychosomatics 42:368, 2001

Esposito D, Corruble E, Hardy P, et al: Risperidone-induced morning pseudoneutropenia. Am J Psychiatry 162(2):397, 2005

Goldstein JI, Jarskog LF, Hilliard C, Alfrevic A, et al: Clozapine-induced agranulocytosis is associated with rare HLA-DQB1 and HLA-B alleles. Nat Commun 5:4757, 2014

Gravenor DS, Leclerc JR, Blake G: Tricyclic antidepressant agranulocytosis. Can J Psychiatry 31:661, 1986

Honigfield G, Arellano F, Sethi J, et al: Reducing clozapine-related morbidity and mortality: 5 years of experience with the Clozaril National Registry. J Clin Psychiatry 59(suppl 3):3–7, 1998

Hsieh MM, Everhart JE, Byrd-Holt DD, et al: Prevalence of neutropenia in the U.S. population: age, sex, smoking status and ethnic difference. Ann Intern Med 146(7):486–492, 2007

Kasper S, Praschak-Rieder N, Tauscher J, et al: A risk-benefit assessment of mirtazapine in the treatment of depression. Drug Saf 17:251–264, 1997

Lambert O, Veyrac G, Armand C, et al: Lamotrigine-induced neutropenia following two attempts to increase dosage above 50 mg/day with recovery between episodes. Adverse Drug React Toxicol Rev 21:157–159, 2002

Lieberman JA, Yunis J, Egea E, et al: HLA-B38, DR4, DQw3 and clozapine-induced agranulocytosis in Jewish patients with schizophrenia. Arch Gen Psychiatry 47:945–948, 1990

Mattai A, Fung L, Bakalar J, et al: Adjunctive use of lithium carbonate for the management of neutropenia in clozapine treated children. Hum Psychopharmacol 24(7):584–589, 2009

Stubner S, Grohmann R, Engel R, et al: Blood dyscrasias induced by psychotropic drugs. Pharmacopsychiatry 37(suppl 1):S70–S80, 2004

Swartz JR, Ananth J, Smith MW, et al: Olanzapine treatment after clozapine-induced granulocytopenia in 3 patients. J Clin Psychiatry 60:119–121, 1999

Tohen M, Castillo J, Baldessarini RJ, et al: Blood dyscrasias with carbamazepine and valproate: a pharmacoepidemiological study of 2,228 patients at risk. Am J Psychiatry 152(3):413–418, 1995

第35章

胰 腺 炎

Matisyahu Shulman，M.D.　　Howard Levin，M.D.　　Haskel Fleishaker，M.D.
Peter Manu，M.D.

■ 临床表现

急性胰腺炎的诊断至少要满足以下特征中的两条：急性腹痛发作、血脂肪酶和（或）淀粉酶升高，及腹部影像学的异常表现。疼痛呈持续性，多位于上腹部和脐周，并可能向背部放射。当血脂肪酶或淀粉酶水平高于正常范围上限的三倍时，可以支持诊断。如果怀疑胰腺炎，但酶水平未达到诊断阈值时，增强CT扫描可见由于急性间质水肿变化引起的胰腺脂肪条索和其他异常表现（Banks等，2013）。CT扫描的斑片状影提示坏死性胰腺炎，这种并发症的发生率为5%～10%。如果胰腺或胰腺周围组织中有气体，则提示存在感染。急性胰腺炎可能与急性呼吸系统、心血管系统和肾功能不全（**器官衰竭**）有关，或者可能反映了既往疾病加重，如慢性阻塞性肺疾病或冠状动脉疾病，这些被定义为**系统性并发症**。

胰腺炎是普通人群发病和死亡的主要原因之一。成年人的年发病率为30/10万，但其中大多数（85%～90%）症状较轻微，通常会顺利康复且没有后遗症。引起胰腺炎的危险因素有很多，但相当一部分患者没有明显的诱因。

　　一项大型研究通过文献和美国食品药品监督管理局（FDA）的药物监测系统报道回顾了所有与氯氮平、奥氮平、利培酮和氟哌啶醇有关的胰腺炎病例（Koller 等，2003）。在确诊的 192 个病例中，胰腺炎大多数发生在上述抗精神病药物治疗的第一年。氯氮平治疗时发生的胰腺炎病例最多（40%），其次是奥氮平（33%）、利培酮（16%）和氟哌啶醇（12%）。有 23% 的胰腺炎病例同时使用了丙戊酸钠与抗精神病药物。有 22 例（11.5%）患者最终死亡。严重的代谢并发症包括严重的高血糖和酸中毒，可见于所有的非典型抗精神病药物，除了氟哌啶醇。氟哌啶醇相关的胰腺炎多见于女性和老年患者。有人认为，服用氯氮平和奥氮平的患者胰腺炎发生率高于服用氟哌啶醇的患者，说明非典型抗精神病药与胰腺炎之间存在因果关系（Koller 等，2003）。使用低效价抗精神病药物的患者急性胰腺炎住院的风险更高（Gasse 等，2008）。非典型抗精神病药与胰腺炎有关的假设已经被 FDA 所接受，FDA 要求说明书上标明胰腺炎是非典型抗精神病药物的罕见但重要的副作用。

　　对截至 2013 年年中（$N = 230$）的文献报道进行统计，我们发现涉及奥氮平的有 80 例（占总病例的 34.8%），氯氮平 78 例（33.9%），利培酮 37 例（16.1%）。其他抗精神病药物很少会引发急性胰腺炎。有 4 例报道涉及喹硫平，2 例与阿立哌唑有关，未见齐拉西酮的报道。一项有关病例对照研究的荟萃分析显示，未调整的风险比为 1.77（95% 置信区间 1.55 ～ 2.02），在对大量饮酒或胆石症病史两个混杂因素进行调整后，这种风险依然显著（Gasse 等，2008）

　　Frankenburg 和 Kando（1992）首次报道了再次使用氯氮平引起胰腺炎复发的病例。一名 17 岁的女性患急性胰腺炎时接受丙戊酸钠、碳酸锂、氯氮平和氟哌啶醇治疗。停用丙戊酸盐后患者的急性胰腺炎症状无明显改变，所以停用了氯氮平，之后胰腺炎症状便迅速消退了。30 天后患者再次使用氯氮平时症状反复。Chengappa 等（1995）提供了第二个病例，一位 39 岁的男性偏执型精神分裂症患者，在使用氯氮平以及之后两次使用氯氮平的过程中都患了胰腺炎。该患者被诊断为胆结石症，并进行了胆囊切除术。术后，患者第三次接受氯氮平治疗，再次发生急性胰腺炎。

抗精神病药物导致胰腺炎的机制尚不清楚。如果刚开始使用抗精神病药物就出现急性胰腺炎，可能与自身免疫反应引起胰腺功能障碍和炎症有关。这种可能性得到了支持，在与氯氮平相关的几个病例报道中，发现嗜酸性粒细胞增多症，这支持了这种假设的可能性（Frankenberg 和 Kando，1992）。使用非典型抗精神病药物引起的三酰甘油升高也可能是促使胰腺炎发病率增加的原因。

■ 鉴别诊断

20 世纪 50 年代，药源性胰腺炎在接受利尿剂和皮质类固醇治疗的患者中被首次报道。除了上文中提到的抗精神病药物和抗惊厥药会引起胰腺炎外，也有报道显示以下药物同样会引发胰腺炎，包括常用抗生素（甲硝唑、呋喃妥因、克拉霉素、异烟肼、奈非那韦、拉米夫定、干扰素／利巴韦林）、降压药（血管紧张素转换酶抑制剂、血管紧张素受体阻滞剂、袢利尿剂）或降脂药（他汀类）、抑酸剂（奥美拉唑）、雌激素、阿片类药物、非甾体类抗炎药和癌症化疗药（Balani 和 Grendell，2008）。

药源性胰腺炎的危险因素见表 35-1。在接受多种药物治疗的老年患者中，这种情况的发生率会有所增加。儿童和青少年的胰腺炎多与处方药有关，而与其他因素如酗酒和胆结石等关系不大。

■ 风险分级

确定急性胰腺炎的严重程度取决于有无局部或全身并发症和器官衰竭（表 35-2）。我们诊断和随访检查时，首先要注意有无器官

表 35-1 药源性胰腺炎的危险因素

服用多种药物的老年人	艾滋病晚期，CD4 计数＜ 200 个细胞／立方毫米
儿童和青少年	炎症性肠病

来源：Adapted from Balani and Grendell 2008.

表 35-2　急性胰腺炎的严重度分级

重度急性胰腺炎	持续时间不超过 48 小时的器官衰竭
持续性器官衰竭（＞ 48 小时）	轻度急性胰腺炎
中重度急性胰腺炎	无局部或全身性并发症
局部或全身性并发症	无器官衰竭

来源：Adapted from Banks et al. 2013.

衰竭，采用脉搏血氧仪评估有无气体交换障碍，有无心衰体征（左侧卧位舒张早期 S3 出现奔马律、颈静脉怒张、通过肺部听诊和胸片检查评估有无肺水肿），心电图是否有急性心肌缺血的证据，以及血清肌酐水平是否升高。在精神科，很难在床旁对患者做出局部并发症的诊断，包括胰腺假性囊肿、急性胰腺周围积液、结肠坏死、脾门脉血栓形成和胃出口功能障碍（Banks 等，2013）。当患者初期症状改善后又出现腹痛或疼痛程度逐渐增加，且脂肪酶和淀粉酶水平增高，必须怀疑是否存在胰腺炎。在某些病例中，这些局部并发症可导致脓毒症、发热和白细胞增多症。肥胖患者胰腺炎可能更严重，这是精神科需要考虑的重要因素，因为有近一半的接受抗精神病药物治疗的患者超重（Manu 等，2014）。肥胖会增加胰腺周围和胰腺内的脂肪，当器官发生急性炎症时，这些脂肪参与了坏死的进程（Frossard 等，2009）。

　　急性胰腺炎的严重程度分类是动态的疾病过程，伴有早期和晚期死亡的高峰。如果器官衰竭发生在早期，持续时间不超过 48 小时，则预后较好；如果一周后器官衰竭仍然存在，则预后不佳，有可能死亡。

　　轻度胰腺炎患者没有器官衰竭的表现（血氧饱和度正常，血清肌酐水平＜ 1.4 mg/dl，收缩压＞ 100 mmHg），且没有提示局部或全身并发症的临床证据。一般来说，这些患者不需要做胰腺成像检查。所有出现器官衰竭、局部或全身并发症（如发烧、不间断或加重的腹痛、影响足够热量和经口摄入液体的恶心或呕吐）、白细胞增多症或氮质血症的患者，其死亡风险增加，必须要转到综合医院接受治疗。对全身炎症反应综合征（Banks 等，2013）的早期识别和转诊特别重要，诊断至少要满足以下四个中的两个指标：

- 直肠温度：< 36℃或> 38℃
- 心率：> 90 次 / 分
- 呼吸速度：> 20 次 / 分
- 白细胞计数：< 4000/mm^3 或> 12 000/mm^3

■ 精神科评估与处理

当患者使用抗精神病药物或心境稳定剂治疗新发腹痛时，须检查血脂肪酶和血淀粉酶，如果确诊为胰腺炎必须立即转院。即使是轻症患者（无器官衰竭和局部或全身并发症）也需要静脉补液和营养支持，直到酶水平恢复正常、腹痛消退（Andersson 等，2009）。急性胰腺炎通常需要大量静脉补液，这与内皮屏障的通透性增加有关，而内皮屏障通透性是全身炎症反应综合征的一部分。有共识认为，积极的液体复苏是改善急性胰腺炎预后的最重要因素，而这种复苏在精神科有可能无法做到（Andersson 等，2009；Muddana 等，2009）。支持性治疗计划包括监测生命体征、吸氧、纠正电解质紊乱以及有效的控制疼痛，而静脉补液也是该治疗计划中的一部分。有数据显示，对于轻度急性胰腺炎的患者，从静脉补液到胃管给予早期的肠内营养，再到经口进食这一治疗方案没有明显的副作用，并且可以缩短在综合医院的住院时间（Andersson 等，2009）。

■ 参考文献

Andersson R, Sward A, Tingstedt B, et al: Treatment of acute pancreatitis: focus on medical care. Drugs 69:505–514, 2009

Balani AR, Grendell JH: Drug-induced pancreatitis: incidence, management and prevention. Drug Saf 31:823–837, 2008

Banks PA, Bollen TL, Dervenis C, et al: Classification of acute pancreatitis-2012: revision of the Atlanta classification and definitions by international consensus. Gut 62:102–111, 2013

Chengappa KN, Pelucio M, Baker RW, et al: Recurrent pancreatitis on clozapine re-challenge. J Psychopharmacol 9:381–382, 1995

Frankenburg FR, Kando J: Eosinophilia, clozapine, and pancreatitis. Lancet 340:251, 1992

Frossard JL, Lescuyer P, Pastor CM: Experimental evidence of obesity as a risk factor for severe acute pancreatitis. World J Gastroenterol 15:5260–5265, 2009

Gasse C, Jacobsen J, Pedersen L, et al: Risk of hospitalization for acute pancreatitis associated with conventional and atypical antipsychotics: a population-based case-control study. Pharmacotherapy 28:27–34, 2008

Koller EA, Cross JT, Doraiswamy PM, et al: Pancreatitis associated with atypical antipsychotics: from the Food and Drug Administration's MedWatch surveillance system and published reports. Pharmacotherapy 23:1123–1130, 2003

Manu P, Correll CU, Wampers M, et al: Dysmetabolic features of the overweight patients receiving antipsychotic drugs: a comparison with normal weight and obese subjects. Eur Psychiatry 29:179–182, 2014

Muddana V, Whitcomb DC, Papachristou GI: Current management and novel insights in acute pancreatitis. Expert Rev Gastroenterol Hepatol 3:435–444, 2009

第六部分

伴急性行为紊乱的
精神病患者的治疗

第 36 章

激越与谵妄

Katherine S. Lerner，M.D.

激 越

■ 临床表现

激越是指过激的言语和（或）行为活动，包括攻击、好斗、喊叫、过度活动和脱抑制等一系列行为。激越的患者因为不合作、过度活动、言语污秽、脱抑制而很难照料。激越是一种最常见于老年患者的症状，他们往往同时患有共病，包括痴呆以及听觉、视觉、语言、认知和身体损害，这更可能增加激越的风险。

激越往往是某些潜在疾病的表现，其病因并不会直接显露出来。患者的行为可能是有目的或无目的的，可能表现为徘徊、拔输液管、拒绝治疗、好斗、言语苛刻、焦虑、兴奋或易激惹。因为激越行为很难劝解、具有破坏性且常常不安全，因此可能影响医患之间治疗的联盟关系。

■ 鉴别诊断

导致激越的因素很多，可以是单一因素，也有联合因素（表36-1），包括多种躯体疾病，如心脏或肺部问题引起的感染、疼痛

表 36-1　急性激越病因学的鉴别诊断

药物因素	毒物代谢
戒断综合征：有癫痫发作的风险	心脏问题
药物反应	内分泌因素
处方药	**神经系统疾病**
急性肌张力障碍：呼吸肌麻痹风险	癫痫：跌倒风险
恶性综合征：肾衰竭风险	脑外伤后遗症：颅内出血风险
静坐不能：随抗精神病药物进一步	**精神疾病**
治疗有病情恶化的风险	精神病性障碍
抗胆碱能谵妄	躁狂发作
药物交互作用	激越性抑郁
违禁药物	紧张症
非处方药	谵妄（应该寻找躯体病因）
中药或其他非标准"药物"	痴呆
躯体疾病	
感染	

来源：Adapted from Manu P, Suarez RE, and Barnett BJ（eds）：Handbook of Medicine in Psychiatry. Washington, DC, American Psychiatric Publishing, 2006, p. 495. Used with permission. Copyright © 2006 American Psychiatric Publishing.

或缺氧。此外，激越也可以是药物或违禁药、药物间相互作用或药物戒断所引起的症状。

引起激越的各种疾病可能会混淆在一起。例如，精神科患者服用抗精神病药物可能产生**药物副作用**，如静坐不能、5-羟色胺综合征、抗胆碱能症状群或恶性综合征（NMS），这些问题可能同时与**精神疾病或谵妄**引起的激越相重叠。因躯体疾病住院的患者可能会由于**感染**或**某些疾病**或服用某些**药物**而使谵妄和激越的发生风险增加。

激越可能是由躯体疾病引起的，也可能是疼痛或其他躯体不适情况所致，如饥饿、便秘或睡眠剥夺。应该排除与激越高度相关的躯体问题，包括**缺氧、代谢障碍**和**感染**。加重激越的多种躯体疾病有着共同的表现，包括烦恼、焦虑、交感神经兴奋性增强、警觉性增高和某些类型的疼痛。

神经系统疾病经常伴有激越，例如，几乎所有**急性脑损伤**的患者都会表现出活动增加，特别是在创伤后的遗忘期间。这种激越对患者来说是非常危险的，因为它会增加大脑的代谢需要，加重颅内压增高，此时发生脑水肿的风险最大。**谵妄**患者也常常有激越表现。因此，医生必须在明确谵妄病因和治疗前尽快控制相关的激越，以预防继发性损害。**痴呆**是认知功能进行性恶化的疾病，经常伴有激越。如果患者有暴力行为或自理能力差，痴呆引发的激越可能会成为急症。激越的程度往往提示认知损害的严重程度。痴呆伴随的激越具有某些特征性行为，如攻击、好斗、激惹、睡眠障碍、辱骂和无目的漫游。**颞叶癫痫**的患者在发作期间或发作后可有激越和攻击行为。

有**感觉损害**（如视觉、听觉、运动觉）的患者更容易出现激越。痴呆患者可能难以理解感觉刺激，从而导致对环境刺激的误解而引起激越。例如，在重症监护情况下，患者与工作人员的频繁接触会导致过度刺激和感觉超负荷，同时有视觉、听觉超负荷和睡眠模式紊乱，这时激越就比较常见。激越也可见于有视觉损害的患者，由于躯体疾病或者未戴眼镜，患者可能会对周围环境产生误解；而有听力障碍，没有戴助听器或患有耳痛的患者，可能会因为难以理解他人的话而感到困难，并产生孤独感。

由于言语交流困难造成挫败感时，也会出现激越，如**失语症**、**构音障碍**或**语言障碍**。痴呆或严重的精神发育迟滞或其他发育障碍患者，激越可能是不能用语言表达情感和需求的一种方式。

药物作用、副作用、戒断和**中毒**是精神科激越的常见原因。使用违禁药物、非处方药、草药制剂和处方药，以及接触环境中有毒的化学物质（如杀虫剂）都可以引起激越。因此获取可能引起激越的服药史和物质滥用史或依赖史是非常重要的。老年患者往往对药物的不良反应更敏感，特别容易产生激越和谵妄症状。这种敏感性增加的部分原因在于肾小球滤过率下降、水溶性药物排泄减少，或体脂的减少导致脂溶性药物存储的增加。

违禁物质包括乙醇、可卡因、致幻剂、γ-羟基丁酸盐（GHB）

和盐酸苯环己哌啶（PCP）是激越的潜在原因。PCP 可使患者出现怪异、攻击和暴力行为，并使患者的疼痛阈值增加。这些特征从临床处理的观点来看是很重要的，因为 PCP 中毒的患者常常为了挣脱束缚采取严重的自伤行为。

服用典型抗精神病药物或选择性 5- 羟色胺再摄取抑制剂（偶见）的患者可出现静坐不能（锥体外系症状之一），表现为难以忍受的坐立不安和急躁。激越也可伴有其他锥体外系症状，如急性肌张力障碍或 5- 羟色胺综合征，这种情况多见于联合应用 2 种或 2 种以上 5- 羟色胺能药物的患者。恶性综合征（NMS）常常是致命的，医生应予以高度注意，患者多表现为发热、强直、自主神经功能紊乱和急性精神状态改变。NMS 多由抗精神病药物引起，亦可能是各种止吐药如异丙嗪、甲哌氯丙嗪和胃复安所致。服用镇静或催眠药的患者，可能因为矛盾的脱抑制而变得激越。某些药物如类固醇、抗胆碱能药物、β - 肾上腺素能激动剂、多巴胺能药物、兴奋剂、咖啡因和左旋多巴都可因其不良反应或中毒（过量使用）而产生激越。最后，医生还要考虑**药物间的相互作用**和**用药错误**的可能性。尤其是在老年患者中，多重用药和药物间的交互作用是激越的重要原因。

所有具有乙醇、苯二氮䓬类或巴比妥类药物使用史的患者，如果出现激越都必须考虑与戒断有关。对于一个酒精依赖患者，突然停饮 6 ～ 12 小时内可出现焦虑、震颤、心动过速、血压升高和恶心呕吐症状，并可能进一步发展为震颤谵妄等危及生命的戒断综合征。苯二氮䓬类药物因其各自药代动力学特征不一样，其戒断反应可发生在不同的时间段。同样，全面采集用药史（包括处方药和非处方药）将有助于确定发生戒断症状的可能性。

激越是一种非特异性的综合征，可见于任何一种精神疾病，包括心境障碍、精神病障碍、焦虑障碍以及人格障碍。各种行为表现无论是随意重复运动还是有目的的动作，在精神疾病中都考虑为激越。特别是老年患者容易出现**激越性抑郁**，表现为不停地走动或其他坐卧不安的行为。抑郁症或精神病患者发生的**紧张症**，其临床表现非常突出，患者重复、无目的地运动，如不停地踱步或转圈，可持续数小时。紧张型精神分裂症常表现为不语，患者与医生之间无法进行语言交流。**精神疾病**或**间歇暴发性精神障碍**的相关激越可能表现出更多有目的的言语和活动，这种情况有时很危险，例如患者可能发出尖叫淫秽的语言并投掷椅子，或者在未被激怒的情况下突然用拳头攻击最近的人。类似有目的的行为也可见于**边缘型人格障碍**，亦被称为激越行为。这类患者在日常接触中可见强烈的对立行为，伴有明显的情绪波动和情感暴发，可引起冲动行为如吼叫、摔东西或摔门，甚至出现危及生命的自残行为。惊恐发作或其他严重焦虑的患者常感到自己被困在某一特殊环境，因此会疯狂地竭力逃离。躁狂发作患者会持续进行有目的的行为，如一直走数十里不停或连续数天不间断地做一件事情。

■ 风险分级

发生激越的高风险因素包括痴呆、谵妄、严重神经系统疾病、药物或乙醇戒断反应、在重症监护室接受治疗以及开始使用某种新药。老年患者激越的发生率较高。激越越严重，环境越不受控制，往往越容易对患者和旁观者造成身体伤害。对于潜在的、紧急危及生命的激越的鉴别诊断非常重要，包括物质使用、药物戒断、急性肌张力障碍（可累及呼吸肌）、NMS、脑外伤、急性感染（如脑炎）、心血管急症和一些代谢性疾病。以上情况的激越必须尽快控制，通过医学评估确定是否需要到急诊科进一步评估。精神发育迟滞、发育残疾或痴呆的激越患者必须进行全面检查，以发现潜在的内科或外科疾病，特别是急性激越发作患者更要关注。

■ 精神科评估与处理

无论是对激越患者还是医生来说，创造和保持一个安全的环境都是很重要的。旁观人员应当离开，也应该清除潜在的危险物品。如果有必要，医生在接诊激越患者时应寻求帮助，因为可能需要更多人来安全地实施治疗，即可能需要"强大的力量"。如果怀疑患者存在内科急症，当时又不具备健全的医疗环境，那么就需要救护车转送患者到急诊科。治疗过程中，保证安全是首要的。因此，有时会采用隔离和约束手段，患者可能并不喜欢这种方式，但对患者本身、医护人员或其他患者的安全来说都有必要。约束患者使用的工具越少越好，约束时间也应尽量缩短。在约束过程中，应该持续观察患者的情况，定期检查患者的生命体征，以及是否舒适和安全，如呼吸是否顺畅、四肢是否紧固、头部是否抬高，以防止窒息。对无法正常交流的患者必须进行全面评估，卧床患者必须间断翻身，以防褥疮发生。

医生应尽量在短时间内多方面（如工作人员或其他目击者、患者的病历和医疗检查记录）收集重要信息，并形成可能的假设。鉴别诊断确定需要做哪些检查以及考虑哪些治疗。要谨慎检查患者最近是否服用可能引起激越的药物。如果怀疑患者服用违禁药物，应该进行毒理学筛查。

快速的药物干预往往很有必要（Zun 和 Downey，2008），理想的治疗是既能控制激越行为，也可治疗原发疾病。例如，肌内注射齐拉西酮治疗精神分裂症，肌内注射地西泮治疗惊恐发作。在临床中最安全最常用的镇静药物是氟哌啶醇和劳拉西泮。这些药物既可单独使用，也可交替或联合使用。一些研究表明联合治疗比单独治疗效果更为快速有效。这两种药物都可以口服或肌内注射，当一个极度激越的患者不能配合服药时，往往需要采取肌内注射的方法。口服 / 肌内注射氟哌啶醇的标准剂量范围是 0.5 mg（年老体弱患者）到 5 mg（年轻、体健、有潜在激越危险的精神疾病患者），这一剂量范围耐受性较好，且能够有效治疗痴呆、谵妄以及躯体疾病引起的激越，同时也可用于控制精神疾病患者的激越。氟哌啶醇能引起 QTc 间期延长，所以应慎用于心血管疾病高危因素的患者（Harvey 等，2004）。劳拉西泮一般的剂量范围是 1 ~ 2 mg（年老体弱的患者可用 0.5 mg），可用于疑有乙醇或苯二氮䓬类药物戒断反应和有癫痫发作倾向的患者。根据临床需要，氟哌啶醇和（或）

劳拉西泮的连续给药间隔时间为 1 ～ 2 小时，首次 12 个小时治疗
最多可给 6 次（Battaglia 等，1997）。

美国急诊精神病学协会（American Association of Emergency
Psychiatry）在激越的评估与治疗最佳实践（best practices in evaluation
and treatment of agitation，BETA）项目中概述了激越的急救治疗模
式（Nordstrom 等，2012），目的是制定有效的治疗指南，并把重
点放在患者的安全和最大利益上。急诊精神病学的基本指导方针是
首先要根据症状排除躯体病因，然后迅速稳定急性危机，避免采取
强制措施，应用最少的约束治疗，形成治疗联盟。然后，可以制定
适当的处置方案和后续的治疗计划。以前的指南倾向于"约束和使
用镇静药物"。BETA 项目认为激越有许多原因，治疗也是多样的，
药物治疗只是其中的一部分。激越指南涉及分类、诊断、镇静技术
和药物选择。有些激越患者仅仅通过语言就能恢复平静，有些患者
则需要药物治疗。

对于痴呆患者，工作人员或其他照料者应该安排一个可控的
及安全监测的环境；定位和提醒患者所需的东西；在患者房间提供
定向的线索，如熟悉的物品、日历、钟表；建立一个可靠的日常活
动、饮食、服药和就寝规范；并且定期检查视觉、听觉和痛觉。

易受刺激的患者应尽量减少环境刺激，如单独在自己的房间用
餐，在安静的环境中睡觉。如果患者有明显的兴奋躁动、精神病症
状或偏执并有暴力行为的风险，医生应对患者的攻击性提前给予镇
静对症处理。如早期发现激越或攻击行为，应予以强制治疗甚至隔
离或约束，以防激越升级。

对于静坐不能导致的激越，应该减少或停用可能导致静坐不能
的所有抗精神病药物。在没有禁忌证（如低血压和心动过缓）的情
况下，可以选择劳拉西泮和（或）普萘洛尔（心得安）来治疗。静
坐不能往往需要数周治疗才能缓解。

一旦激越患者得到安全控制后，可能需要进一步评估以明确激
越的病因。评估的内容包括多项实验室检查（排除毒物代谢过程、
电解质失衡和药物滥用）、神经影像学和脑电图检查。对患者进行

阶段性评估是比较明智的做法，可通过多次"神经系统检查"来评估神经系统功能，例如使用临床酒精戒断状态评估量表（Clinical Institute Withdrawal Assessment for Alcohol，CIWA-Ar；Sullivan 等，1989）、或临床苯二氮䓬类药物戒断状态评估量表（CIWA-B；Busto 等，1989）来评估戒断症状。患者可能需要被转移到更安全的环境，如隔离区或其他科室（如急诊科或有自动监测的病房）。

　　当怀疑激越可能由躯体或神经系统疾病导致时，临床医生可能希望咨询专业医生或转到急诊科进一步评估。

谵 妄

■ 临床表现

　　谵妄是一种意识障碍和对周围环境的认知障碍，可能与一种或多种因素有关，如严重或慢性疾病、急性感染、术后、药物改变、使用违禁药物或酒精依赖。主要以精神状态或注意变化和波动为特征。谵妄患者通常注意力不集中，注意维持和注意转移能力下降，也会有认知的改变，如记忆障碍以及时间或地点定向障碍；语言障碍，如构音障碍、言语异常；知觉障碍，如幻觉；不自主运动，如颤抖或摸索衣服；情绪突然变化；破坏或暴力行为。显然，激越和谵妄有一些相同的症状。尽管痴呆患者也可能出现谵妄，但不应该将两者混淆起来。谵妄发作的时间较短，通常持续数小时到数天，一天的病情可以时轻时重，有时患者可以没有任何症状。谵妄症状包括定向障碍、情绪不稳定、睡眠紊乱、思维障碍、记忆障碍和妄想（Meagher，2001）。与此相反，痴呆是智力功能和记忆数月至数年的进行性变化。

　　如前面所述，谵妄会导致意识范围缩小。患者表现为无法集中注意在一个话题上，经常走神，持续性言语，容易被不重要的事情分心或表现为退缩，与环境很少或没有互动。认知障碍可表现为记忆力减退，通常是近事遗忘；时间和地点定向力障碍；回忆单词困难（命名困难）；思维散漫（言语紊乱）；理解力下降；阅读和写作困难（书写困难）。行为改变可能表现为坐立不安、激越或行为冲动。谵妄的其他表现还有幻觉、睡眠节律紊乱（睡眠-觉醒周期颠倒）和极端的情绪，如恐惧、愤怒和抑郁，也可能存在神经系统异常，如震颤、肌阵挛、扑翼样震颤、腱反射和肌力的改变。

谵妄也可表现为精神运动性障碍，如精神运动性兴奋、精神运动性抑制或二者混合存在。精神运动性兴奋表现为静坐不能或好斗，而精神运动性抑制则表现为情感淡漠、昏睡和嗜睡。这两种类型均存在混合状态（Wong 等，2010）。

■ 鉴别诊断

我们应当及时处理谵妄的各种潜在病因，因为如果这些病因未被识别并紧急处理，可能会给患者带来不可逆的损害（Toor 和 Liptzin，2013）。需要与谵妄鉴别诊断的疾病包括但不限于痴呆（血管性痴呆、Lewy 体痴呆和阿尔茨海默病）、抑郁、焦虑、轻躁狂、精神分裂症、木僵和昏迷（Meagher，2001）。如果这些主要的病因被排除，临床医生可以查找这种精神状态改变的其他躯体因素（表 36-2）。

几乎所有的药物都可能引起谵妄，但是具有抗胆碱能副作用的药物与谵妄综合征密切相关（表 36-3）。老年患者更易于由药物引起谵妄，因为随着年龄的增长，药物在体内的分布和代谢会发生变化，并且药物排泄也会延迟，从而导致毒素蓄积并很快分布至各个系统。

由于谵妄与许多精神疾病的症状相重叠，因此，谵妄与痴呆、抑郁、焦虑和其他精神病应加以鉴别。与谵妄患者相比，痴呆患者意识清晰，认知功能短期内不会出现明显的波动。但谵妄与痴呆可以共病，对有明确痴呆病史的患者，如果出现认知功能急剧下降，很可能是新发的躯体疾病导致的谵妄（Torpy 等，2010）。

弥漫性路易体病（Lewy 体痴呆）表现为帕金森综合征和幻视，特别值得注意的是，该病的主要诊断标准就是意识水平波动，但缺乏躯体原因来解释谵妄。谵妄与 Lewy 体痴呆的鉴别诊断十分

表 36-2　谵妄的病因

急性病因	其他的重要病因
心肺疾病 　心肌梗死、休克、心律失常、高血 　压脑病、肺栓塞、呼吸衰竭、一 　氧化碳中毒	代谢紊乱 　电解质和酸碱失衡，肾或肝衰竭 内分泌（胰腺、甲状腺、垂体）障碍 维生素缺乏
神经系统疾病 　蛛网膜下腔出血、硬膜下血肿、创 　伤性脑损伤	维生素 B_{12}、叶酸 原发性或转移性肿瘤 其他神经病因
戒断症状 　镇静催眠药、乙醇	卒中、癫痫 胃肠道、泌尿生殖器的障碍
感染 　脑炎、脑膜炎、肺炎、败血症、尿 　路感染	严重的粪便阻塞，严重尿潴留 血管炎 疼痛
接触毒物 　违禁药物（可卡因、致幻剂）农药、 　化学溶剂、药物	未缓解的疼痛或应有止痛药并 　发谵妄
硫胺素缺乏症 　韦尼克（Wernicke）脑病	

来源：Adapted from Manu P, Suarez RE, and Barnett BJ（eds）：Handbook of Medicine in Psychiatry. Washington, DC, American Psychiatric Publishing, 2006, p. 507. Used with permission. Copyright © 2006 American Psychiatric Publishing.

表 36-3　可诱发谵妄的常见药物

镇痛药：阿片类、非阿片类 抗心律失常药物：胺碘酮、利多卡因 平喘药：氨茶碱 抗生素和抗真菌药：两性霉素 B、 　环丙沙星 抗胆碱能药物：苯托品、苯海拉明 抗惊厥药物：苯巴比妥 抗抑郁剂：阿米替林、丙米嗪	抗高血压药物：钙离子通道阻断剂、 　甲基多巴、心得安 抗帕金森药物：金刚烷胺、左旋多巴 抗精神病药物：氯丙嗪、硫利达嗪 皮质类固醇：泼尼松 地高辛 胃肠道药物：西咪替丁、胃复安 锂盐 镇静催眠药：苯二氮䓬类药物

来源：Adapted from Manu P, Suarez RE, and Barnett BJ（eds）：Handbook of Medicine in Psychiatry. Washington, DC, American Psychiatric Publishing, 2006, p. 508. Used with permission. Copyright © 2006 American Psychiatric Publishing.

重要，因为使用神经阻滞剂治疗谵妄会加重 Lewy 体痴呆。

　　抑郁症的症状与活动减少型谵妄相似，如精神运动迟缓、淡漠、疲乏和快感缺失。与谵妄的不同之处在于，抑郁症患者的症状是逐渐出现的，并且患者意识清晰，认知功能和注意力损害也较轻（Meagher，2001）。焦虑的患者类似于活动亢进型谵妄，两者均表现为自主觉醒水平和精神运动性激越增加。这两种疾病鉴别是非常重要的，因为焦虑常使用苯二氮䓬类药物治疗，而这类药物会进一步加重谵妄患者的临床状况。躁狂发作或精神分裂症失代偿急性精神病也可能类似于活动亢进型谵妄。继发于精神疾病的患者多表现为妄想和幻听，而幻视则更多见于可引起谵妄的多种躯体疾病。

■ 风险分级

　　基线和促发因素导致谵妄是一个累积的形成过程（表 36-4）。医生应该从患者那里获得相关的病史，如果患者不能够提供详细的病史，要从可靠的家庭成员或者主要的照料者那里获取。病史应该包括病程、严重程度和精神症状的波动状况。另外，还要收集患

表 36-4　谵妄的风险因素和诱发因素

风险因素	诱发因素
认知功能损害	谵妄发生前 24～48 小时用了三种以上新药物
血尿素氮 / 肌酐升高	营养不良
严重的合并症	留置导尿管
高龄	医源性并发症（药物副作用、院内感染、跌伤、褥疮）
发热	
既往谵妄发作史	
乙醇 / 药物依赖或戒断	

来源：Adapted from Manu P，Suarez RE，and Barnett BJ（eds）：Handbook of Medicine in Psychiatry. Washington，DC，American Psychiatric Publishing，2006，p. 509. Used with permission. Copyright © 2006 American Psychiatric Publishing.

者既往的躯体及手术史，目前的躯体问题、外伤史、用药情况（包括近期剂量的变化）、饮酒和药物滥用史。询问症状时应重点集中于头痛、发热、感觉和运动变化（包括步履困难、共济失调）、大小便改变、恶心、呕吐或晕厥/临界晕厥。此外，应该测量生命体征，并进行全面的躯体及神经系统检查。全面的精神状况检查也是必要的，包括认知功能的评估，如定向力、注意力（向前数字广度测验或序列 7 秒测试）和记忆力（短期延迟后回忆三个单词），可以用简易智力状况量表（mini-mental state examination，MMSE；Folstein 等，1975）和（或）意识模糊评定方法（confusion assessment method，CAM；Inouye，2003）进行评估，包括发作症状的严重程度、日常行为的变化、注意力不集中、思维紊乱和意识状态变化。

■ 精神科评估与处理

图 36-1 是谵妄患者的评估与治疗流程。初期评估应包括常规的实验室检查、心电图、尿常规、胸片、血常规、尿毒理学筛查和血清药物水平测定，以便发现谵妄的潜在病因。确定谵妄的病因是主要目标，以帮助患者尽可能恢复其基线功能水平。

应尽可能避免使用抗胆碱能药物、麻醉药或苯二氮䓬类药物。维护环境时应该注意对一天的时间给予恰当的提示（如钟表、窗户、灯光、日历），并摆放家里熟悉的物品。此外，应当尽可能减少注意分散和束缚，要限制噪音但不要绝对的安静。应当鼓励这些患者使用眼镜和助听器。尽量不使用静脉针、导尿管或躯体约束。

在药物治疗方面，如果患者的谵妄不是乙醇或苯二氮䓬类药物戒断所致，那么高效价的丁酰苯类药物如氟哌啶醇或氟哌利多可以控制谵妄患者的精神病性症状和激越行为。由于氟哌啶醇的抗胆碱能作用、镇静作用以及心血管方面的副作用很少，因此常作为控制谵妄的一线药物。氟哌利多的效价更高，起效快，镇静作用更强，较少引起锥体外系症状，但它可能更多地引起体位性低血压和 QTc 间期延长。

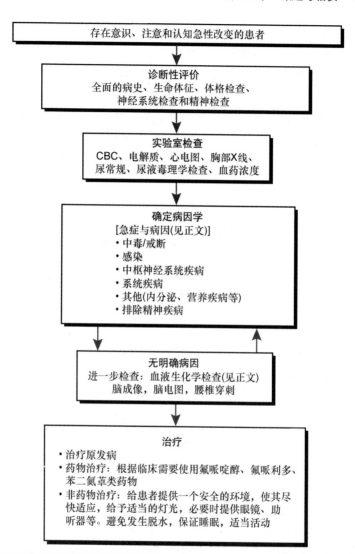

图 36-1　谵妄患者的评估与治疗规则

注释：CBC，全血细胞计数
来源：Reprinted from Manu P，Suarez RE，and Barnett BJ（eds）：Handbook of Medicine in Psychiatry. Washington，DC，American Psychiatric Publishing，2006，p. 511. Used with permission. Copyright © 2006 American Psychiatric Publishing.

建议治疗开始时使用小剂量氟哌啶醇，特别是老年患者，即使是耐受性较高的年轻患者也要从小剂量开始。注意"小剂量开始，缓慢加量"的原则，因为虽然随后要达到治疗谵妄的剂量，但如果剂量过大，药物难以清除，可能导致过度镇静并影响呼吸功能。较严重的激越患者可能需要较高剂量，也可能需要肠外给药，并在15～30分钟内达到血清浓度峰值。当谵妄控制以后，根据患者发作的严重程度，应当逐渐减量并在1周后停用抗精神病药物，以避免神经阻滞剂长期暴露的副作用。

虽然目前的药理学标准还是使用高效价抗精神病药物治疗谵妄，但新的非典型抗精神病药物锥体外系副作用较小，在谵妄的长期治疗中可能比传统抗精神病药物更有优势。迄今为止，已有一些关于利培酮、奥氮平、喹硫平和齐拉西酮的病例报道和回顾性研究，提示这类药物治疗谵妄是有效的。当抗精神病药物不能控制与谵妄有关的激越时，电休克治疗可能是一种有价值的选择（Nielsen 等，2014）。

如果谵妄归于乙醇或苯二氮䓬类药物戒断所致，那么应该选用苯二氮䓬类药物治疗。这类药物的副作用包括镇静、呼吸抑制、共济失调、遗忘、反常地脱抑制、躯体依赖和戒断反应，同时也有可能加重谵妄。苯二氮䓬类药物有益于减轻焦虑和激越，起效快，半衰期短，对肝功能异常的患者也是安全的。劳拉西泮可以口服、肌内注射或静点给药。根据患者的镇静程度，初始剂量可以重复或每30～60分钟加倍给药，以达到预期的治疗效果。

经过基本评估后，如果仍未找到谵妄的原因，应该对患者的病史和躯体情况做进一步评估，包括血液生化检查，如甲状腺功能、维生素 B_{12} 和叶酸水平、重金属测定、梅毒、尿卟啉试验及 HIV 检测。如果患者有明确的跌倒、外伤史或神经系统症状，或者体格检查时有局部发现，应进行脑影像学检查。发热患者找不到其他感染病灶时，有必要做腰穿检查。另外，脑电图常作为谵妄的标准化诊断检查，因为在谵妄或痴呆患者中都可能观察到脑电图的广泛性慢波图形。

■ 参考文献

Battaglia J, Moss S, Rush J, Kang J et al: Haloperidol, lorazepam, or both for psychotic agitation? A multicenter, prospective, double-blind, emergency department study. Am J Emerg Med 15(4):335–340, 1997

Busto UE, Sykora K, Sellers EM: A clinical scale to assess benzodiazepine withdrawal. J Clin Psychopharmacol 9:412–416, 1989

Folstein MF, Folstein SE, McHugh PR: "Mini-mental state": a practical method for grading the cognitive state of patients for the clinician. J Psychiatr Res 12:189–198, 1975

Harvey AT, Flockhart D, Gorski JC, Greenblatt DJ et al: Intramuscular haloperidol or lorazepam and QT intervals in schizophrenia. J Clin Pharmacol 44(10):1173–1184, 2004

Inouye SK: The Confusion Assessment Method (CAM): Training Manual and Coding Guide. New Haven, CT, Yale University School of Medicine, 2003

Meagher D: Delirium: the role of psychiatry. Advances in Psychiatric Treatment 7:433–442, 2001

Nielsen RM, Olsen KS, Lauritsen AO, Boesen HC: Electroconvulsive therapy as a treatment for protracted refractory delirium in the intensive care unit—five cases and a review. J Crit Care 29(5):881.e1-6, 2014

Nordstrom K, Zun LS, Wilson MP, et al: Medical evaluation and triage of the agitated patient: consensus statement of the American Association for Emergency Psychiatry Project BETA Medical Evaluation Workgroup. West J Emerg Med 13(1):3–10, 2012

Sullivan JT, Sykora K, Schneiderman J, Naranjo CA et al: Assessment of alcohol withdrawal: the revised clinical institute withdrawal assessment for alcohol scale (CIWA-Ar). Br J Addict 84:1353–1357, 1989

Toor R, Liptzin B: Hospitalized, elderly, and delirious: what should you do for these patients? Curr Psychiatry 12(8):10–18, 2013

Torpy JM, Burke AE, Glass RM: JAMA patient page. Delirium. JAMA 304(7):814, 2010

Wong CL, Holroyd-Leduc J, Simel DL, et al: Does this patient have delirium?: value of bedside instruments. JAMA 304(7):779–786, 2010

Zun LS, Downey LA: Level of agitation of psychiatry patients presenting to an emergency department. Prim Care Companion J Clin Psychiatry 10(2):108–113, 2008

第 37 章

无反应患者

Christopher Barsi，M.D.　　Benjamin Greenblatt，M.D.，FACEP
Raymond E. Suarez，M.D.

■ 临床表现

无反应患者有多种症状表现，从昏迷到意识损害到紧张症。在这些症状中**昏迷**是最受关注的，昏迷表示患者对言语或痛苦刺激无反应。以前曾用**昏睡**和**恍惚**（stupor）之类的术语描述意识障碍，应避免使用这些不准确的术语（Han 和 Wilber，2013）。相反，临床医生应观察并描述患者对言语和伤害刺激的反应。

掌握意识的两个要素—觉醒和唤醒—有助于临床医生在无反应患者中找到病理学原因（Han 和 Wilber，2013）。唤醒，即觉醒的能力，由位于脑干的上行网状激活系统维持觉醒。上行网状激活系统损伤的患者出现嗜睡和无反应。在昏迷的患者中，必须立即确定或排除脑干损伤。相反，觉醒而无反应的患者表现出意识**内容**障碍（如警觉性）。由于警觉是整个大脑皮质功能的表现，除非损伤部位较为广泛，否则确定损伤部位是十分困难的。

■ 鉴别诊断

与其他患者一样，精神病患者急性无反应的三个最主要的原因是中毒、糖尿病失调和创伤（Moore 和 Wijdicks，2013）。在评估精神病患者时，医生必须系统地排除导致患者无反应的躯体因素，而精神疾病的病因通常是排除性诊断（表 37-1）。在精神病患者中，药物反应可能更常见，包括神经阻滞剂恶性综合征和 5-HT 综合征，因为精神疾病患者对这些药物往往接触最多，药物是这些问题的元凶。

■ 风险等级

患者反应的急剧变化提示高发病率和高死亡率的风险。对于反应能力急剧变化的大多数患者，包括表 37-2 "急诊评估"（emergent evaluation）中列出的所有具有高风险特征的患者，应对其进行潜在的躯体疾病评估。如果患者满足所有 "紧急评估"（urgent evaluation）标准且不满足任何一条 "急诊评估" 标准，则家属可以考虑在精神科或门诊继续观察。

表 37-1　无反应精神病患者的鉴别诊断

原发性脑病	药物过量中毒（苯二氮䓬类、阿司匹林、乙醇、巴比妥类、三环类抗抑郁药、可卡因、锂盐、抗精神病药、抗惊厥药、阿片类）
创伤（包括隐匿的）	
脑血管意外	
脑实质内出血	
蛛网膜下腔出血	
缺血性卒中（半球、脑干）	药物反应（抗精神病药恶性综合征，5-HT 综合征）
感染（脑炎、脑脓肿、脑膜炎）	体温异常
肿瘤	维生素缺乏（韦尼克脑病）
癫痫（无抽搐的癫痫持续状态，癫痫发作后状态）	败血症
系统性疾病	精神疾病
心脏停搏（心肌梗死、心律失常）	紧张综合征
低血压	转换障碍
缺氧	心因性昏迷
代谢紊乱（低血糖、高血糖、钠失衡、高钙血症、肝性脑病、尿毒症、内分泌疾病、高碳酸血症）	分离障碍
	诈病

表 37-2　无反应精神病患者的风险等级

紧急评估	急诊评估
慢性病程	急性发病
生命体征平稳	生命体征异常
建立无反应特征的精神病学诊断	头部创伤
	躯体共病

■ 精神科评估与处理

正如"鉴别诊断"部分所述，所有急性起病的患者应立即进行潜在的躯体疾病评估。最好将患者转至急诊科（ED）稳定病情并估计威胁生命或虚弱原因后完成评估。转诊建议的一个例外是患者反复出现无反应的发作，且不归因于躯体问题。应向急诊医生口头描述转诊前的事件，并且将相关文件与患者一同送到急诊室。先前的症状（例如：胸痛、头痛、发热、呼吸短促、中毒的可能、创伤）、既往躯体疾病史和手术史，及目前使用的药物和过敏症等都是需要提供给急诊科医生的重要信息。目击者或家属提供的病史也有助于明确无反应的病因。

图 37-1 对无反应的精神病患者的快速评估和治疗流程做了概述。医生必须首先通过分级刺激（Sharshar 等，2014）确定反应能力，从声音刺激开始，继而进行伤害性刺激（按压甲床或摩擦胸骨），必要时进行脑干反射检查。临床医生应注意患者的语言反应、姿势、睁眼和注意持续时间。

如果是无反应患者，临床医生应立即对患者的气道、呼吸及循环系统（即 ABCs）进行评估。新近的美国心脏学会（American Heart Association）基本生命支持指南建议首先检查脉搏，然后检查呼吸道是否通畅，之后评估呼吸，区分常规呼吸模式、潮式呼吸（呼吸在过度通气和通气不足之间波动）和不规律的呼吸（Sinz 和 Navarro，2011）。通常，如果患者能够发声，说明他（她）的气道通畅，呼吸正常。对于无反应、呼吸暂停并且无脉搏的患者，应假设患者

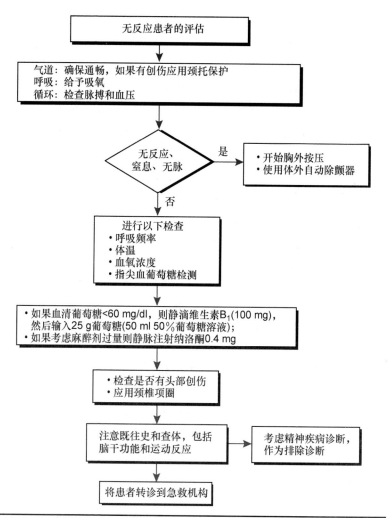

图 37-1　无反应精神病患者的评估

心脏骤停。治疗团队应立即启动心肺复苏，使用体外自动除颤器，并拨打 120（在美国拨打 911）把患者立即转移到最近的急诊科。应该由训练有素的高级生命支持团队来转送患者。

在快速评估患者的 ABCs 后，医生应尽快测量患者的生命体征，用血氧仪测量血氧饱和度，并采取指尖血测试血糖。心率异常的患者需要做心电图（ECG）评估。心电图异常表明需要在内科进行心脏评估。体温过低或高热的患者必须转送到相应的诊室，这些患者可能被诊断为败血症、药物中毒、黏液性水肿性昏迷、神经阻滞剂所致的恶性综合征或中枢神经系统感染。若指尖血糖测试显示血糖水平显著高于正常血糖值，则表明有糖尿病酮症酸中毒或高渗性昏迷的可能。对于所有低血糖的患者或糖尿病患者血糖低于正常水平，医生应该给予葡萄糖和维生素 B_1。伴有营养不良的酗酒患者维生素 B_1 储存不足，因此必须在补充葡萄糖时给予维生素 B_1，以预防韦尼克脑病（Han 和 Wilber，2013）。

一旦确定患者血流动力学稳定，医生应该检查患者是否有头部创伤的迹象，如乳突瘀斑（Battle 征）、熊猫眼（提示前颅窝基底部骨折）、外部伤口或青肿。如果患者有头部创伤，应使用颈椎项圈予以固定。任何疑似因头部创伤无反应的患者都应该进行头颅检查，以排除硬膜下血肿、硬膜外血肿、蛛网膜下腔出血、颅骨骨折和（或）脑疝的可能。

随后医生应该进行有针对性的躯体检查，精神科医生须特别注意头颈部的受限情况、胃肠中毒表现和肝病、皮肤检查及神经系统疾病的病理性体征。头颈部检查会提供许多危及生命的疾病线索，通过患者的呼吸可以判断是否为酒精中毒、尿毒症或肝病。眼底检查可以发现高血压性脑病。简单的皮肤检查可以发现物质滥用者皮下注射留下的针孔痕迹或某些感染性疾病的特异性皮疹。神经系统检查应包括脑干功能和运动反应（Sharshar 等，2014）。

瞳孔大小和反应可以鉴别疾病的病因。瞳孔缩小表明丘脑损伤或代谢障碍。单侧、固定、散大的瞳孔常提示脑疝形成及同侧第三对颅神经麻痹。针尖样瞳孔常为交感神经传导通路阻断，常见于脑桥损伤。另外，阿片类物质中毒时也会呈针尖样瞳孔。阿片类药物拮抗剂纳洛酮可治疗呼吸频率低、针尖样瞳孔或注射毒品的患者。所有无反应的患者都应避免使用大剂量纳洛酮，因为有可能发生肺水肿、癫痫、心律失常和心脏骤停等罕见并发症。双侧瞳孔扩大提示由脑疝、颅内压增高或使用抗胆碱能或拟交感神经作用的药物

（如三环类抗抑郁药）所致。医生在检查瞳孔时，可以同时检查眼球运动。自发性眼球震颤提示大脑半球受损，而脑干功能无损伤。

脑干反射检查可提供昏迷原因的一些信息。医生可测试头眼反应（即玩偶眼睛现象）、角膜反射和咽反射。脑干反射功能障碍强烈提示昏迷是由结构性因素所致。打呵欠和喷嚏所累及的是脑干以上的神经回路，提示脑干功能正常。其他反射如咳嗽、吞咽和膈肌痉挛，在无脑干损伤时也可能存在，所以不能提示预后情况。

运动反应需评估患者的姿势、偏侧化体征和重复运动。正常姿势看起来是舒适的一种身体姿势，表明脑干功能良好。去大脑姿势（下肢伸展、肩膀内收和内旋伴有腕和肘关节伸展）表明脑干受损，大多数情况下是由于两侧中脑或脑桥损伤所致。去皮层姿势（腕和肘关节双侧屈曲伴肩膀内收、下肢伸展）表明在脑干之上受损，通常不需要紧急处理。运动反应的局灶性或偏侧性的损伤可能提示脑卒中。重复刻板的运动可能表明癫痫发作。

检查无反应的患者时，实验室检查需要做全血细胞计数、代谢组学、肌酸磷酸激酶、肌钙蛋白和血氨水平、甲状腺功能检查、动脉血气分析、尿液分析和药物水平检测。合理检测尿液毒物，但其结果必须谨慎解读，因为结果不能提供摄入物质的时间或数量信息。此外，还有很多假阳性或假阴性的结果（Han 和 Wilber，2013）。

抗精神病药所致恶性综合征是精神病患者无反应的原因之一，虽然罕见，但所有服用抗多巴胺能药物的患者都必须考虑这种情况。服用抗精神病药物的患者中，恶性综合征发生率低于 1%。第一代典型抗精神病药物比新的非典型抗精神病药物具有更高的恶性综合征发生风险。恶性综合征表现为精神状态的改变（通常是首要症状），伴随高热、铅管样强直、自主神经系统亢进和肌酸激酶升高（Gurrera 等，2011）。自主神经激活表现有心动过速、血压升高和呼吸急促。

同样，临床医生还要考虑无反应的精神病患者发生 **5- 羟色胺综合征**的可能性。这种情况最常见于两种 5- 羟色胺能药物的合用，特别是选择性 5- 羟色胺再摄取抑制剂和单胺氧化酶抑制剂联用时。

该综合征表现为精神状态改变（包括昏迷）、自主神经功能亢进和神经肌肉异常三联征。自主神经功能亢进表现为体温升高、出汗、心动过速和（或）高血压。肌阵挛是诊断 5- 羟色胺综合征的特异性表现，其他神经肌肉异常包括反射亢进、僵硬和震颤。如果怀疑 5- 羟色胺综合征，医生应停止使用使 5- 羟色胺升高的药物，并用苯二氮䓬类药物对症治疗。赛庚啶可作为中重度 5- 羟色胺综合征患者的解毒剂。

通过全面评估，无反应患者的精神疾病原因仍需加以鉴别。无反应的精神疾病原因通常不涉及昏迷患者。三种精神病学诊断——紧张症、转换障碍和心因性昏迷——可能解释患者的无反应性，特别是那些在精神科住院的患者。只有既往有过类似无反应发作的精神病患者可以在精神科或门诊、病房中继续进行观察。此外，医生应该寻找无反应患者本次发作与之前发作或与已知精神疾病诊断不一致的新表现。

DSM-5（美国精神病学协会 2013）将**紧张症**定义为"在访谈或者检查过程中表现出明显的精神运动性障碍，包括运动活动减少或过度和怪异的活动"。紧张症可能发生在精神分裂症、抑郁症或双相障碍患者中。紧张症有两种表现形式：紧张性木僵或紧张性兴奋。最常见的表现形式是**紧张性木僵**，以不动、缄默、蜡样屈曲、违拗、模仿动作或模仿言语及怪异姿势为特征（Smith 等，2012）。蜡样屈曲是指患者的肢体有抵抗运动的倾向，且可以在某一位置保持很长一段时间，即使这个姿势很不自然，有时甚至很痛苦。**紧张性兴奋**的患者以古怪、无目的、易激惹和激越活动过多为特点。在严重的情况下，紧张性兴奋被称为恶性紧张综合征，并且可能危及生命。它表现为高热和自主神经功能紊乱，包括心动过速、低血压和呼吸急促（Fink 和 Taylor，2009）。对既往没有精神疾病史的患者，临床医生应特别注意发生紧张症的可能性（Smith 等，2012）。如果排除躯体疾病的原因（表 37-3），精神病性紧张症可肌内注射劳拉西泮或电休克治疗。事实上，应用劳拉西泮后症状快速缓解（称劳拉西泮试验）可被认为是诊断性用药（Fink 和 Taylor，2009）。

表 37-3　紧张症的病因

精神疾病	痴呆
双相障碍	发育障碍（如孤独症谱系障碍）
精神分裂症	中枢神经系统结构性损害（如帕金森病、
重性抑郁障碍	脑卒中）
躯体疾病	药物（抗精神病药、双硫仑、类固醇）
癫痫发作	代谢紊乱
脑炎	其他（系统性红斑狼疮）

来源：Data from Smith et al. 2012.

　　转换障碍是一种将心理应激转换为神经症状的精神障碍（表 37-4）。除外其他医学病因后，这种疾病的病理特征是不自主地局限于神经系统症状的心因性躯体功能障碍。转换障碍常见于抑郁症、惊恐障碍、人格障碍或既往有躯体或神经系统疾病的患者。转换障碍年发病率为 0.004% ～ 0.005%；据报道，转换障碍女性与男性的比率为 2：1 至 4：1 不等（Stone 等，2010）。然而，症状常常可以自发缓解，精神科医生也可应用心理治疗技术帮助患者缓解症状。

　　精神科医生必须识别患者是否处于**心因性昏迷状态**，这是一种没有躯体原因的假性昏迷（Young 和 Rund，2010）。心因性昏迷（以前称假昏迷）的诊断依据可以从临床病史中获得，如意识水平的改变源于应激事件。在检查患者时，揭开患者眼睑可见有主动性抵抗，放开双眼睑时快速闭合。当医生轻轻触动患者的睫毛时，双

表 37-4　常见的转换症状

嗅觉丧失	运动障碍
失语	瘫痪
共济失调	强直阵挛性假性癫痫发作
失明	震颤
耳聋	肌无力
癔症球	

来源：Adapted from Stone et al. 2011.

侧眼睑颤动，眼球运动多为快速和突发性。Bell 现象（患者闭眼时眼球向外上方转动）或眼球背离特定的方向转动（经常背离检查者）也是心因性昏迷的一个特征。在检查心因性昏迷患者的肌张力时，患者可能具有主动抵抗现象。患者在床上可以改变自己的体位或进行随意运动。一个简便的测试方法叫作"垂手试验"，医生举起患者的手臂至面部上方（患者处于仰卧位时），松开后患者的手臂会落到身体—侧而不是脸部（Young 和 Rund，2010）。抗焦虑药或抗精神病药治疗有助于该类患者的意识恢复。

■ 参考文献

American Psychiatric Association: Diagnostic and Statistical Manual of Mental Disorders, 5th Edition. Arlington, VA, American Psychiatric Association, 2013

Fink M, Taylor MA: The catatonia syndrome: forgotten but not gone. Arch Gen Psychiatry 66(11):1173–1177, 2009

Gurrera RJ, Caroff SN, Cohen A, et al: An international consensus study of neuroleptic malignant syndrome diagnostic criteria using the Delphi method. J Clin Psychiatry 72(9):1222–1228, 2011

Han JH, Wilber ST: Altered mental status in older patients in the emergency department. Clin Geriatr Med 29(1):101–136, 2013

Moore SA, Wijdicks EF: The acutely comatose patient: clinical approach and diagnosis. Semin Neurol 33(2):110–120, 2013

Sharshar T, Citerio G, Andrews PJD, et al: Neurological examination of critically ill patients: a pragmatic approach. Report of an ESICM expert panel. Intensive Care Med 40:484–495, 2014

Sinz E, Navarro K: Advanced Cardiovascular Life Support Provider Manual. Dallas, TX, American Heart Association, 2011

Smith JH, Smith VD, Philbrick KL, et al: Catatonic disorder due to a general medical or psychiatric condition. J Neuropsychiatry Clin Neurosci 24(2):198–207, 2012

Stone J, Warlow C, Sharpe M: The symptom of functional weakness: a controlled study of 107 patients. Brain 133(Pt 5):1537–1551, 2010

Stone J, LaFrance WC, Brown R, et al: Conversion disorder: current problems and potential solutions for DSM-5. J Psychosom Res 71(6):369–376, 2011

Young JL, Rund D: Psychiatric considerations in patients with decreased levels of consciousness. Emerg Med Clin North Am 28(3):595–609, 2010

第七部分

精神科患者医疗风险评估

第38章

电休克治疗前的风险评估

Eugene Grudnikoff, M.D.　　Peter Manu, M.D.

电休克治疗（electroconvulsive therapy，ECT）常用于心境障碍、紧张症、其他躯体和精神疾病。业已证明电休克治疗有效，甚至比抗抑郁药（Pagnin 等，2004）和心境稳定剂（Versiani 等，2011）疗效更佳。涉及 ECT 相关的致病率和死亡率在很大程度上是缺乏 ECT 有关知识；媒体的描述常常限制了它的使用。

ECT 的死亡率很低。随访长期住院的精神疾病患者发现，采用 ECT 治疗的患者死亡率实际上低于非 ECT 治疗的患者（Munk-Olsen 等，2007）。研究者在德克萨斯州统计了 6 年内的死亡情况，8000 例患者接受 ECT 治疗 49 048 次，有 30 人在 ECT 治疗的 14 天内死亡，在治疗当天死亡 1 人（归因于麻醉），另外 4 人"似乎"与麻醉相关，没有 1 人与 ECT 刺激或癫痫发作有关（Shiwach 等，2001）。

老年和（或）躯体疾病患者与 ECT 相关的并发症风险可能增加。这个问题具有临床相关性，因为老年患者在 ECT 治疗患者中不成比例。接受 ECT 治疗的患者中三分之一的年龄超过 65 岁，但在同样年龄组患者仅有 8% 的住院患者（Thompson 等，1994）。

做好 ECT 前的风险评估和安全优化，需要了解 ECT 期间发生的多种生理变化（表 38-1）。ECT 的主要生理作用源于对自主神经系统交感神经和副交感神经的分别刺激。在 ECT 电刺激期间，迷走神经被短暂刺激，导致副交感神经反应激活。影响最多的是心动过缓，发生率高达30%；在某些情况下，患者会经历几秒钟的心脏停搏（Drop 和 Welch，1989）。

在抽搐持续发作期间，交感神经兴奋水平增加，导致心率增快和血压增高。神经元刺激引起交感神经活性增加，并促进儿茶酚胺的释放和循环（Drop 和 Welch，1989；Welch 和 Drop，1989）。交感神经激活的另一个后果是血糖和血钾水平升高。另外，ECT 期间颅脑血流水平也会增加。在抽搐发作期间，由于神经元代谢率增加，大脑血流量增加了300%，葡萄糖代谢和耗氧量也增加了200%。血流量的增加导致颅内压增高（Nobler 和 Sackeim，1998）。此外，必须考虑呼吸系统功能的完整，因为 ECT 治疗会给予低剂量的全身麻醉剂，导致肌肉麻痹，呼吸运动减弱。

■ ECT 前的医学评估

ECT 治疗没有绝对的禁忌证。鉴于每次治疗期间会发生较大的、实质性的急性生理变化，应详细了解病史、体格检查、心电图、全血细胞计数、血糖和电解质水平，以确定特定的并发症风险，明确是否需要进一步评估或会诊以降低风险。

ECT 所致的自主神经活动增加最可能引起**心脏并发症**。副交感神经兴奋可导致缓慢性心率失常，甚至持续性心脏停搏。ECT 引起的交感神经紧张是许多其他心脏并发症的原因，特别是心率增快会对心肌能量需求和血液供应之间的平衡带来潜在的风险。这种平衡被破坏时，如心率突然升高可导致心肌缺血。此外，血压突然升高会对存在风险的患者造成严重后果，例如主动脉或颅内动脉瘤。交感神经紧张水平使患者面临几种心律失常的风险，因此，必须谨慎评估有高血钾状态和心电图 QTc 延长病史的患者（Pullen 等，2011）。

前瞻性研究证实在 ECT 期间有发生短暂性心脏并发症的风险。在一组经过仔细评估并监测的患者中（Zielinski 等，1993），接受

表 38-1　电休克治疗的效果和并发症

生理效应	机制	并发症	风险改进策略和治疗优化的例子
自主神经活动			
副交感神经作用：心率降低	通过电刺激直接刺激迷走神经	缓慢性心律失常、心搏停止	治疗前心血管功能的优化处理：包括改良式起搏器设备，麻醉师经常预防性地给予格隆溴铵（胃长宁）
交感神经作用：心率和血压升高	直接刺激神经元，儿茶酚胺、细胞内钾和葡萄糖的释放增加	心肌缺血、高血压危象、心律失常、高血糖	治疗前心血管功能的优化处理：停用抗心动过速功能的植入式除颤器。如果患者在治疗前立即出现高血糖或高钾血症，则推迟 ECT 治疗
神经系统			
颅内压增高	由于神经元的代谢率增加致颅内血流量增加	（脑动脉瘤或肿瘤患者）颅内出血或脑疝的可能性；治疗后头痛和恶心	治疗前评估颅内出血或脑疝的风险。预防性治疗头痛和恶心，包括静脉补液、止吐药和抗炎药物
肌肉骨骼系统			
强直-阵挛性收缩	癫痫大发作扩散并累及运动皮质	椎体微骨折的风险和明显的舌头或嘴唇裂伤	最低护理标准包括在每次治疗期间使用全身肌肉松池剂（通常为琥珀酰胆碱）和牙垫

表 38-1 电休克治疗的效果和并发症（续表）

生理效应	机制	并发症	风险改进策略和治疗优化的例子
肺部			
通气减少	麻醉期间呼吸肌麻痹	呼吸暂停、支气管痉挛、缺氧性脑损伤、癫痫发作时间延长	在治疗当天的早晨，患者禁食水，积极通气，特别是 ECT 导致癫痫发作时间延长者（＞2 分钟）
认知			
麻醉后谵妄；短期记忆障碍	原因不明	治疗后的意识模糊和激越，难以回忆在 ECT 期间发生的事件	当患者麻醉后复苏时，根据需要给予药物；预防跌倒改变电极的位置可减少记忆损害的程度

来源：Adapted from Manu P, Suarez RE, and Barnett BJ (eds): Handbook of Medicine in Psychiatry. Washington, DC, American Psychiatric Publishing, 2006, p. 518. Used with permission. Copyright © 2006 American Psychiatric Publishing.

ECT 治疗的一般人群心脏并发症的发生率为 7.5%，但在心脏病患者中其并发症达到 55%。心脏病的性质与心脏疾病并发症的类型呈正相关。冠心病患者出现急性冠状动脉综合征以及有心律失常病史的患者发生室性异位节律的风险较高。大多数并发症是暂时性的，不会阻碍 ECT 实施，报道结论表明，ECT 对有严重心血管疾病的患者是相对安全的。研究显示危及生命的并发症很少发生，如心肌顿抑（myocardia stunning）（Go 等，2009）和长时间的室上性心动过速（Dolenc 等，2004）。有一些案例报道记录了心力衰竭、左心室收缩期下降（Rivera 等，2011）、严重主动脉狭窄（Mueller 等，2007）和未修复的腹主动脉瘤（Mueller 等，2009）患者接受 ECT 治疗的安全性和耐受性。四条冠状动脉血管的旁路移植术后 2 周（Riesenman 和 Scanlan，1995）、非 ST 段抬高心肌梗死后 19 天（Aloysi 等，2011），及室性动脉瘤和多发性动脉瘤的患者进行单纯 ECT（Bailine 等，2005；Gardner 等，1997）治疗的案例也均有报道。值得注意是，ECT 治疗的紧迫性会显著影响某些特殊患者治疗风险和效益的平衡。ECT 被认为是一种快速和必要的干预措施，如治疗恶性紧张症、治疗抵抗的癫痫持续状态和伴有自杀的严重精神病性抑郁症患者。在一项高风险 / 高效益干预的病例中，报道结果显示，患有严重紧张症的患者在心肌梗死后 10 天就能够耐受 ECT 治疗（Magid 等，2005）。

ECT **神经系统并发症**还未被详细研究。患者神经系统的主要风险源于血流量增加导致颅内压急剧升高。无论是脑积水还是颅内肿块都会导致患者颅内压增高，因此 ECT 会增加其脑疝和神经元损伤的潜在风险。在一篇病例报道中，颅脑肿瘤患者进行 ECT 治疗后出现了神经系统并发症（Rasmussen 等，2002）；但也有此类患者治疗成功的案例。颅内压升高可能会导致颅内出血，并且至少有 3 例患者在 ECT 后发生硬膜下血肿（Kulkarni 和 Melkundi，2012）。此外，ECT 期间血压急剧上升可能对动脉瘤患者造成风险。对于这类患者，支持 ECT 治疗和反对的证据都很少（Devanand 等，1990；Farah 等，1996）。此外，服用降低癫痫发作阈值的药物和电解质紊乱的患者，在 ECT 治疗期间存在癫痫持续发作的风险（美国精神病学协会，2001）。

还有案例报道了 ECT 治疗神经系统疾病患者的安全性，如颅内蛛网膜囊肿（Desseilles 等，2009）、颅内静脉血管瘤（Malek-Ahmadi 和 Hanretta，2002）、脑膜瘤（McKinney 等，1998；Nakatake 等，2010）、少突胶质细胞瘤切除术后硬膜下血肿（Popeo 等，2011），及多发性神经胶质细胞瘤相关的紧张症（Pontikes 和 Dinwiddie，2010）。

肺部并发症似乎与麻醉有关。在 ECT 治疗期间发生呼吸暂停风险最高的患者可能是琥珀胆碱代谢受损的患者，琥珀胆碱是一种用于诱导肌肉松弛的药物（美国精神病学协会，2001）。支气管痉挛可能会发生于存在呼吸系统受损的患者，如慢性阻塞性肺病或哮喘患者（Rasmussen 等，2002）。Kalava 等报道了 ECT 后肺栓塞和随后无脉电活动的案例（2012）。有病例报道描述了患者近期肺栓塞后 ECT 治疗的安全性和有效性（Suzuki 等，2008）。

跌倒是多因素引起的一种常见并发症，尤其在老年患者中。ECT 也是一个独立的风险因素，同样，女性、高龄、平衡性和步态异常、认知损害、关节炎、失明、痴呆、体位性低血压、帕金森病、卒中、使用多种药物、抗抑郁药、抗精神病药物和镇静剂、既往跌倒史也是危险因素。根据 De Carle 和 Kohn（2000）的报道显示，高龄患者接受 ECT 治疗后跌倒率为 25.1%，未接受 ECT 治疗的老年患者跌倒率为 13.1%。在接受 ECT 治疗的老年人群中，报道跌倒的最佳预测因素是 ECT 治疗次数和帕金森病患者。

■ 风险分级

每年都有大量患者接受 ECT 治疗，特别是老年患者，所以制定评估 ECT 治疗风险的方案很有必要。但到目前为止，还没有专门针对 ECT 患者的风险评估指标。最常见和最严重的并发症似乎都与心脏相关，因此借鉴其他过程评估中心脏病的风险指标似乎是合理的。修订心脏风险指标（Lee 等，1999）是基于对经历过不重要的、非心脏手术患者的评估；研究人员确定了心脏并发症的五种风险因素（表 38-2）。并发症的发生率是根据每位患者存在危险因素数量确定的。无危险因素或有一个危险因素的患者并发症平均发生率约为 1%（定为低风险），而有三种或更多危险因素的患者并发症发生率为 9%（定为高风险）。

美国精神病学协会（APA，2001）建议对患有多种疾病的患者实施 ECT 时要谨慎，此外还包括修订心脏风险指数中提到的风险因素患者（Lee 等，1999）。这些提示包括动脉瘤（任何类型）、颅内压增高和肺部疾病。目前，APA 指南提出使用 ECT 时，还需考虑美国麻醉医师协会（ASA）对患者躯体状况等级评分情况，并建议要警惕评分结果提示病情不稳定或病情危重的患者（4 或 5）。APA 还建议考量严重心脏瓣膜病病史。

全面评估做 ECT 患者的目的是确定不适合接受 ECT 治疗的患者，因为对这些患者来说，严重的并发症风险明显超出了治疗预期的效果，所以在确定 ECT 治疗之前，必须考量不可改变和可改变的风险因素。

在确定风险因素之后，临床医生可以采用修订的心脏风险指数（Lee 等，1999）将患者分为高、中、低风险组（图 38-1）。然后依据并发症的发生率权衡患者接受 ECT 治疗的潜在效益和风险。值得注意的是，一旦躯体处理得到优化并且病情稳定，对于因病情严重被排除 ECT 治疗的患者，可以重新考虑进行 ECT 治疗。

在考虑可改变的风险因素时，临床医生和内科医生可以在 ECT 之前使用多种方法来控制并发症的发生。例如，作为标准化 ECT 治疗的一部分，将血压袖带置于患者腿部膨胀至大于 220 mmHg，可

表 38-2　心脏并发症的危险因素

冠状动脉心脏疾病	胰岛素依赖型糖尿病
充血性心力衰竭	术前肌酐水平 > 2.0 mg/dl
脑血管疾病	

来源：Adapted from Lee et al. 1999.

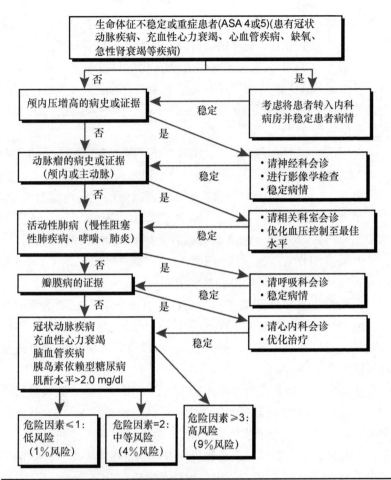

图 38-1 电休克治疗前的风险评估步骤

ASA，美国麻醉医师协会。ASA 4 或 5 表示躯体状态等级（Wolters 等，1996）.

来源：Reprinted from Manu P，Suarez RE，and Barnett BJ（eds）：Handbook of Medicine in Psychiatry. Washington，DC，American Psychiatric Publishing，2006，p. 522. Used with permission. Copyright © 2006 American Psychiatric Publishing.

以防止静脉内肌肉松弛剂到达足部，这样有利于医生观察 ECT 治疗期间患者癫痫发作时的运动情况。为了降低严重下肢深静脉血栓患者发生肺部栓塞的风险，可以将血压袖带置于患者上肢（Kalava 等，2012）。静脉注射 β - 受体阻滞剂可以减弱肾上腺素能反应并降低心血管并发症的风险。最近一个对 29 项研究的综述发现，最好的药物是艾司洛尔，它在电击后的前 5 分钟对心血管参数有显著影响（Boere 等，2014）。

携带植入式起搏器或心律转复除颤器不是 ECT 的禁忌证；然而，心脏病专家经常禁用植入式除颤器的抗心动过速功能，以防止其在短暂的可预期的治疗中心动过速时被激活（Kokras 等，2011）。

在 ECT 期间许多药物应继续使用（表 38-3），以减少目前疾病状态对 ECT 结局的影响。患者的心脏病药物应继续使用，特别要考虑有心脏病病史的患者，其继发于 ECT 的心脏并发症的风险更高。

治疗肺部疾病的药物也要继续使用，来优化患者的肺部情况。存在哮喘或慢性阻塞性肺病史的患者，如果在 ECT 前给予支气管扩张剂，就可以耐受麻醉和 ECT 的影响。用于治疗胃、食道反流症状的药物有助于患者耐受麻醉的影响。患者长期使用皮质类固醇时会抑制下丘脑-垂体-肾上腺轴，因此保持继续使用外源性皮质类固醇很重要。在 ECT 治疗之前，应咨询内科医生，有助于建立适当"应激"剂量的皮质类固醇。

在 ECT 治疗期间，好像有些药物必须继续使用，有些药物应该停止使用，以防止并发症的发生（美国精神病学协会，2001）。ECT 期间除使用利多卡因以外，应继续使用其他抗心律失常药，因为利多卡因可能降低癫痫发作的阈值，诱发癫痫发作。支气管扩张剂氨茶碱类应该停用，因为它会降低 ECT 期间癫痫发作的阈值，导致患者出现长期的癫痫发作和癫痫持续状态风险（Schak 等，

表 38-3　在电休克治疗期间继续使用的药物

抗心绞痛药	降压药
抗心律失常药（利多卡因除外）	类固醇药
支气管扩张剂（氨茶碱除外）	

来源：Adapted from Manu P，Suarez RE，and Barnett BJ（eds）：Handbook of Medicine in Psychiatry. Washington，DC，American Psychiatric Publishing，2006，p. 523. Used with permission. Copyright © 2006 American Psychiatric Publishing.

2008）。许多精神科药物可以增加或降低癫痫发作的阈值。因此，在 ECT 之前需仔细核查其是否应该继续使用这些药物。由于患者必须在 ECT 之前禁食，所以在 ECT 开始之前应仔细检查是否需要继续使用降糖药物。表 38-4 列出了 ECT 治疗中常出现的几个问题。

表 38-4　在电休克（ECT）治疗过程中频繁发生风险和相关事件发生率升高问题

并发症	病理生理学和风险优化策略
预处理高钾血症	使用琥珀酰胆碱会升高血钾，从而增加心律失常的风险。在连续的 ECT 治疗期间，低风险患者不用常规检查血钾。然而，如果怀疑或发现高钾血症状态，则通常推迟 ECT 治疗直至血钾正常
预处理高血糖	ECT 诱导的癫痫发作会升高血糖，这可能导致高风险患者的酮症酸中毒或糖尿病高渗状态。非糖尿病患者在治疗期间不用常规检查血糖。在糖尿病患者中，ECT 治疗通常推迟到血糖低于 200 mg/dl
预处理血小板减少症或抗凝状态	ECT 治疗需要建立静脉通路，出现一定程度的肌肉收缩和（极少）插管。在接受抗凝血药治疗或患有凝血功能障碍的患者中，如果可以优化患者的凝血状态，则可能需要推迟特定的 ECT 治疗
发作后激越或意识模糊	在 ECT 后恢复期间，密切观察、多次重新评估和施用苯二氮䓬类药物对于具有 ECT 后谵妄、激越或意识模糊史的患者是有帮助的。电极放置的位置会影响混乱和记忆损害的程度
发作后头痛或恶心	预防性治疗包括静脉补液和给予止吐、抗炎药物

■ 参考文献

Aloysi AS, Maloutas E, Gomes A, et al: Safe resumption of electroconvulsive therapy after non-ST segment elevation myocardial infarction. J ECT 27:e39–e41, 2011

American Psychiatric Association: The Practice of Electroconvulsive Therapy: Recommendations for Treatment, Training, and Privileging, 2nd Edition. Washington, DC, American Psychiatric Association, 2001

Bailine SH, Sciano A, Millman B: ECT treatment of a patient with aortic aneurysms. J ECT 21:178–179, 2005

Boere E, Birkenhäger TK, Groenland TH, van den Broek WW: Beta-blocking agents during electroconvulsive therapy: a review. Br J Anaesth 113:43–51, 2014

De Carle AJ, Kohn R: Electroconvulsive therapy and falls in the elderly. J ECT 16:252–257, 2000

Desseilles M, Thiry J-C, Monville J-F, et al: Electroconvulsive therapy for depression in a patient with an intracranial arachnoid cyst. J ECT 25:64–66, 2009

Devanand D, Malitz S, Sackeim H: ECT in a patient with aortic aneurysm. J Clin Psychiatry 51:255–256, 1990

Dolenc TJ, Barnes RD, Hayes DL, et al: Electroconvulsive therapy in patients with cardiac pacemakers and implantable cardioverter defibrillators. Pacing Clin Electrophysiol 27:1257–1263, 2004

Drop LJ, Welch CA: Anesthesia for electroconvulsive therapy in patients with major cardiovascular risk factors. Convuls Ther 5:88–101, 1989

Farah A, McCall W, Amundson R: ECT after cerebral aneurysm repair. Convuls Ther 12:165–170, 1996

Gardner MW, Kellner CH, Hood DE, et al: Safe administration of ECT in a patient with a cardiac aneurysm and multiple cardiac risk factors. Convuls Ther 13:200–203, 1997

Go O, Mukherjee R, Bhatta L, et al: Myocardial stunning after electroconvulsive therapy in patients with an apparently normal heart. J ECT 25:117–120, 2009

Kalava A, Kalstein A, Koyfman S, Mardakh S: Pulseless electrical activity during electroconvulsive therapy: a case report. BMC Anesthesiol 12:8, 2012

Kokras N, Politis AM, Zervas IM, et al: Cardiac rhythm management devices and electroconvulsive therapy: a critical review apropos of a depressed patient with a pacemaker. J ECT 27:214–220, 2011

Kulkarni RR, Melkundi S: Subdural hematoma: an adverse event of electroconvulsive therapy—case report and literature review. Case Rep Psychiatry 2012:585303, 2012

Lee TH, Marcantonio ER, Mangione CM, et al: Derivation and prospective validation of a simple index for prediction of cardiac risk of major noncardiac surgery. Circulation 100:1043–1049, 1999

Magid M, Lapid MI, Sampson SM, et al: Use of electroconvulsive therapy in a patient 10 days after myocardial infarction. J ECT 21:182–185, 2005

Malek-Ahmadi P, Hanretta AT: Successful ECT in a patient with intracranial venous angioma. J ECT 18:99–102, 2002

McKinney PA, Beale MD, Kellner CH: Electroconvulsive therapy in a patient with a cerebellar meningioma. J ECT 14:49–52, 1998

Mueller PS, Barnes RD, Varghese R, et al: The safety of electroconvulsive therapy in patients with severe aortic stenosis. Mayo Clin Proc 82:1360–1363, 2007

Mueller PS, Albin SM, Barnes RD, et al: Safety of electroconvulsive therapy in patients with unrepaired abdominal aortic aneurysm: report of 8 patients. J ECT 25:165–169, 2009

Munk-Olsen T, Laursen TM, Videbech P, et al: All-cause mortality among recipients of electroconvulsive therapy: register-based cohort study. Br J Psychiatry 190:435–439, 2007

Nakatake M, Teraishi T, Ide M, et al: Modified electroconvulsive therapy for recurrent major depressive disorder in a meningioma patient: a case report of clinical experience. Fukuoka Igaku Zasshi Hukuoka Acta Medica 101:198–206, 2010

Nobler MS, Sackeim HA: Mechanisms of actions of electroconvulsive therapy: functional brain imaging studies. Psychiatr Ann 28:23–29, 1998

Pagnin D, de Queiroz V, Pini S, et al: Efficacy of ECT in depression: a meta-analytic review. J ECT 20:13–20, 2004

Pontikes TK, Dinwiddie SH: Electroconvulsive therapy in a patient with multiple sclerosis and recurrent catatonia. J ECT 26:270–271, 2010

Popeo DM, Aloysi AS, Kellner CH: Left unilateral electroconvulsive therapy (ECT) after oligodendroglioma resection. J ECT 27:273–274, 2011

Pullen SJ, Rasmussen KG, Angstman ER, et al: The safety of electroconvulsive therapy in patients with prolonged QTc intervals on the electrocardiogram. J ECT 27:192–200, 2011

Rasmussen KG, Rummans TA, Richardson JW: Electroconvulsive therapy in the medically ill. Psychiatr Clin North Am 25:177–193, 2002

Riesenman JP, Scanlan MR: ECT 2 weeks post coronary artery bypass graft surgery. Convuls Ther 11:262–265, 1995

Rivera FA, Lapid MI, Sampson S, et al: Safety of electroconvulsive therapy in patients with a history of heart failure and decreased left ventricular systolic heart function. J ECT 27:207–213, 2011

Schak KM, Mueller PS, Barnes RD, et al: The safety of ECT in patients with chronic obstructive pulmonary disease. Psychosomatics 49:208–211, 2008

Shiwach RS, Reid WH, Carmody TJ: An analysis of reported deaths following electroconvulsive therapy in Texas, 1993–1998. Psychiatr Serv 52:1095–1097, 2001

Suzuki K, Takamatsu K, Takano T, et al: Safety of electroconvulsive therapy in psychiatric patients shortly after the occurrence of pulmonary embolism. J ECT 24:286–288, 2008

Thompson JW, Weiner RD, Myers CP: Use of ECT in the United States in 1975, 1980, 1986. Am J Psychiatry 151:1657–1661, 1994

Versiani M, Cheniaux E, Landeira-Fernandez J: Efficacy and safety of electroconvulsive therapy in the treatment of bipolar disorder: a systematic review. J ECT 27:153–164, 2011

Welch CA, Drop LJ: Cardiovascular effects of ECT. Convuls Ther 5:35–43, 1989

Wolters U, Wolf T, Stutzer H, Schroder T: ASA classification and perioperative variables as predictors of postoperative outcome. Br J Anaesth 77:217–222, 1996

Zielinski RJ, Roose SP, Devanand DP, et al: Cardiovascular complications of ECT in depressed patients with cardiac disease. Am J Psychiatry 150:904–909, 1993

第 39 章

精神科躯体恶化的风险因素

Peter Manu，M.D.　　Eugene Grudnikoff，M.D.

美国精神病护理医院为精神疾病患者提供两种住院模式的选择：精神病专科医院或者综合医院精神科。精神病专科医院大约占美国159 000 张病床的 64%（Manu 等，2012）。与综合医院相比，精神病专科医院有效的医疗资源和精神卫生工作者较少（表 39-1）。

表 39-1　按医院类型现有医疗服务的比较

	综合医院的精神科	精神病专科医院
入院前医疗评估	医疗许可	医疗许可
住院期间的医疗管理	基于医院的会诊服务，为住院患者提供内科或外科护理	为门诊患者提供现场支付或按服务支付的外部会诊
非工作时间的紧急医疗干预	提供 STAT 静脉切开术、放射成像和 ECG	可能无法提供 STAT 静脉切开术、放射成像和 ECG
非工作时间的医疗急诊评估	提供医院内部的医疗服务（主治医生或住院医生）	通常由值班的精神科医生或者总住院医生评估
医疗急诊干预	ALS 护理水平，将患者转诊至院内不同的楼层或病房	大多数病房都有 BLS 级别的护理；包括救护车转诊

注：ALS，高级生命支持；BLS，基础生命支持；ECG，心电图；STAT，立即

　　入院前，精神科患者需要接受躯体评估并稳定病情，或"体检"确保患者没有需要内科住院的急性疾病（如败血症），确定精神病专科医院或病房具备特定的躯体治疗水平，是否可以处理急性和（或）慢性躯体疾病（如尿路感染、糖尿病）。确定患者和特殊精神科的风险因素和预防策略（如防跌倒、隔离预防）。即使入院前接受了全面的体检，患者在精神科或医院仍可能发生原有躯体疾病的恶化，或出现新发疾病或遭受伤害。当**重大躯体疾病恶化**时，需要专业的医疗资源和相应的干预措施，但是精神科尚不能提供这些资源，因此有必要将患者转送到内科、外科或综合医院躯体-精神疾病共建病房。

　　患者经过体检后，某些检查项目可能预测患者在精神科住院治疗期间某个时间发生躯体疾病恶化。笔者所在团队进行了一项因躯体疾病恶化而转诊的回顾性临床研究，这是在一个独立的精神病医院内进行的连续队列调查（Manu 等，2012，2013，2014）。我们的研究结果总结如下。

　　本课题回顾某一医院从 2010 年 8 月至 12 月住院的 1000 例成年患者，这所医院是专科、非盈利的教学医院，拥有 208 个床，位于纽约市区，这所医院与拥有 480 个床位的综合医院毗邻。

　　这所医院的入院评估包括既往史、体格检查、心电图和实验室检查（生化全项、全血细胞计数、促甲状腺激素试验）。入院时患者需**确保体格检查正常**，以保证病情平稳并且不需要静脉注射药物或液体。该精神病专科医院接受卧床不起、需要持续吸氧、胃管进食或留置导尿管的患者。

　　内科和神经科会诊由董事会认证的在职带薪医生提供，如果患者出现无法在精神病专科医院处理的医疗情况（如患者发生了重大的医疗恶化事件），需要转诊到综合医院。转诊决定由医疗会诊人员和值班的住院医生决定。

　　本课题连续入组 1000 例成年患者，其中 144 例患者（14.4%）由于病情恶化，精神病专科医院无法处理，转诊 211 次至综合医院的急诊科进行治疗。患者在急诊科经过长达 23 小时的观察、处理，

当患者病情在急诊科治疗不满意时被转入内科或外科病房。转诊的
144 例患者中有 68 例转入内科或者外科病房。

　　发热性疾病、神经系统疾病恶化、晕倒导致头部外伤是精神病
专科医院住院患者转诊到综合医院最常见的原因，这些约占转诊患
者的 43.7%。总的来说，9 种症状或与此密切相关的症状群可以解
释 90% 的转诊（表 39-2）。转诊的罕见原因（每例患者一次）包括
高血压急症、糖尿病血糖控制不良、阴道出血、头痛、阴囊疼痛、
腹泻、吞咽困难、金属物摄入和锂盐中毒。一例患者转诊至急诊科
后不久突然死亡。所有其他发生病情恶化的患者在经过检查和治疗
后重新返回了精神病专科医院。

　　在转入综合医院的患者中，一半以上（54.4%）需要心血管疾
病（如急性冠脉综合征、低血压、心律失常）、神经系统疾病（如
卒中、谵妄、头部创伤）或呼吸系统疾病（如肺炎、非心源性肺水
肿、慢性阻塞性肺疾病急性发作）的治疗。按系统分类，感染性疾
病（如肺炎、蜂窝组织炎、肾盂肾炎、HIV 感染、膈下脓肿、败血
症）是转诊至综合医院的最主要原因，其中 68 例非心血管相关疾
病的入院患者中有 22 例（32.3%）发生感染。

　　需要转诊的患者年龄越大，越有可能直接从一个医院转到精
神病专科医院，而不是从家里、疗养院转到精神病专科医院。除了

表 39-2　144 例精神科住院患者病情急性恶化转诊 211 次到综合医院的常见
原因（＞总数的 5%）

发热	35（16.6%）
神经缺陷、癫痫、意识改变	31（14.7%）
跌倒、头部创伤	28（13.3%）
腹痛、消化道出血	22（10.4%）
呼吸困难、缺氧	21（10.0%）
胸痛	17（8.1%）
尿潴留、氮质血症、电解质紊乱	15（7.1%）
心律失常、低血压、晕厥	12（5.7%）
水肿、蜂窝织炎	11（5.2%）

诊断痴呆伴精神行为异常外，原发性精神障碍的诊断频率在转诊与非转诊患者中是相似的，但是伴有行为障碍的痴呆患者除外，在转诊患者中这一比例更高（表 39-3）。近一半（42.3%）的痴呆患者会在精神科住院期间被转诊，转诊次数是其他疾病的 2 倍以上（如抑郁障碍占 12.2%、精神分裂症谱系障碍占 13.4%，双相障碍占 14.3%）（图 39-1）。

■ 在精神病医院中与医疗恶化相关的入院检查结果

与非转诊患者相比，转诊患者在精神病专科医院住院之前存在更多的躯体共患疾病。其中，动脉性高血压最为常见，同时，患者

表 39-3　住院患者人口学和精神病学特点

特征	总样本 （ $n = 1000$ ）	非转诊患者 （ $n = 856$ ）	转诊患者 （ $n = 144$ ）
年龄（年 ±SD）	45.2±18.8	43.2±18.3	57.5±21.0
男性	530（53.0%）	463（54.1%）	67（46.5%）
从其他医院转诊	54（5.4%）	38（4.4%）	16（11.1%）
住院时间（天 ± 标准差）	19.1±21.3	18.6±20.7	22.0±25.0
主要的精神病诊断			
精神病性障碍			
精神分裂症或分裂情感性障碍	291（29.1%）	252（29.4%）	39（27.1%）
精神病 NOS	79（7.9%）	65（7.6%）	14（9.7%）
心境障碍			
重性抑郁障碍或抑郁症 NOS	304（30.4%）	267（31.2%）	37（25.7%）
双相障碍	189（18.9%）	162（18.9%）	27（18.8%）
焦虑障碍	60（6.0%）	55（6.4%）	5（3.5%）
痴呆伴行为障碍	71（7.1%）	41（4.8%）	30（20.8%）
物质使用障碍（双重诊断）	241（24.1%）	216（25.2%）	25（17.4%）

注：NOS，未做特殊说明；SD，标准差

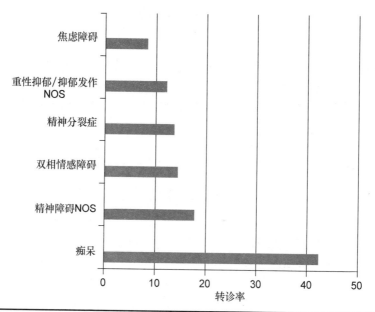

图 39-1 不同主要诊断精神疾病种类转院的频率

NOS，未做特殊说明

有血脂异常、糖尿病和冠状动脉硬化疾病等也有转诊到综合医院的风险。转诊和非转诊患者服用非精神科药物的平均数量相似（4.6 vs. 41.1）。药物之间相互作用导致患者转诊的医疗事件并未列入其中。转诊组中血尿素氮（BUN）显著升高（$P < 0.0001$），而血红蛋白、血细胞比容和白蛋白值降低。

■ 精神病医院中医疗恶化的独立相关因素

多元逻辑回归分析确定 4 个与转诊相关的连续独立变量（单变量 $P < 0.0001$）：高 BUN［比值比（OR）63.2］、低血红蛋白（OR 35.3）、低白蛋白（OR 7.3）和高龄（OR 5.7）。患者疾病确诊后，基于标准的实验室建立了年龄组、氮质血症（BUN > 24 mg/dl）、贫血（血红蛋白 < 12 g/L）和低白蛋白血症（白蛋白 < 3.7 g/dl）的阈值。

BUN 是最强的预测躯体恶化的独立预测因子，其中 46.2% 的患者基线有氮质血症（BUN > 24 mg/dl），随后疾病发生了急性变化，超过了精神科住院患者可接受的医疗严重程度。159 例基线诊断为贫血的患者转诊率为 32.7%；32 例基线诊断为低蛋白血症的患者转诊率为 37.5%。18 ～ 39 岁转诊率为 8.9%，40 ～ 64 岁转诊率为 11.0%，65 岁及以上转诊率为 37.4%。

■ 精神科住院患者痴呆伴行为障碍躯体恶化的风险因素

痴呆伴行为障碍是诊断精神疾病的患者中唯一显著增加躯体恶化的风险人群。痴呆患者通常年龄偏大，但目前缺乏痴呆增加共病与年龄无关的相关研究。为了研究这个问题，我们以年龄和性别匹配的无痴呆的老年患者（n = 71）为对照组，比较了痴呆患者（n = 71）与之的差异。

痴呆患者和对照组有相似的躯体疾病。在住院期间，30 例（42.3%）痴呆患者和 25 例（35.2%）对照组发生严重的躯体恶化，需要紧急转诊；但两者差异无统计学意义（P = 0.39）。纳入同一机构和同一时间段符合入组标准的患者，匹配了年龄和性别后，发现无论有无痴呆，老年精神科住院患者躯体恶化率同样高，这也是很让人担忧的。但两组因发热性疾病和跌倒转诊到综合医院的比例不同，上述情况在痴呆患者中更为常见。

结合老年精神疾病队列研究（n = 142）对痴呆进行分析，发现转诊患者的血红蛋白水平比非转诊患者低（11.9±1.5 vs. 13.1±1.6），表明贫血是老年患者躯体结局较差的重要预测因素，并且独立于痴呆因素的诊断。

■ 血尿素氮升高和年龄增长作为躯体恶化的预测因素

血尿素氮和年龄的增长是预测共病的危险因素，且将这两个因素［年龄（岁）＋ BUN（mg/dl）］相加可作为单纯的风险等级标记（Baggish 等，2008）。我们在队列研究中评估了该指标的预测特征，并在推测和验证样本中进行了敏感性分析（Manu 等，2014）。

我们的队列研究包含 939 例患者，其中 52 例（5.5%）诊断为氮质血症（BUN ≥ 25 mg/dl）。氮质血症患者比非氮质血症患者的总体年龄偏大（平均年龄 66.5±16.9 岁 vs. 44.1±19.0 岁），并且更有可能诊断为痴呆（34.6% vs. 5.6%）。同时，氮质血症患者更容易患有动脉性高血压、血脂异常、糖尿病、脑血管意外、冠状动脉硬化性疾病、甲状腺功能减退症和充血性心力衰竭等疾病。与入院时血尿素氮正常者比较，氮质血症患者的 BUN：肌酐比值比非氮质血症患者高 20，提示是肾前性疾病，而不是实质性肾病（表 39-4）。

在紧急转诊到综合医院的患者中，氮质血症患者为 24 例（46.2%），BUN 正常患者为 112 例（12.6%）。在整个样本中，符合年龄＋BUN 总和≥ 90 分的患者中有 51 例被转诊，其阳性和阴

表 39-4　患者入院时实验室检查数据

特征	BUN ≥ 25 mg/dl 的患者 （ n = 52 ）	BUN 正常的患者 （ n = 887 ）
肾功能		
BUN（mg/dl）	34.2±13.3	13.6±4.5
Cr（mg/dl）	1.5±0.72	0.89±0.21
BUN/Cr > 20（ n，%）	38（73.1%）	160（18.0%）
电解质（mEq/L）		
钠	138.9±3.2	139.4±2.8
钾	3.99±0.5	3.97±0.4
氯	102.8±4.0	102.9±3.3
二氧化碳	24.5±3.1	25.3±2.8
总体钙水平	9.3±0.6	9.3±0.5
随机血糖（mg/dl）	123.4±52.5	101.0±38.5

注：BUN，血尿素氮；Cr，肌酐

性预测值分别为 39.8% 和 89.5%。这个指标的敏感性为 37.5%，特异性为 90.4%。

研究结果表明，年龄＋BUN 作为预测指标具有临床价值，但是，其临床应用需要充分考虑指标的成本和收益。在我们的样本中，年龄＋BUN 得分超过 80 分，其中 65 例患者可能发生恶化，但对 186 例患者来说，增加了潜在的护理成本。年龄＋BUN 得分超过 90 分，需要对 128 例患者提高护理的强度，其中 51 例患者的确存在风险。因此，这个指标只是一种预测，不能决定医疗顾问和团队对医疗护理的判断。精神病专科医院应该对易感人群建立规律定期的医疗随访并加强监管的护理模式。

■ 参考文献

Baggish AL, Lloyd-Jones DM, Blatt J, et al: A clinical and biochemical score for mortality prediction in patients with acute dyspnoea: derivation, validation and incorporation into a bedside programme. Heart 94:1032–1037, 2008

Manu P, Asif M, Khan S, et al: Risk factors for medical deterioration of psychiatric inpatients: opportunities for early recognition and prevention. Compr Psychiatry 53:968–974, 2012

Manu P, Grudnikoff E, Khan S, et al: Medical outcome of patients with dementia in a free-standing psychiatric hospital. J Geriatr Psychiatry Neurol 26:29–33, 2013

Manu P, Al-Dhaher Z, Khan S, et al: Elevated blood urea nitrogen and medical outcome of psychiatric inpatients. Psychiatr Q 85:111–120, 2014

第 40 章

医疗环境（设置）下精神病患者的整合治疗

Corey Karlin-Zysman, M.D., FHM, FACP   Priya Krishnasamy, M.D.
Frederick Limson, M.D.   Saniya Kibria, M.D.   Jonathan Zilberstein, M.D.
Sean LaVine, M.D.

从临床训练一开始，医生们就学会将身体整齐地解剖成不同的器官系统，并将这些不同的器官系统交由不同的专科处理。然而，在现实中却很少遵从这种模式。对许多精神障碍患者来说，精神症状与其他医学症状常常交织在一起，混作一团，表现为情绪混乱、对现实的认知改变和自我忽视，同时还伴有未得到治疗的躯体症状。本书中各章突出显示了精神科患者特有的一些临床状况。精神科医生通常处于一种特殊的位置，既要处理精神科主诉，又要进行预防性护理。住院治疗会对不善于自我护理的患者提供难得的机会，使医生能够看到患者的情况，并对其精神和躯体疾病做出恰当评估。

一些流行病学研究显示，严重的精神疾病对死亡率的影响是不可逾越的。严重精神疾病患者寿命可缩短 25 年（Colton 和 Manderscheid，2006）。一项研究调查了美国俄亥俄州（Miller 等，2008）严重精神疾病患者的死亡率与躯体共病，表明大量患者在末次住院后较短的时间内死亡，严重精神疾病的住院治疗与严重的躯体疾病密切相关。还有研究发现（Felker 等，1999），50% 的精神障碍患者存在已知的躯体共病，35% 怀疑未确诊的躯体共病，另外 20% 患有引起或加重精神障碍的躯体疾病。

躯体疾病与精神障碍的相互影响是双向的。Isifescu 等（2005）发现患者对抗抑郁剂氟西汀的反应和重性抑郁障碍的临床缓解与患者躯体疾病共病的负担以及所涉及器官系统的数量显著相关。研究者观察到躯体疾病共病负担越重，涉及器官系统数量越多（累积疾病评定量表评分和类别标注），抑郁严重程度越重（汉密尔顿抑郁评定量表评分越高）。在一项大样本研究中，Daumit 等（2006）发现与非精神分裂症患者相比，精神分裂症患者更有可能进入重症监护室，且很可能在重症监护室中去世，或长时间住院治疗。很明显，躯体疾病与精神障碍是相互交织和错综复杂的，医务工作者不能只简单地关注患者的某一个方面。

精神疾病患者的高死亡率突显出几个可能的病因和解释，以及解决可预防原因的紧迫性。精神疾病的许多症状会影响患者接受充分照料的能力，并妨碍其进行日常活动，包括与个人卫生、自我照料、营养以及与动机有关的活动。吸烟和药物使用往往与精神疾病共病，进一步危害躯体健康（Ciechanowski 等，2000；Miller 等，2008）。精神疾病社会经济污名化也妨碍了患者的卫生保健工作，导致其社会支持系统不足，只能获得有限的卫生保健资源，无力支付医疗费用；甚至对精神疾病的干预本身也可能使患者更倾向于罹患慢性躯体疾病。众所周知，第二代抗精神病药物会增加患心血管疾病的风险。由于这些风险因素，我们需要在个人和系统层面上进行干预。

通过了解精神与躯体疾病之间的关系，卫生保健工作者可以建立恰当的目标，包括更好地提供更全面和及时的相关服务，确保持续的精神卫生与躯体的保健，这对降低过高的死亡率和减轻躯体共病的影响至关重要。因此，应该努力在行为健康和初级保健服务之间建立协作关系，并改善其整合性与协调性。行为健康和初级保健之间的整合已经成为公共卫生保健改革中越来越重要的一个话题

（Raney，2005）。较多的卫生保健资源使用者经常有共病的行为健康问题，并为其他医疗环境采取积极干预提供了机会。这本书就是这种合作的产物。

■ 精神科住院前的医学评估

在急诊室接受评估的精神疾病患者，应该在入院前进行全面的医学评估。这种评估对于排除引起精神症状的躯体疾病因素至关重要，同时评估患者是否存在需要紧急治疗的躯体疾病共病情况。评估的范围与内容会因患者而异。对于所有的患者来说，需要获得完整的病史并接受体格检查，同时要特别关注患者的既往史，尤其是精神疾病史。进一步评估需根据患者的特点做检查，包括实验室检查、毒理学、心电图以及影像学检查。40 岁以下（Kohen 等，2010）的患者需要强制进行毒理学筛查。最具挑战性的案例是缺乏既往精神疾病诊断和（或）治疗的信息，这就要求在收治精神科病房之前，全面检查可能表现为非特异性急性精神状态改变或类似于分离性精神障碍症状的疾病。

■ 从精神病医院转诊至内科机构

精神与躯体保健的协调性对于降低过高的死亡率及减轻精神疾病患者共患躯体疾病的不利影响至关重要。应通过机构内部和机构之间的协调努力，尽量减少精神病医院和内科机构之间的转诊，以避免患者中断治疗和精神症状恶化，并减少不必要的费用。尽管转内科系统的原因各种各样，但仍有一些原因比其他问题更为突出。转诊最常见的原因包括发热、精神状态改变、跌倒以及胃肠问题（Manu 等，2012），这种转诊有时会出现意想不到甚至不幸的后果。

例如，一位 21 岁的男性患者因精神症状在精神病医院治疗。近一个月他不与家人以及同龄人交往，在住院前一周拒绝食用及饮用任何食品和液体，因为他认为食物和饮料都是有毒的。尽管最初体格检查无异常，但随后的实验室结果显示电解质异常且肌酐升高，考虑肾前性肾衰竭，必须转诊至内科进行静脉补液。躯体情况稳定以后，患者重新回到精神病医院，这种情况使得患者在精神病医院与内科机构之间辗转三次。治疗躯体共患精神疾病患者最大的挑战就是缺乏连续性。

我们经常遇到患者从精神病医院转入内科机构的情况，这不仅影响了患者本人，还影响了各级卫生保健系统。对于精神科住院患者来说，精神科提供了专业技术人员如精神卫生工作者、社会工作者、心理学家以及精神病学家，他们团结协作，共同治疗患者的症状以及促进社会功能康复。当患者转入内科机构后，精神科专业治疗团队对患者的评估以及精神科医生对患者的管理都将暂停，在内科机构患者可能仅能得到简短的精神状态评估以及心理咨询师的干预治疗。

另外，精神障碍患者的医疗保健对于普通医疗机构来说也是一个挑战，因为内科医生可能不熟悉这类人群的独特需求。内科环境的改变以及缺乏熟悉人员或未接受过训练的精神科工作人员可能会对照料患者产生负面影响，从而导致精神病症状恶化。

转诊到内科机构还可能因精神疾病发作而增加额外的医疗费用，主要是延长住院时间导致费用增加。在非自愿住院的情况下，由封闭精神科病房转送至综合医院的患者费用可能会增加很多。在这种情况下，从转送途中到急诊室评估以及在入住综合医院的整个过程中，都需要具备资格的人员持续关注患者。躯体和精神卫生服务的一体化取决于快速识别精神疾病，做出诊断，这一工作可能通过基于网络的筛查平台来推进（Rayner 等，2014）。

■ 精神科患者的术前管理

术前评估的目标是确定患者术中或术后并发症的风险，并提出降低风险的策略。术前评估应在采集完整的病史后开始进行。全面的病史可以阐明既往未发现的疾病或者其他手术风险因素。病史中的一些重要内容包括既往史、手术史、过敏史、用药史、个人史（尤其是吸烟史、喝酒史和违禁药物使用史）、个人或家族麻醉并发症史以及运动耐量。除非有明确指征，否则文献并不支持进行常规的实验室检查、胸部 X 线检查及心电图检查（标准和实践规范委员会等，2012）。在病史中发现的异常问题需要深入追查，患者在精神科住院时，可能需要内科或亚专科会诊。

对于内科门诊或住院患者，可能需要精神科医生在围术期提供精神疾病和药物的管理。外科医生也可以要求对患者的医疗决策能力进行评估。

简而言之，从法律与伦理上来说，任何手术之前都需要进行知情同意（Levenson，2007）。同意手术的决定必须是在没有强迫的情况下，由一个有能力、有知识以及有自主能力的人做出（Kaplan 和 Richman，2006）。在手术前获得精神病患者的知情同意是具有挑战性的。一旦需要向患者提供关于手术适应证、风险以及获益的充分信息，就要对患者的决策能力进行评估。理论上，外科医生应与精神科医生一同与患者来确定其对所建议的手术过程的理解。尽管手术可以挽救生命，但有决策能力的患者有权利拒绝实施手术（Levenson，2007）。在患者没有决策能力的情况下，应征得患者合法指定的决策者的同意，如代理人、法定监护人或通过长期授权书指定的代理人（Kaplan 和 Richman，2006）。

严重的外科疾病患者使用精神药物是否安全是一个临床难点问题（例如，能否在心导管插入术之前给一名 58 岁的急性焦虑发作的女性服用氟西汀 20 mg）。遗憾的是，尚缺乏精神药物围术期的管理指南。在 2006 年，一个包括精神科医生、内科医生和麻醉师的临床医生团队评估了这个临床难题（Huyse 等，2006）。通过临床论证，临床医生详细阐述了一系列影响患者的风险，然后查阅了与这些风险有关的文献；最终总结了两个主要风险类别：躯体干扰和停药的影响。躯体干扰包括手术范围、需要手术治疗的特殊疾病、麻醉方式以及躯体共病。使用精神药物也被视为一种躯体共病，因为它与药物相互作用和躯体戒断有关。第二种风险就是停药所产生的影响，包括心理功能、心理戒断以及精神病复发的风险。

Huyse 等（2006）建议，服用锂盐、单胺氧化酶抑制剂（MAOIs）、三环类抗抑郁药（TACs）和氯氮平，符合美国麻醉医师学会（ASA）分类 3（严重全身性疾病伴功能损害）的患者在围术期停用上述药物。服用 5- 羟色胺再摄取抑制剂（SSRIs）的患者如果精神和躯体疾病均稳定、符合 ASA 分类 1（健康患者），由于存在戒断风险，研究者建议继续使用该类药物。使用其他精神类药物的患者被归为 ASA 分类 2（轻度全身性疾病），需要个体化评估其围术期的风险。

具体而言，Huyse 等（2006）特别提出在手术前 72 小时需停用锂盐，且不需要逐渐减量停用。由于锂盐与糖尿病尿崩症存在必然的联系，因而需要静脉补液来防止患者发生烦渴。Huyse 等也建议在手术前评估甲状腺激素、血钠、血钾以及肌酐水平。

Huyse 等（2006）建议术前停止使用单胺氧化酶抑制剂（MAOIs），因为有两个潜在的危险性影响：①由于伴随使用阻止突触前膜摄取 5- 羟色胺的药物而产生的 5- 羟色胺能的风险；②血液动力学不稳定的风险。可逆的和不可逆的单胺氧化酶抑制剂（MAOIs）都应停止使用。一种可行的减量策略是在手术前几周将不可逆的单胺氧化酶抑制剂（MAOIs）转换为可逆的 MAOIs 吗氯贝胺，吗氯贝胺可以随后在术前 24 小时停用。

TCAs 也因两个潜在的危险性影响而建议在手术期间停用：直接影响心血管系统以及麻醉期间药物交互作用的风险。Huyse 等（2006）指出，文献中关于停用 TCAs 是有争议的，建议 ASA 分类 2 级或者分级更高的患者应该停用该药物。考虑到戒断症状，他们建议在手术前两周应逐渐减量 TCAs。他们还建议在停用 TCA 以后，需要在术前进行心电图检查。

关于抗精神病药物，Huyse 等（2006）指出，文献支持继续使用第一代抗精神病药物，但是他们无法评论第二代抗精神病药物。ASA 分类 2 级或者分级更高的患者应在术前做心电图，评估 QT

间期延长情况。研究人员建议由于药物之间的交互作用会影响循环系统，所以应停用氯氮平。

慢性精神分裂症患者围术期的潜在并发症包括抗精神病药物使用的直接影响、术前停用抗精神病药物的风险、麻痹性肠梗阻的风险以及疼痛敏感度受损的影响。使用抗精神病药物潜在的心电图改变包括 QT 间期和 PR 间期延长以及 T 波改变。QT 间期延长可能导致尖端扭转型室性心动过速。慢性精神分裂症患者麻醉期间的不良反应包括低血压、支气管痉挛、心律失常、癫痫以及恶性低体温。神经阻滞剂的恶性综合征（NMS）是使用抗精神病药物后产生的可能危及生命的副作用，其特点是体温急剧上升、肌肉强直以及自主神经功能紊乱。NMS 的表现与恶性体温升高相似。如果患者发生 NMS，尚不清楚是否应采取与恶性高热易感症类似的预防措施（Kudoh 等，2005）。

Huyse 等（2006）认为，并非所有的患者都必须停用 5- 羟色胺再摄取抑制剂（SSRIs），使用非甾体抗炎药（NSAIDs）、乙酰水杨酸（阿司匹林）或年龄在 80 岁及以上的患者需要评估出血的风险，其他患者（ASA 1 或者 ASA 2）不需要停用 SSRIs。研究人员解释说，由于药物特别是短效 SSRIs 戒断症状的风险，排除了停药的可能性。

Huyse 等（2006）回顾了 5- 羟色胺类抗抑郁药的副作用，包括抗利尿激素分泌失调综合征（SIADH）、出血风险以及 5- 羟色胺综合征。SIADH 是由于下丘脑后部释放过多的抗利尿激素，抗利尿激素可作用于肾集合管的血管加压素 2 型受体，导致水潴留。临床症状最初是非特异性的，包括乏力、恶心、头痛和嗜睡，随后可能进展为精神错乱、抽搐和意识丧失（Looper，2007）。SSRIs 可能导致出血风险。血小板释放的 5- 羟色胺自然促进血小板聚集。SSRIs 作用于血小板细胞膜上的 5- 羟色胺转运体，影响凝血功能，并导致一些患者出血风险增加。出血风险因阿司匹林或者非甾体类抗炎药的使用、年龄的增长以及既往出血倾向而增加，也会随着 5- 羟色胺受体效能的提高而增加（Auerbach 等，

2013）。5- 羟色胺综合征是由 5- 羟色胺分泌过多引起的，表现为精神状态、神经系统以及自主神经系统功能的改变。5- 羟色胺综合征见于 SSRIs 和 MAOIs 同时使用的患者，但是也与使用阿片类镇痛剂、色氨酸、哌替啶以及其他导致 5- 羟色胺过量分泌的药物有关。

■ 参考文献

Auerbach AD, Vittinghoff E, Maselli J, et al: Perioperative use of selective serotonin reuptake inhibitors and risks for adverse outcomes of surgery. JAMA Intern Med 173:1075–1081, 2013

Ciechanowski PS, Katon WJ, Russo JE: Depression and diabetes: impact of depressive symptoms on adherence, function, and costs. Arch Intern Med 27(160):3278–3285, 2000

Colton CW, Manderscheid RW: Congruencies in increased mortality rates, years of potential life lost, and causes of death among public mental health in eight states. Prev Chronic Dis 3(2):A42, 2006

Committee on Standards and Practice Parameters, Apfelbaum JL, Connis RT, et al: Practice advisory for preanesthesia evaluation: an updated report by the American Society of Anesthesiologists Task Force on Preanesthesia Evaluation. Anesthesiology 116(3):522–538, 2012

Daumit GL, Pronovost PJ, Anthony CB, et al: Adverse events during medical and surgical hospitalizations for persons with schizophrenia. Arch Gen Psychiatry 63:267–272, 2006

Felker B, Yazel JJ, Short D: Mortality and medical comorbidity among psychiatric patients: a review. Psychiatr Serv 47:1356–1363, 1999

Huyse FJ, Touw DJ, van Schijndel RS, et al: Psychotropic drugs and the perioperative period: a proposal for a guideline in elective surgery. Psychosomatics 47(1):8–22, 2006

Iosifescu DV, Nierenberg AA, Albert JE, et al: Impact of medical comorbidity on acute treatment in major depressive disorder. Focus 3:69–75, 2005

Kaplan C, Richman S: Informed consent and the mentally challenged patient in ob-gyn care. Contemporary OB/GYN, October 2006

Kohen I, Farahani A, Weksman A, et al: Medical evaluation of patients prior to a psychiatric hospitalization: a clinical pathway approach. Curr Psychiatry Rev 6:252–256, 2010

Kudoh A: Perioperative management for chronic schizophrenic patients. Anesth Analg 101:1867–1872, 2005

Levenson JL: Psychiatric issues in surgical patients part I: general issues. Prim Psychiatry 14(5):35–39, 2007

Looper KJ: Potential medical and surgical complications of serotonergic antidepressant medications. Psychosomatics 48:1, 2007

Manu P, Asif M, Khan S, et al: Risk factors for medical deterioration of psychiatric inpatients: opportunities for early recognition and prevention. Compr Psychiatry 53:968–974, 2012

Miller et al. 2008 is Miller BJ, Paschall CB 3rd, Svendsen DP: Mortality and medical comorbidity among patients with serious mental illness. Psychiatr Serv 57:1482–1487, 2006

Raney, LE (ed): Integrated Care: Working at the Interface of Primary Care and Behavioral Health. Washington, DC, American Psychiatric Publishing, 2015

Rayner L, Matcham F, Hutton J et al: Embedding integrated mental health assessment and management in general hospital settings: feasibility, acceptability and the prevalence of common mental disorders. Gen Hosp Psychiatry 36:318–324, 2014